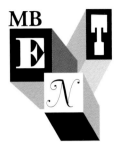

編集企画にあたって……

今年もインフルエンザが大流行した．小児のタミフル内服に関連する異常行動などが報告されているため，抗インフルエンザ薬を使うことでも，吸入ができる年齢かどうかで種類を変える必要があった．高熱がでると熱性痙攣を起こすこともある．しかし，解熱剤もアセトアミノフェンにしないといけない．こういう知識をなんとか駆使しながら，具合の悪い子どもを抱えて薬を使用することにも不安を感じている親に配慮する必要があった．また，小児の咳止めにコデイン使用が呼吸中枢を抑制するため禁止となったというニュースもあった．市販の薬局に売っている咳止めのほとんどはコデインが含まれており，子ども用せきどめ薬にも含まれているものがある．小児科医であれば知っているようなことも，我々には十分な知識がないことがある．

小児は成人の縮小版ではない，ということは以前からいわれている．症状や病態も異なるし，治療薬の種類や量も異なる．お薬手帳があるので，すでにどんな処方がされているのかは確認することができるのだが，それでも「合併症」があるけど薬を一緒に飲んでも大丈夫でしょうか？ と改めて聞かれると薬を出してよいのか不安になった経験はないだろうか．小児に対しては飲み合わせも含め，特別な配慮が必要となることがある．

本号の「耳鼻咽喉科における新生児・乳幼児・小児への投薬―update―」を企画する，というお話をいただいた．これはよい機会をいただけた，と思った．小児の疾患は成長発達の過程で経過をみていくものであり，合併疾患も含め，耳鼻咽喉科単独の知識では抱えきれないと思っている．そんな中での企画だったので，小児の外来を行っていて，ときどき遭遇することや日常診療で気になっていることをそのまま企画に反映させていただき，不安の解消と知識をブラッシュアップすることができる内容にしたいと思った．

そこで，日頃第一線で小児患者を多く診ているエキスパートの方々に，実際の臨床で小児が受診したときにどのような対応をすればよいのか，小児がこんな症状をみせたらどう考えてどんな薬物療法を行うべきなのか，小児特有の耳鼻咽喉科疾患に対する薬物治療の最新知識などを解説いただいた．また，子どもに薬を飲ませるコツ，処方するときに注意すべき点もぜひ知識として知っておくべきテーマとして取り上げた．さらに，合併症をもつ子どもへの対応や他科と一緒に診ていく疾患についての基礎知識についても，わかりやすく解説していただいた．日常診療で不安になること，誰かに相談したくなることは少なくない．そんな時に少しでも参考になれば，幸いである．

2018 年 3 月

守本倫子

WRITERS FILE ライターズファイル（50音順）

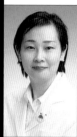

安達 のどか
（あだち のどか）
- 2002年 佐賀県立医科大学卒業
- 2003年 東京大学附属病院耳鼻咽喉科入局
- 2005年 埼玉県立小児医療センター（レジデント）
- 2007年 同センター
- 2012年 同，医長

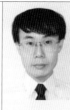

樫尾 明憲
（かしお あきのり）
- 2001年 東京大学卒業 同大学耳鼻咽喉科入局
- 2003年 東京警察病院耳鼻咽喉科
- 2005年 亀田メディカルセンター
- 2007年 東京大学附属病院耳鼻咽喉科
- 2008年 同科，助教
- 2010〜11年 University of Washington 留学
- 2013〜14年 University of Iowa 留学
- 2017年 東京大学健康・保健管理センター，助教

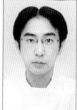

鈴木 貴博
（すずき たかひろ）
- 1997年 山形大学卒業 東北大学耳鼻咽喉科教室入局
- 1998年 公立気仙沼病院で研修 いわき市立磐城共立病院で研修
- 2007年 東北大学大学院医学系研究科修了
- 2008年 石巻赤十字病院，部長
- 2009年 東北大学病院耳鼻咽喉・頭頸部外科，助教
- 2013年 仙台市立病院，医長
- 2016年 東北医科薬科大学耳鼻咽喉科，准教授

有本 友季子
（ありもと ゆきこ）
- 1996年 千葉大学卒業 同大学耳鼻咽喉科学教室入局
- 2002年 同大学大学院修了 同大学医学部附属病院耳鼻咽喉科，助手
- 2003年 千葉県こども病院耳鼻咽喉科
- 2017年 同，部長

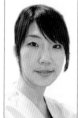

木下 典子
（きのした のりこ）
- 2006年 自治医科大学卒業 滋賀医科大学医学部附属病院初期臨床研修
- 2008年 長浜赤十字病院小児科
- 2011年 公立高島総合病院診療部小児科，副医長
- 2013年 国立病院機構東近江総合医療センター小児科
- 2015年 国立成育医療研究センター感染症科，フェロー
- 2017年 同，臨床研究員

工 穣
（たくみ ゆたか）
- 1994年 弘前大学卒業 同大学耳鼻咽喉科入局
- 1997〜98年 ノルウェー王国オスロ大学基礎医学研究所留学
- 1999年 弘前大学大学院医学研究科修了 同大学医学部附属病院耳鼻咽喉科，医長 秋田県大館市立総合病院耳鼻咽喉科，医長
- 2000年 信州大学医学部耳鼻咽喉科学講座，助手
- 2003年 同，講師
- 2009年 同，准教授

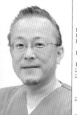

伊藤 真人
（いとう まこと）
- 1987年 山形大学卒業
- 1993年 金沢大学大学院修了
- 1993〜95年 カナダ・カールトン大学博士研究員
- 1996年 金沢大学医学部助手，耳鼻咽喉科学
- 1999年 同，医学部講師
- 2006年 同耳鼻咽喉科，講師
- 2009年 同大学卒後臨床研修センター，副センター長 同大学院医薬保健学総合研究科，准教授
- 2012年 同大学附属病院耳鼻咽喉科・頭頸部外科
- 2014年 自治医科大学とちぎ子ども医療センター小児耳鼻咽喉科，教授

五島 史行
（ごとう ふみゆき）
- 1994年 慶應義塾大学卒業
- 1999年 ドイツ，ミュンヘン大学生理学教室留学
- 2001年 慶應義塾大学生理学教室国内留学
- 2002年 慶應義塾大学大学院修了
- 2004年 日本大学板橋病院心療内科，研究員
- 2007年 慶應義塾大学医学部，助教
- 2008年 日野市立市民病院耳鼻咽喉科，部長
- 2009年 耳鼻咽喉科心身医学研究会世話人
- 2014年 独立行政法人国立病院機構東京医療センター聴覚平衡覚障害部平衡覚障害室，室長

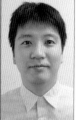

寺嶋 宙
（てらしま ひろし）
- 2005年 東京大学卒業 国立国際医療センター初期研修医
- 2007年 東京大学医学部附属病院小児科後期研修医
- 2008年 青梅市立総合病院小児科
- 2010年 国立成育医療研究センター神経内科，フェロー
- 2014年 同，医員

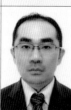

大原 卓哉
（おおはら たくや）
- 2007年 北里大学卒業 同大学病院，初期研修医
- 2009年 同病院耳鼻咽喉科入局
- 2010年 成育医療研究センター耳鼻咽喉科
- 2011年 北里大学病院耳鼻咽喉科・頭頸部外科，後期研修医
- 2013年 同，助教

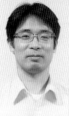

小森 学
（こもり まなぶ）
- 2004年 昭和大学卒業 東京慈恵会医科大学附属病院，初期臨床研修医
- 2006年 同大学耳鼻咽喉科入局
- 2015年 国立成育医療研究センター耳鼻咽喉科
- 2017年 東京慈恵会医科大学附属第三病院耳鼻咽喉科

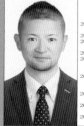

遠山 悟史
（とおやま さとし）
- 1997年 東京医科歯科大学卒業 東京女子医科大学日本心臓血圧研究所循環器小児科
- 2001年 東京医科歯科大学医学部附属病院麻酔・蘇生科ペインクリニック科
- 2003年 千葉県こども病院麻酔科集中治療科
- 2007年 国立成育医療センター手術・集中治療部麻酔科
- 2009年 帝京大学ちば総合医療センター麻酔科，講師
- 2013年 千葉大学大学院医学薬学府修了
- 2014年 東京医科歯科大学医学部附属病院麻酔・蘇生科ペインクリニック科，講師
- 2016年 国立成育医療研究センター手術・集中治療部麻酔科，医長

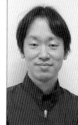

大村 和弘
（おおむら かずひろ）
- 2003年 英国 Guy's King's and St. Thomas hospital 短期留学
- 2004年 東京慈恵会医科大学卒業
- 2004〜06年 総合病院国保旭中央病院初期研修
- 2006年 米国 UCLA 短期留学
- 2006〜07年 総合病院国保旭中央病院救急救命科後期レジデント
- 2007〜09年 NPO Japan Heart 所属，アジア各国にて医療ボランティア
- 2008年 タイ王国 Mahidol Univ. 熱帯医学コース受講
- 2009年 東京慈恵会医科大学耳鼻咽喉科入局
- 2016年 獨協医科大学越谷病院，講師

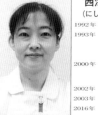

清水 泰岳
（しみず ひろたか）
- 2003年 北海道大学卒業
- 2003〜05年 東京医療センター初期研修医
- 2005〜08年 足利赤十字病院小児科
- 2008年 国立成育医療研究センター消化器科

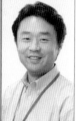

西海 真理
（にしうみ まり）
- 1992年 聖路加看護大学（現聖路加国際大学）卒業
- 1993年 大阪府立助産婦学院卒業 大阪府立母子保健総合医療センター（現大阪府立母子保健医療センター）新生児科勤務
- 2000年 兵庫県立看護大学（現兵庫県立大学）看護学部専門看護師課程修了 国立小児病院新生児病棟勤務
- 2002年 国立成育医療研究センター看護課
- 2003年 小児看護専門看護師認定
- 2016年 宗教法人在日本南プレスビテリアンミッション淀川キリスト教病院小児看護課

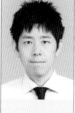

河合 利尚
（かわい としなお）
- 1998年 東京慈恵会医科大学卒業
- 2000年 同大学附属病院小児科，助手
- 2002年 埼玉県立小児医療センター感染免疫科
- 2003年 米国国立衛生研究，postdoctoral fellow
- 2006年 東京慈恵会医科大学附属病院小児科，助教
- 2008年 国立成育医療センター膠原病科，専門修練医
- 2009年 同センター成育遺伝研究部，室長
- 2016年 国立成育医療研究センター免疫科，医長

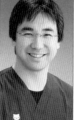

菅沼 栄介
（すがぬま えいすけ）
- 1999年 東海大学卒業
- 2001年 同大学医学部小児科学入局
- 2003〜05年 米国バンダービルト大学（Pediatric Nephrology）研究員
- 2005年 東海大学医学部専門診療学系小児科学，助教
- 2011年 同，講師
- 2015年 埼玉県立小児医療センター感染免疫科，医長

野崎 誠
（のざき まこと）
- 2001年 山形大学卒業 同大学皮膚科入局
- 2004年 国立成育医療センター皮膚科
- 2008年 江戸川台皮膚科クリニック（千葉県流山市）
- 2010年 国立成育医療研究センター皮膚科
- 2013年 わかばひふ科クリニック（東京都武蔵野市吉祥寺），院長

WRITERS FILE ライターズファイル（50音順）

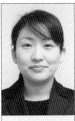

橋本 あやこ
（はしもと あやこ）

- 2003年 大分医科大学（現大分大学）卒業
  浜松医科大学耳鼻咽喉科入局
  焼津市立病院麻酔科，耳鼻咽喉科
- 2006年 清水，静岡厚生病院耳鼻咽喉科
- 2007年 静岡厚生病院耳鼻咽喉科
- 2012年 富士宮市立病院耳鼻咽喉科，医長
- 2013年 同，科長
- 2015年 静岡県立こども病院耳鼻咽喉科，科長

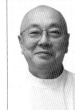

益田　慎
（ますだ　しん）

- 1988年 広島大学卒業
  同大学大学院（耳鼻咽喉科学）入学
- 1992年 広島大学大学院修了
  帝京大学医学部耳鼻咽喉科学，助手
- 1993年 広島大学医学部附属病院耳鼻咽喉科
- 1995年 同大学医学部耳鼻咽喉科学，助手
- 2005年 同大学病院耳鼻咽喉科・頭頸部外科，講師
  県立広島病院小児感覚器科

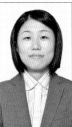

山尾 晶子
（やまお あきこ）

- 2007年 京都薬科大学薬学部薬学科卒業
- 2009年 同大学大学院薬学研究科臨床薬学専攻修了
  京都桂病院薬剤科
- 2011年 研修認定薬剤師取得
- 2012年 糖尿病療養指導士取得
- 2014年 国立成育医療研究センター薬剤部
- 2017年 小児薬物療法認定薬剤師取得

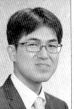

馬場 信太郎
（ばば しんたろう）

- 2000年 群馬大学卒業
  東京大学耳鼻咽喉科入局
- 2001年 社会保険中央総合病院耳鼻咽喉科
- 2002年 竹田綜合病院耳鼻咽喉科
- 2004年 国立国際医療センター耳鼻咽喉科
- 2006年 国立病院機構災害医療センター耳鼻咽喉科
- 2009年 東京大学耳鼻咽喉科，助教
- 2012年 日本赤十字社医療センター耳鼻咽喉科
- 2014年 東京都立小児総合医療センター耳鼻咽喉科，医長

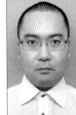

松澤 真吾
（まつざわ しんご）

- 2007年 昭和大学卒業
  自治医科大学附属さいたま医療センター初期研修
- 2009年 同大学附属さいたま医療センター耳鼻咽喉科入局
- 2011年 同大学附属病院耳鼻咽喉科
- 2012年 同大学附属さいたま医療センター耳鼻咽喉科
- 2015年 さいたま市民医療センター耳鼻咽喉科
- 2017年 自治医科大学附属さいたま医療センター耳鼻咽喉科

原 真理子
（はら まりこ）

- 2007年 札幌医科大学卒業
  埼玉医科大学総合医療センター初期研修
- 2009年 自治医科大学附属さいたま医療センター耳鼻咽喉科
- 2014年 国立成育医療研究センター耳鼻咽喉科
- 2015年 自治医科大学附属さいたま医療センター耳鼻咽喉科
- 2016年 国立成育医療研究センター研究所免疫アレルギー感染研究部

松島 可奈
（まつしま かな）

- 2008年 千葉大学卒業
- 2010年 成田赤十字病院初期研修修了
  千葉大学耳鼻咽喉・頭頸部外科入局
  同大学医学部附属病院耳鼻咽喉・頭頸部外科
- 2013年 千葉ろうさい病院耳鼻咽喉科
- 2015年 千葉県こども病院耳鼻咽喉科
- 2017年 千葉大学医学部附属病院耳鼻咽喉・頭頸部外科

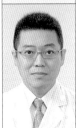

兵　行義
（ひょう ゆきよし）

- 2003年 川崎医科大学卒業
  同大学耳鼻咽喉科入局・研修医
- 2005年 同科，臨床助手
- 2006年 同大学大学院内耳形態免疫系入学
- 2010年 同大学耳鼻咽喉科，臨床助手
- 2014年 同，講師

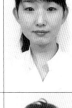

南 修司郎
（みなみ しゅうじろう）

- 2001年 慶應義塾大学卒業
- 2002年 米国ミシガン大学クレスキ聴覚研究所研究員
- 2005年 慶應義塾大学大学院修了（医学博士取得）
  済生会宇都宮病院耳鼻咽喉科
- 2007年 静岡赤十字病院耳鼻咽喉科
- 2008年 国立成育医療センター第二専門診療部耳鼻咽喉科
- 2009年 慶應義塾大学医学部，助教（耳鼻咽喉科）
- 2010年 NHO東京医療センター耳鼻咽喉科
- 2015年 同，医長

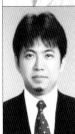

藤岡 正人
（ふじおか まさと）

- 2002年 慶應義塾大学卒業
  同大学耳鼻咽喉科入局
- 2006年 同大学大学院修了
  米国ハーバード大学，MEEI/EPL
- 2009年 慶應義塾大学医学部耳鼻咽喉科，助教
- 2011年 財)神奈川警友会けいゆう病院耳鼻咽喉科
- 2014年 慶應義塾大学医学部耳鼻咽喉科，助教
- 2016年 同，専任講師

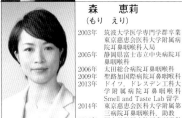

森 恵莉
（もり えり）

- 2003年 筑波大学専門学群卒業
  東京慈恵会医科大学附属病院耳鼻咽喉科入局
- 2005年 静岡県富士市立中央病院耳鼻咽喉科
- 2006年 太田総合病院耳鼻咽喉科
- 2009年 聖路加国際病院耳鼻咽喉科
- 2013年 ドイツ，ドレスデン工科大学附属病院耳鼻咽喉科Smell and Taste Lab留学
- 2014年 東京慈恵会医科大学附属第三病院耳鼻咽喉科，助教
- 2016年 同大学附属病院耳鼻咽喉科
- 2017年 同，講師

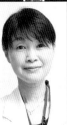

増田 佐和子
（ますだ さわこ）

- 1985年 三重大学卒業
  同大学耳鼻咽喉科入局
- 1986年 三重県厚生連中勢総合病院耳鼻咽喉科
- 1987年 三重大学耳鼻咽喉科
- 1998年 国立療養所三重病院（現，独立行政法人国立病院機構三重病院）耳鼻咽喉科，医長
- 2015年 同アレルギーセンター部長兼任

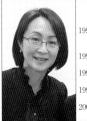

守本 倫子
（もりもと のりこ）

- 1994年 新潟大学卒業
  慶應義塾大学耳鼻咽喉科入局
- 1995年 川崎市立川崎病院耳鼻咽喉科
- 1998年 米国Baylor医科大学耳鼻咽喉科留学
- 1999年 国立小児病院耳鼻咽喉科
- 2002年 国立成育医療研究センター耳鼻咽喉科
- 2014年 同，医長

CONTENTS

Monthly Book ENTONI No. 218/2018. 4.増刊 目次

編集主幹／本庄　巖　市川銀一郎　小林俊光

耳鼻咽喉科における新生児・乳幼児・小児への投薬
―update―

編集企画／守本倫子　国立成育医療研究センター医長

I．小児用の薬物の取り扱い

1．子どもへの薬の上手な飲ませ方……………………………西海　真理　1
子どもの内服は発達段階に応じた方法で行う．その際，可能な限り不快な体験をさせない技術と子どものやる気を引き出すかかわりが内服支援の核となる．

2．薬剤剤形（シロップやドライシロップなど）の取り扱い……………山尾　晶子ほか　7
小児に多く用いられる散剤やシロップ剤，ドライシロップ剤の特徴と注意点を中心に，薬剤同士や食品などと相互作用を起こす薬剤，小児の薬剤誤飲について述べる．

3．小児の検査で使用する鎮静方法……………………………遠山　悟史　17
小児では鎮静に伴う有害事象の危険性が高いため，安全な鎮静を行うためには鎮静薬の適切な使用方法を知るだけでなく，鎮静を行うための環境整備が重要となる．

II．症状から処方する薬物

1．透明の鼻水が止まらない……………………………増田佐和子　24
急性ウイルス性上気道炎には生活管理と対症療法を行う．アレルギー性鼻炎の薬物療法の主軸は第2世代抗ヒスタミン薬と鼻噴霧用ステロイド薬である．家庭での鼻汁吸引も大切である．

2．鼻がつまっていつも口を開けている……………………………兵　行義ほか　31
ヒトは鼻呼吸を行うことは重要であり，鼻は呼吸器系の入り口である．成人では口呼吸を行うことはあるが，小児では解剖学的に難しく，それにより様々な弊害を引き起こす．

3．黄色い鼻水と咳がでる……………………………森　恵莉　38
小児鼻副鼻腔炎の薬物療法は，耐性菌予防のため，抗菌薬の乱用は避け，重症度と体重を考慮して投薬を調整する．細菌学的検査による起因菌確認は，治療選択のうえで重要である．

4．下痢や便秘……………………………清水　泰岳　44
耳鼻咽喉科医が日常診療で遭遇しうる，小児に下痢・便秘をきたす疾患について，除外すべき疾患および投薬の際の注意点を概説した．

5．湿疹，皮膚の発赤 ……………………………………………………野崎　　誠　55
　　耳の皮膚疾患の見分けるポイント．それは左右差を確認すること．顔や四肢などの皮膚を確認することである．洋服をめくればそこに疾患鑑別のヒントが現れる．

6．鼻出血 ……………………………………………………………………井上　真規ほか　65
　　小児の鼻出血は鼻いじりが原因であることが多い．圧迫止血で容易に止血可能であり再出血予防には養育者への止血指導が重要である．また全身疾患による鼻出血では全身療法などの止血治療も考慮する．

7．嘔吐，摂食嚥下障害 ……………………………………………………益田　　慎ほか　73
　　乳幼児の習慣的な嘔吐の原因として空気嚥下症と胃食道逆流症を挙げることができる．空気嚥下症には摂食嚥下機能のハビリテーションが，胃食道逆流症には薬物療法が主体となる．

Ⅲ．耳鼻咽喉科疾患に対する薬物療法

1．急性中耳炎 ………………………………………………………………工　　　穣　77
　　小児急性中耳炎は診療ガイドラインにある鼓膜所見と臨床症状による重症度分類に基づいて推奨される抗菌薬と投与期間があり，適正な抗菌薬使用が求められている．ワクチンによる予防も重要である．

2．滲出性中耳炎 ……………………………………………………………伊藤　真人　83
　　小児滲出性中耳炎には鼻副鼻腔炎，急性中耳炎，アレルギー性鼻炎などが合併する割合が高く，それら周辺病変に対する治療を行うことは重要である．

3．慢性中耳炎 ………………………………………………………………松澤　真吾ほか　89
　　慢性中耳炎の保存的治療は，合併症予防や聴力改善のための手術加療を前提とした消炎治療であり，漫然とした抗菌薬の使用は起炎菌の耐性化を助長するため慎む必要がある．

4．外耳道炎 …………………………………………………………………有本友季子　95
　　外耳道炎は日常診療でよく遭遇する疾患であるが，小児に特有な特殊疾患が原因であるものもあり，各疾患の特徴，診断，治療について述べる．

5．めまい（小児）薬物治療 ………………………………………………五島　史行　99
　　小児におけるめまいは3歳前後からみられるようになる．最も多いのは良性発作性めまい症である．年齢があがると片頭痛関連めまいの頻度が高くなってくる．

6．顔面神経麻痺 ……………………………………………………………馬場信太郎　103
　　小児の顔面神経麻痺において，重症例にはステロイド投与が推奨される．また，小児症例でもZSHが少なからず存在するため，抗ウイルス薬の併用が有用である．

7．急性難聴 …………………………………………………………………藤岡　正人　109
　　小児の急性感音難聴でも早期のステロイド投薬を行うが，心因性難聴の頻度が高いため，診断には他覚的検査を組み合わせる．先天奇形や遺伝性難聴の急性増悪の鑑別も要する．

8. 化膿性耳下腺炎・流行性耳下腺炎 ……………………………… 樫尾　明憲　114
　　流行性耳下腺炎では対症療法および合併症併発の確認を行う．細菌性の場合，抗菌薬の投与を行うが，急性化膿性耳下腺炎では膿瘍形成に至ることもあり注意を要する．

9. ガマ腫・唾石症 ………………………………………………… 鈴木　貴博ほか　120
　　ガマ腫に対する治療として手術と硬化療法およびその効果について述べた．顎下腺唾石症に対する治療として保存的治療と手術について述べた．

10. 口内炎 …………………………………………………………… 橋本亜矢子ほか　126
　　小児の口内炎は，その原因によって特徴が異なる．一般的には外傷とウイルス感染が多い．

11. 急性咽頭炎・周期性発熱症候群（PFAPA 症候群） ………… 原　真理子　129
　　ウイルス感染症は，ウイルスの種類によって特徴的な咽頭・扁桃所見や流行性がある．治療は対症療法が基本で，感染予防策が必須である．

12. 急性喉頭炎・急性喉頭蓋炎 ……………………………………… 大村　和弘　136
　　急性喉頭蓋炎，クループは上気道狭窄をきたし，直ちに気道確保を必要とする疾患である．実際に侵襲的気道確保が必要となった症例を提示し，初期治療に関してアルゴリズムを用いて説明する．

13. 急性咽頭扁桃炎，伝染性単核球症，扁桃周囲膿瘍 …………… 木下　典子　141
　　急性咽頭扁桃炎の多くは，ウイルスによるもので自然軽快する．診療する機会の多い溶連菌性扁桃炎に対する薬物療法，伝染性単核球症に対する管理・治療方法を中心に述べる．

14. 頸部リンパ節炎，深頸部感染症，咽後膿瘍 …………………… 大原　卓哉　149
　　小児深頸部膿瘍の起因菌は S. aureus, S. pyogenes が主体であり，それに口腔常在嫌気性菌の混合感染が考えられるため，好気性菌と嫌気性菌の両方に抗菌活性をもち，β-lactamase に耐性のある抗菌薬が推奨される．

15. 亜急性甲状腺炎 ………………………………………………… 小森　学　157
　　小児の急性甲状腺炎，亜急性甲状腺炎の疾患概念と原因となる下咽頭梨状陥凹瘻の診断，保存的治療，手術的加療について概説した．

Ⅳ．合併症のある子に対する投薬

1. 抗てんかん薬を内服している場合 ……………………………… 寺嶋　宙　163
　　バルプロ酸使用時はカルバペネム系抗生剤が禁忌．マクロライド系抗生剤併用により一部の抗てんかん薬の血中濃度が上昇．抗ヒスタミン薬が必要な時は非鎮静性のものを選択．

2. 原発性免疫不全症や移植後の免疫抑制薬服用中の小児に対する投薬 ……………………………………………………………… 河合　利尚　167
　　障害される免疫応答によって，免疫グロブリン定期補充療法や抗生剤の予防内服が選択される．マクロライド系抗生剤は，カルシニューリン阻害薬と相互作用を示す．

V．他科と共同でみていく疾患

1．血管腫 …………………………………………………………松島　可奈ほか　**175**

血管腫は血管内皮細胞の腫瘍性増殖を主態とする病変であり，治療の第一選択はプロプラノロールの内服である．気道近傍の病変や巨大病変の場合には特に注意が必要である．

2．髄膜炎 ……………………………………………………………………南　修司郎　**179**

日本では，2008 年にヘモフィルスインフルエンザ菌 b 型ワクチン，2010 年に肺炎球菌ワクチンが導入され，その侵襲性感染症の割合が急激に減少しつつある．

3．先天性サイトメガロウイルス感染 ………………………………安達のどかほか　**185**

母子感染として注目されている先天性 CMV 感染症の診断や治療に関する最近の知見と解決すべき課題，さらには我々の試みたスクリーニング法について紹介する．

Writers File ……………………………… 前付 2・3
Key Words Index ……………………… 前付 8〜10
FAX 専用注文書 ………………………………… **195**
FAX 住所変更届け ……………………………… **196**
バックナンバー在庫一覧 ………………………… **197**
Monthly Book ENTONI 次号予告 ……………… **198**

【ENTONI®（エントーニ）】
ENTONI とは「ENT」（英語の ear, nose and throat：耳鼻咽喉科）にイタリア語の接尾辞 ONE の複数形を表す ONI をつけ，耳鼻咽喉科領域を専門とする人々を示す造語．

KEY WORDS INDEX

和文

あ行
ISSVA分類 175
アデノイド肥大症 31
アデノウイルス 141
アトピー性皮膚炎 55
アフタ性口内炎 126
アレルギー性鼻炎 24,31,83
胃食道逆流症 73
EBウイルス 141
医療を受ける子どもの権利 1
咽頭結膜炎 129
インフルエンザ感染 129
インフルエンザ菌 77
ウイルス感染 114
ウイルス性口内炎 126
ウイルス性腸炎 44
ウイルス性発疹症 55
A群溶連菌 141
嘔吐 73

か行
咳嗽 38
ガイドライン 83
下咽頭梨状陥凹瘻 157
蝸牛骨化 179
顎下型ガマ腫 120
獲得免疫 167
化膿性顎下腺炎 120
ガマ腫 120
カルバペネム系抗生剤 163
感音難聴 185
ガンシクロビル／バルガンシクロビル 185
気道閉塞 17
急性ウイルス性上気道炎 24
急性外耳道炎 95
急性感音難聴 109
急性甲状腺炎 157
急性喉頭蓋炎 136
急性中耳炎 83
急性難聴 109
急性鼻副鼻腔炎 38
魚鱗癬 95
起立性調節障害 99
緊急気道確保 136
空気嚥下症 73
クループ 136

さ行
経管栄養 73
経口的瘻孔閉鎖術 157
頸部リンパ節炎 149
血液疾患 65
血管腫 175
下痢 44
原発性免疫不全症 167
抗ウイルス薬併用療法 103
抗うつ薬 99
硬化療法 120
抗菌薬 149
抗菌薬関連下痢症 44
抗てんかん薬 163
口内炎 126
抗ヒスタミン薬 24,163
後鼻漏 38
呼吸抑制 17
子どものやる気を引き出すかかわり 1
鼓膜換気チューブ 89
鼓膜穿孔 89

さ行
細菌感染 114
細菌性腸炎 44
サイトメガロウイルス 185
散剤 7
止血方法 65
止血薬 65
耳真菌症 95
自然免疫 167
13価肺炎球菌結合型ワクチン 77
十全大補湯 77
小児 7,17,95,109,114,149
小児滲出性中耳炎 83
小児鼻出血 65
脂漏性湿疹 55
心因性難聴 109
深頸部膿瘍 149
人工内耳 179
侵襲性感染症 179
真珠腫性中耳炎 89
新生児スクリーニング 185
診断 114
診療ガイドライン 77
水性鼻汁 24
睡眠時無呼吸症候群 31

ステロイド 109,175
ステロイド療法 103
精神運動発達遅延 185
摂食嚥下障害 73
前庭水管拡大症 109
相互作用 7

た・な行
唾液腺管内視鏡 120
唾石 120
虫刺症 55
直達喉頭鏡検査 157
治療 114
鎮静 17
手足口病 126,129
伝染性単核球症 129,141
凍瘡 55
突発性難聴 109
内視鏡下鼻内副鼻腔手術 38
膿性鼻漏 38

は行
肺炎球菌 77
肺炎球菌ワクチン 179
発達段階別の説明と支援 1
歯ブラシ外傷 149
反復性耳下腺炎 114
反復性鼻出血 65
PFAPA症候群 129
鼻呼吸障害 31
鼻副鼻腔炎 31,83
ヒブワクチン 179
鼻噴霧用ステロイド薬 24
プロプラノロール 175
ペニシリン系抗菌薬 141
ヘルパンギーナ 129
Bell麻痺 103
片頭痛 99
便秘 44
保存的治療 89

ま行
マクロライド系抗生剤 163
慢性外耳道炎 95
慢性中耳炎 89
無疱疹性帯状疱疹 103
ムンプス 114
めまい 99
免疫グロブリン 167

免疫抑制薬　*167*
モニタリング　*17*
モラキセラカタラーリス　*77*

や行
薬剤誤飲　*7*
薬剤剤形　*7*

薬剤性嚥下障害　*73*
薬剤耐性菌　*38*
薬疹　*55*
薬物相互作用　*163*
薬物治療　*83*
溶連菌感染　*126*

ら行
Ramsay Hunt 症候群　*103*
ランゲルハンス細胞組織球症　*95*
良性発作性めまい症　*99*
輪状甲状膜穿刺　*136*
瘻管摘出術　*157*

欧　文

A
accidental ingestion　*7*
acute epiglottis　*136*
acute hearing loss　*109*
acute otitis externa　*95*
acute otitis media　*83*
acute rhinosinusitis　*38*
acute sensorineural hearing loss　*109*
acute thyroiditis　*157*
acute upper respiratory viral infection　*24*
acquired immunity　*167*
adeno virus　*141*
adenoid hypertrophy　*31*
aerophagia　*73*
airway obstruction　*17*
allergic rhinitis　*24, 31, 83*
antibiotic therapy　*149*
antibiotic-associated diarrhea　*44*
antidepressant　*99*
antiepileptic drug　*163*
antihistamines　*24, 163*
aphthous stomatitis　*126*
atopic dermatitis　*55*

B・C
bacterial enteritis　*44*
bacterial infection　*114*
Bell's palsy　*103*
benign paroxysmal vertigo　*99*
carbapenem antibiotic　*163*
cervical lymhadenitis　*149*
chilblain　*55*
child　*7, 149*
children　*95, 109*
chronic otitis externa　*95*
chronic otitis media　*89*

chronic otitis media with cholesteatoma　*89*
cochlear implant　*179*
cochlear ossification　*179*
combination antivial therapy　*103*
conservative medical treatment　*89*
constipation　*44*
corticosteroid　*175*
cough　*38*
cricothyrotomy　*136*
croup　*136*
cytomegalovirus　*185*

D
deep neck abcess　*149*
diagnosis　*114*
diarrhea　*44*
drug eruption　*55*
drug interaction　*163*
drug-induced dysphagia　*73*

E
electroneurography　*103*
emergency airway　*136*
endoscopic cauterization　*157*
endoscopic sinus surgery　*38*
enlarged vestibular aqueducts　*109*
ENoG　*103*
Epstein-Barr virus　*141*

F・G
fistulectomy　*157*
ganciclovir/valganciclovir　*185*
gastroesophageal reflux disease　*73*
GERD　*73*
guideline　*83*

H
hand, foot and mouth disease　*126, 129*
Heamophilus influenzae　*77*
hemangioma　*175*
hematologic disease　*65*
hemostatic agent　*65*
hemostatic method　*65*
herpangina　*129*
Hib vaccine　*179*

I
ichthyosis　*95*
immunoglobulin　*167*
immunosuppressuve drug　*167*
infectious mononucleosis　*129, 141*
influenza　*129*
innate immunity　*167*
insect bite　*55*
interaction　*7*
intranasal steroids　*24*
invasive infection　*179*
ISSVA classification　*175*

J・L
Juzentaihoto　*77*
Langerhans cell histiocytosis　*95*
laryngoscope　*157*
LCH　*95*

M
macrolide antibiotic　*163*
medical guideline　*77*
medicine resistant bacteria　*38*
migraine　*99*
monitoring　*17*
Moraxella catarrhalis　*77*
mumps　*114*

N・O
nasal discharge　*38*

KEY WORDS INDEX

nasal respiratory disturbance *31*
neuromotor developmental delay *185*
newborn screening *185*
OK-432 *120*
orthostatic dysregulation *99*
otomycosis *95*

P

PCV-13 *77*
pediatric *17*
pediatric epistaxis *65*
pediatric otitis media with effusion *83*
pediatrics *114*
penicillin antibacterial drug *141*
pernio *55*
PFAPA syndrome *129*
pharmaceutical dosage form *7*
pharmacotherapy *83*
pharyngoconjunctival fever *129*
plunging ranula *120*
pneumococcal vaccine *179*
post nasal drip *38*

powder medicine *7*
primary immunodeficiency *167*
propranorol *175*
psychogenic deafness *109*
pyriform sinus fistula *157*

R

Ramsay Hunt syndrome *103*
ranula *120*
recurrent epistaxis *65*
recurrent parotitis *114*
respiratory depression *17*
runny nose *24*

S

sclerotherapy *120*
seborrheic dermatitis *55*
sedation *17*
sensorineural hearing loss *185*
sialendoscopy *120*
sialolith *120*
sinusitis *31*, *83*
sleep apnea syndrome *31*
steroid *109*
steroid therapy *103*
stomatitis *126*

streptococcal infection *126*
Streptococcus pneumoniae *77*
Streptococcus pyogenes *141*
sudden hearin loss *109*
suppurative submandibular sialadenitis *120*
swallowing disorder *73*

T

therapy *114*
toothbrush injury *149*
transtympanic ventilation tube *89*
tube feeding *73*
tympanic membrane perforation *89*

V・Z

vertigo *99*
viral eruption *55*
viral gastroenteritis *44*
viral stomatitis *126*
virus infection *114*
vomiting *73*
zoster sine herpete *103*

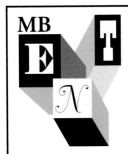

◆特集・耳鼻咽喉科における新生児・乳幼児・小児への投薬―update―

I. 小児用の薬物の取り扱い
1. 子どもへの薬の上手な飲ませ方

西海真理*

Key words：医療を受ける子どもの権利，発達段階別の説明と支援，子どものやる気を引き出すかかわり

Abstract 内服は，手術などの外科処置に比べると比較的侵襲が少ないようにみえるが，薬剤の味や飲みにくさ，過去に無理に内服をさせられた体験などから，子どもによっては非常に苦痛を伴う行為になることがある．「飲む」（受け入れる）という主体の行為がなければ成立しないだけに，可能な限り不快な体験をさせない技術と子どものやる気を引き出すかかわりが内服支援の核となる．子どもの内服支援は「新生児・乳児期」「幼児期」「学童期」と発達段階ごとに適切な方法を用い，子ども自身が内服に積極的に参加できるよう配慮する．また，家族によっては自己判断で必要な内服を中断させたりすることもあるので，内服の必要性や内服のさせ方について十分な情報提供をする必要がある．

医療を受ける子どもの権利としての服薬支援

児童の権利に関する条約（通称：こどもの権利条約）は「生きる権利」「育つ権利」「守られる権利」「参加する権利」の大きな4本柱からなる子どもの権利が明文化されており，子どもの処遇・環境改善のための政策・制度を考えるうえでの指針とされているものである．これはあらゆる環境下にある子どもに保証されるべき権利である．医療を受ける子どもにおいても，子どもは発達途上にあって十分な言語や認知の発達が得られていないとしても，その発達段階や年齢に見合った支援を受け（12条 意見を表明する権利），命が守られ，不当に脅かされることなく，わかりやすく情報提供を受けたうえで健康を維持するために必要な医療を受ける権利（24条 健康・医療への権利）がある．

また，医療を受ける18歳未満の子どもには医療に関する自己決定・責任能力が担保できないとみなされ，保護者・養育者にその代行が委ねられる．しかし，子どもには認知の発達や興味に応じて受ける治療・処置に関する情報提供や，納得して治療に参加できるような支援を受ける権利を有している．その中で提唱された概念に「インフォームド・アセント」がある．子どもの医療では，子どもへのインフォームド・アセントと親権者へのインフォームド・コンセント（代諾）がセットとして行われる．

米国小児科学会はインフォームド・アセントについての要素を以下のようにまとめている．

*インフォームド・アセントに含まれる4つの要素（引用文献1）
1．病気の状況や状態について，その子どもの発達に応じて適切に理解できるように支援する．

---

* Nishiumi Mari, 〒533-0024 大阪市東淀川区柴島1-7-50 宗教法人在日本南プレスビテリアンミッション淀川キリスト教病院小児看護課

2. 検査や処置で，どのようなことが行われて，どのようなことが期待できるかを子どもに話す．
3. 子どもが状況をどのように理解しているか，また処置や治療を受け入れさせるために不適切な圧力を子どもが受けていないかどうかを評価する．
4. 最終的に，子どもがケアを受けたいという気持ちを引き出す．そして子どもに対して事実を伝え，決して嘘をついてはいけない．

内服は，手術などの外科処置に比べると比較的侵襲が少ないようにみえるが，薬剤の味や飲みにくさ，過去に無理に内服をさせられた体験などから，子どもによっては非常に苦痛を伴う行為になることがある．「飲む」（受け入れる）という主体の行為がなければ成立しないだけに，極力不快な体験をさせない技術と子どものやる気を引き出すかかわりが内服支援の核となる．

子どもによく処方される剤型と内服方法

1. シロップ薬

シロップ薬は糖液や甘味料に薬剤を溶かした液状の内服薬で，乳幼児によく処方される．混濁液は使用直前に容器を振って内容を均一になるように指導する．保管はキャップをしっかり閉め冷蔵保管が必要な薬剤は冷蔵庫で保管する．使用時は，1回内服量をスポイトや目盛りのある薬杯にとって内服させる．

2. 散剤・粉薬

散剤は医師の処方箋に基づき，薬剤師によって1回分ずつ個別に調剤・包装される．散剤は，粉のままで，あるいは乳幼児であれば少量の白湯に溶いて内服させる．小児用に開発された抗生物質やドライシロップでは，内服が容易になるように味が工夫されていて，少量の水で溶解したり，粉末そのままを口に含み白湯で飲むこともできる．しかし，子どもの体重あたりの必要量で処方がなされ，成人用の錠剤やカプセルを粉砕・賦形して調剤するため，苦みやえぐみにより内服に苦痛を伴う薬剤も多い．

味が悪い，あるいは内服に伴う苦痛が強い時には，その子どもの嗜好に合わせてフルーツジャムやジュース，ゼリー，プリン，アイスクリームなどと一緒に摂取するとスムーズに内服することができることもある．苦みの強い抗生物質などはチョコレートシロップやジャムが味を分かりにくくするために効果的であり，抗生物質内服用のチョコレート味の内服補助ゼリーも市販されている．嗜好品を使用できない乳児には，ごく少量の水でペースト状にして頬の内側の粘膜（舌よりも味を感じにくいため）に塗り付ける方法もある．

3. 錠剤

5歳くらいになると錠剤を内服できる子どももいる．OD錠や粒の小さい錠剤であれば，粉砕するよりも錠剤を飲みやすいという理由で好む子どももいる．また，ある程度の大きさの食塊がのみこめても，錠剤は異物として認識してしまいどうしてものみ込めないという子どももいる．アセトアミノフェン製剤のように，同じ薬剤でもシロップ・散剤・錠剤・座薬と剤型が異なる製品がある場合は，過去の服薬歴などを保護者に確認しつつ子どもが希望する剤形を選択することが望ましい．

子どもの内服でよく使用される器具

年少の子どもではシロップ薬や散剤を溶解して液状にして飲ませることが多い．そのため，子どもの内服には液状のものをこぼさずに飲めるよう，その子どもにあった器具を選択する．病院でよく使用する器具は，カテーテルチップシリンジや内服用スポイト，離乳食用スプーンやティースプーン，授乳用乳首（図1）などである．いずれも先端が丸く，子どもが不意に体を動かしたときに口腔内を傷つけないような器具を選択する．また育児用品として市販されている内服用器具もある（図2）．

図 1.
病院で使用する内服補助用具
①哺乳瓶乳首(写真はピジョン母乳実感 M サイズ)
②カテーテルチップシリンジ(経管栄養等に使用するシリンジで先端が太く長い)
③薬盃
④スポイト

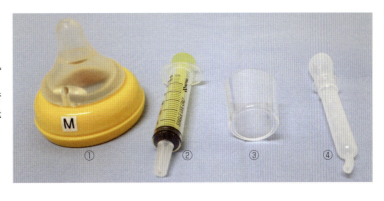

図 2.
市販の内服補助用具

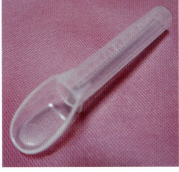
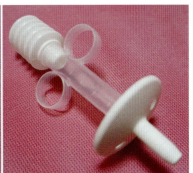

年齢・発達段階別の内服支援のポイント

1. 新生児・乳児

　新生児・乳児では，言葉での説明は効果的でないため，子どもの反応をみながら飲ませ方を工夫する．一般的には，スポイトや乳首を使用して哺乳や食事前に飲ませる．しかし，苦みや酸味が強い薬剤では拒否が出やすく，甘味の強い水薬やシロップも子どもによっては嫌がることもある．どのような用具を使用してどのように飲ませるか個別に試行錯誤しながら進める．原始反射が強く残る生後 5 ヶ月までの乳児は，舌で薬剤や器具を押し出したり流し込まれた薬剤でむせることもある．この時期の乳児には，哺乳用の乳首を使用して，自然な吸啜・嚥下を利用しながら飲ませるとよい．「哺乳後におなかがいっぱいになったのか飲まなかった」ということもあるので，乳汁が食事の中心の年代の子どもでは哺乳前に内服させるのが一般的である．ミルクを飲み残すと全量が内服できなくなるため，内服薬はミルクには溶かさないほうがよい．先天性心疾患などで厳密な水分制限がある場合を除き，少量の白湯で溶解し適切な器具を使用して内服させる．溶解しにくい散剤は穴の小さい授乳用乳首では目詰まりすることがあるので，飲み残さないよう十分な量の白湯で溶解するか，穴を大きくした乳首を使用する．

　完全母乳栄養の乳児は授乳用乳首を受けつけないことがあるので，スポイトなどを使用して少量ずつ飲ませるようにする．スポイトや注入器を使用する際は，横抱きに抱っこして子どもの顔をやや上に向けて軽く固定し，口角から頬の内側にそってスポイトの先端を差し込み，少量ずつ薬剤を流し込む．いずれも一度に流し込むと薬剤が口角からこぼれたり，舌で押し出してしまうので，本人の嚥下を確認しながら少量ずつ与えることがポイントとなる．薬の味に抵抗が少なく自ら口を開けてくれるなど内服に協力的なときには，薬杯(あるいは小さなカップなど)や離乳食用のスプーンやティースプーンを使って飲ませることもできる．

　散剤であれば，少量の水で薬剤を練り頬の内側の粘膜に塗りつけて内服させ，その後すぐに哺乳をするという方法もある．いずれも薬を飲ませた後は，口の中にシロップの味が残らないように白

湯やミルクを飲ませる．

　1歳近くになると，用意された器具や大人の動作などから直後に起こることを予測できるようになる．乳児であっても子どもに薬や器具を見せて内服の時間であることを簡潔に告げてから内服を行うとよい．

　乳児期までの子どもには一般的に白湯で内服をさせる．離乳食がすすんだ乳児にはヨーグルトやシロップを一緒に摂取させることもあるが，1歳未満の乳児は乳児ボツリヌス症のリスクがあるため，はちみつで内服をさせないように保護者に注意を促す必要がある．

2．幼　児

　幼児期になると語彙数も増え，自分の希望や拒否を明確に伝えられるようになる．内服においては，事前に内服をすることを説明し本人の内服しようとする意欲を引き出すことが重要なポイントとなる．幼児期になると過去の内服の経験により，内服に対する積極性や強い拒否感もみられるようになる．無理に内服させられた体験が子どものストレスを蓄積させ，怒りを引き起こし，その後の内服がさらに困難になることがある．内服期間が短期であっても，その影響は長期に及ぶ．強い拒否のある子どもへの内服支援は保護者とはいえ容易でないため，さらに強い拒否感を生じないためにも幼児への内服支援は子どもの視点に立って丁寧に行う．

　子ども本人と話し合いながら，飲むタイミングを決めたり，薬剤の味を緩和させるような食品と一緒に内服すること，内服できた「ごほうび」を考えることも効果がある．入院中の子どもでは，ゼリー・ヨーグルトなどの内服を補助する食品を病院食に付加したり，内服補助ゼリーを使用することが多い．家庭でもヨーグルトやゼリー，アイスクリームなど，普段から子どもが好んで摂取する嗜好品とともに摂取させると抵抗が少なくなる．

　嫌がるときは，飲ませる側のタイミングで飲ませるのではなく，子どもの心の準備ができるまで待つといった配慮も必要となる．生活スケジュールの中でどの時間に内服をするか予測がつくように，「食事の直前」「食事の直後」などできるだけ内服のタイミングは一定にしておき，子どもが予測がつき心の準備がしやすいようにしておく．「無理やり飲まされた」という体験は，後々の拒薬につながりやすいため避けるべきであり，「自分で飲めた」という成功体験が積み重ねられるように留意する．

　また，カレンダーや好みのシールなどを利用して内服の履歴を「見える化」することで，満足感を高め，続けて頑張ろうという意欲を引き出しやすくなる．また，子どもの好むキャラクターを使用して「おくすりがばい菌をやっつける」というような分かりやすいショートストーリーを作り，内服ごとに提示することで「頑張って飲もう」という気持ちを強化することができる．幼児期の子どもは周囲の大人の態度により「飲まなければならない」ということは十分理解できるが，その日の体調や出来事で気分が左右されやすいので，小さな仕掛けによる励ましをいくつか用意する．

3．学童以降

　学童期以降も基本的な内服支援は幼児期と同じであるが，使用するツールが知的好奇心に見合うものに変更していく．治療への参加や自己管理についての意欲や責任感も発達し，1日の生活の中での内服のスケジュールなども思い描くことができるようになるので，強い内服拒否も少なくなっていく．内服に苦手感がある場合は，本人の心の準備ができるまで待ち励ますなどの内服支援を行う．学年や個人によって理解できる内容に幅はあるが，抽象的な理解が困難な場合でも，物語やたとえを交えてわかりやすく説明することで本人の治療参加意欲が高まる．

　5歳以降になると錠剤を服薬できる子どもも増えてくる．シロップ・粉末・錠剤など，どういった剤型で薬を飲みたいかということも本人が選択に参加できるようになり，選択に関与することで子ども自身の内服への意欲が向上する．

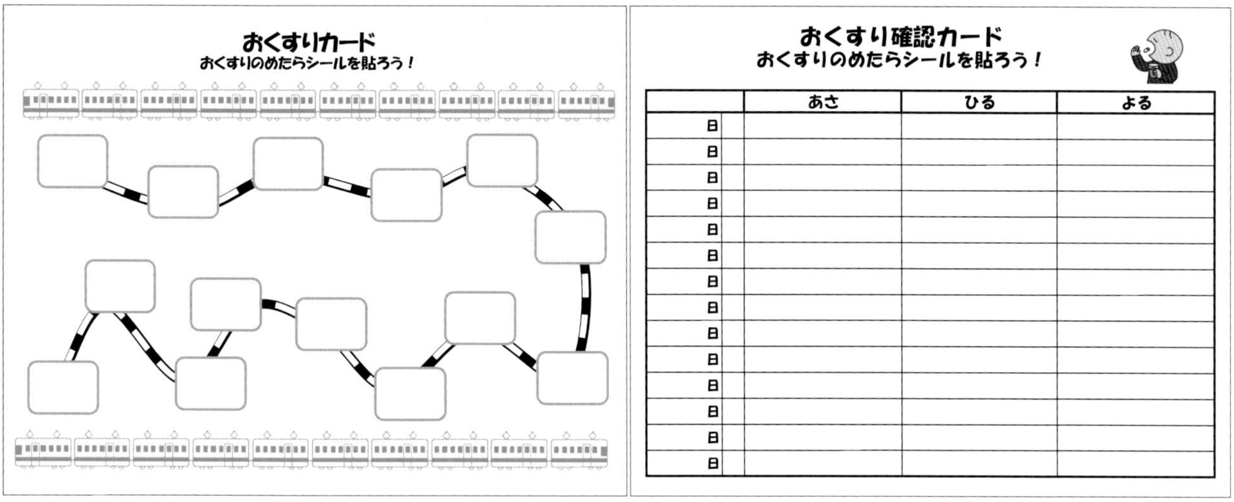

a．幼児用サンプル　　　　　　　　　　　　　　b．学童用サンプル

図 3．内服シール台紙

〈子どもの自身の薬剤の自己管理・保護者の内服支援について〉

子どもの内服は本人にすべて任せるというより，「準備から経口投与まですべて行う」「薬の準備は家族が行い，内服は自分でするのを見守る」「準備から内服までを自分で行うのを見守る」「内服をしたことをチェックシートや残薬で事後確認する」という手順を踏み，子どもの内服に関するセルフケア能力に応じてできることを増やしていく．

内服の必要性や効果が実感できていないときは，痛みや症状がなければ怠薬につながるのは成人と同じである．また，保護者によっては症状がなく不必要な薬剤と感じていれば極力内服させたくないという思いから，保護者が内服を中断させてしまうこともある．

例えば，「毎日必要と説明され処方されたステロイド吸入薬を2日に1回に(自己判断で)減らしてみている」「解熱したので抗生物質の内服を(自己判断で)中止した」という保護者は少なくない．診療結果および治療計画について正しく理解し，内服の必要性について理解できているか，「症状がなくなれば飲まなくてよい薬」なのか「必ず処方期間は内服を続けるべき薬」なのかを明確に伝えておく必要がある．

入院管理下での子どもの内服

入院下では，薬剤は病棟薬剤師と病棟看護師により管理される．子どもの場合は直接内服を行うのは看護師であり，思春期以降の患者については成人と同じく自己管理薬となることもある．

看護師による投薬では，患者認証と処方内容の確認が手順にのっとって行われる．屯用薬では電子カルテの指示簿を使用しての看護師2人によるダブルチェック，定時処方薬であれば，電子カルテの処方指示と薬剤をつきあわせての「6R」の確認をルールとしている病院が多い．処置として実施される頻度が高いこともあるが，「患者間違い」「投薬忘れ」は医療環境では上位を占めるインシデント・アクシデントであり，特に安全確認に配慮を要するところである．

「6R」	
Right patient	正しい患者
Right medicine	正しい薬剤
Right purpose	正しい目的
Right dose	正しい薬剤量
Right route	正しい投与経路
Righe time	正しい服薬時間

多くの小児病棟は消灯が早いため，配膳に合わせた内服時間設定となっている(たとえば，7時，12時，17時)．安定した血中濃度維持のために時間間隔が重視される薬剤についてはその旨を指示に明記する必要がある．

日本医療機能評価機構が行う医療事故情報収集等事業の2014年(平成26年)の年報によると「療養上の世話」に次いで多いのが「薬剤」に関連したエラーの報告である．「指示の方法が統一されていない」「患者認証方法や処置の作業手順が整えられていない」「過剰な業務が割り当てられて支援がない」といった状況でエラーの発生が多くなっている．子どもは単に身体のサイズが小さいだけではなく，臓器の未熟性や脆弱性，発育途上の身体の構造上の違いから専門的な診療を必要とする．薬の投与量は体重あたりで異なり，投薬量の計算や薬剤の準備(希釈など)の過程でエラーが生じやすい．内服薬も，子どもに飲みやすくするために粉砕や賦形などの調剤が行われると，見た目では指示された薬剤であるか，指示量であるか判別が困難となる．また，入院時に持参薬を持ち込むことが多くなっているが，薬剤名の記載のない薬袋も多く，内容の確認作業が困難である．

おわりに

幼少期からの不快な医療体験は，内服全般や受診への拒否を強めるだけでなく，将来の内服アドヒアランスにも影響する．子どもの反応を手がかりに，薬剤の味や剤形の選択，食品による補助の工夫を重ねつつ，子どもの治療への参加意欲を引き出していくかかわりが子どもの成長を助ける．様々な工夫をこらしても，「拒否が強くてどうしても薬が飲めない」子どももいる．医療を受ける子どもの権利をふまえ，内服ができない子どもを否定するのではなく，内服が子どもに苦痛を与えること，心の準備が必要な行為であることを認識し，どのようにすれば楽に飲めるかを子どもとその家族に情報提供し，ともに考えるといった支援が求められる．

引用文献

1) 平田美香：子どもの権利．古橋知子，平田美香(編)：15．小児看護ベストプラクティス チームで支える！子どものプリパレーション．中山書店，2012．

参考文献

・児童の権利に関する条約全文　外務省ホームページ http://www.mofa.go.jp/mofaj/gaiko/jido/zenbun.html
・五十嵐　隆(監)．日本小児総合医療施設協議会(編)：全国30こども病院の与薬・服薬説明事例にもとづく乳幼児・小児服薬ハンドブック，2013．
・石川洋一(監)：現場の困った！をエキスパートが解決　こどもと薬のQ＆A．じほう，2017．
・木村美紀：王様のくすり図鑑．じほう，2016．
・上田礼子：生涯人間発達学改定第2版増補版．三輪書店，2012．

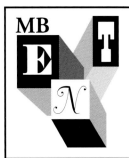

◆特集・耳鼻咽喉科における新生児・乳幼児・小児への投薬—update—

Ⅰ．小児用の薬物の取り扱い
2．薬剤剤形(シロップやドライシロップなど)の取り扱い

山尾晶子[*1] 石川洋一[*2]

Key words：小児(child)，薬剤剤形(pharmaceutical dosage form)，散剤(powder medicine)，相互作用(interaction)，薬剤誤飲(accidental ingestion)

Abstract 小児はにおいや味に敏感であり，嫌がって服用できないことも多い．薬は服用しなければ効果を発揮できないため，保護者に患児の好みや嚥下能力などを確認し，確実に服用できる薬剤を選択することがアドヒアランスを高めるためにも重要である．
　成人では錠剤やカプセル剤などが多く用いられるが，小児では年齢や体重による用量調節の観点などから，散剤やシロップ剤，また用時溶解型のシロップ用剤(ドライシロップ)などが多く用いられている．錠剤やカプセル剤は，内服できない場合や用量調節が必要な場合に，錠剤粉砕や脱カプセルし，散剤として調剤することもある．
　また，薬剤同士，または酸性飲料や乳製品などと相互作用を起こす薬剤もあり，注意を要する．
　さらに，小児の薬剤誤飲も近年問題になってきており，内服しているところを見せない，薬の保管容器や場所を工夫するなど，その予防が重要である．

　医薬品は，その有効成分を安全かつ的確に目的部位で作用させるために様々な剤形が開発され，臨床で使用されている．

　内服薬は，成人では錠剤やカプセル剤などが多く用いられるが，小児では年齢や体重による用量調節の観点などから，散剤やシロップ剤，また用時溶解型のシロップ用剤(ドライシロップ剤)などが多く用いられている．

　薬物療法は，医師が診断に基づいて処方した薬を患児が正しく服薬できて初めて効果が得られる．小児，特に乳幼児の場合，患児本人だけでなく保護者の協力，理解がなくては，薬物療法を正しく行うことは難しい．また，小児はにおいや味に敏感であり，嫌がって服用できないことも多い．したがって，小児の薬が正しく服用され薬物療法の効果を得るためには，保護者に患児の好みや嚥下能力などを確認し，確実に服用できる薬剤を選択することがアドヒアランスを高めるためにも必要である．また，発熱，嘔気などで内服が困難な場合には，坐剤や貼付剤など投与可能な剤形を検討する必要がある．

　次に，それぞれの剤形の特徴や注意点などについて，第十三改訂調剤指針[1]を参考に以下に述べる．

剤形の特徴と取り扱いについて

1．錠剤，カプセル剤，チュアブル錠，口腔内崩壊錠

　錠剤は味やにおいがないものが多く服用しやすいが，小児用の錠剤は少ない．小さな錠剤は3歳くらいから服用できる小児もおり，6歳以上になるとほとんどの小児が服用できるようになる[2)3)]が，大きな錠剤は7歳でもほぼ半数の小児しか服用できないとされている[4]．例えば，我が国のプレドニゾロンの処方せんデータの解析では，散剤

[*1] Yamao Akiko, 〒157-8535 東京都世田谷区大蔵2-10-1　国立成育医療研究センター薬剤部
[*2] Ishikawa Yoichi, 同，薬剤部長

や粉砕品から錠剤に切り替わる年齢は7歳であった(各添付文書より,プレドニゾロン1 mg 錠は直径7.7 mm, 5 mg 錠は直径5 mm)[5]. また,松本らは,錠剤が服用できると答えた小児が半数以上を占めたのは8歳以上であったと報告している[6]. 米国において6〜11歳の患児を含む124人に,7 mm の錠剤が服用可能であるかをアンケート調査した結果,54%の小児が錠剤を服用できないと答えている[7].

カプセル剤は大きいものでは9歳でもほぼ半数しか服用できないと報告されている[4].

また,1錠剤中の成分量が成人1回量であるため,そのまま1錠を服薬させると成分量が多くなってしまう.そのため錠剤を分割あるいは粉砕,カプセル剤を脱カプセルし,必要量を取り出し,散剤として調剤することもある[8].

〈長　所〉
・味,においや刺激性など不快な成分でも服用しやすい.
・1錠中の成分含量が正確である.
・調剤が簡便である.
・有効成分の安定性が高い.
・携帯に便利である.

〈短　所〉
・子ども用の製品が少ない.
・年齢や体重,または症状に応じた薬用量の微量調節ができない.

〈保　存〉
・粉砕調剤時に防湿が必要な薬剤は,湿気が入らないように密封できるチャック付きビニール袋や容器に乾燥剤とともに保管する.
　例)ウラジロガシエキス(ウロカルン錠®),エタンブトール塩酸塩(エサンブトール錠®)など
・粉砕調剤時に遮光が必要な薬剤は遮光袋に入れて保存する.
　例)オンダンセトロン(ゾフラン錠®),シプロフロキサシン(シプロキサン錠®),レボフロキサシン水和物(クラビット錠®)など

2．散剤,顆粒剤,ドライシロップ剤

散剤は体重あたりで細かく処方でき,複数の薬剤を混合して1つにまとめることもでき,長期保存も可能であるなどの利点がある.しかし,味・におい・舌触り・粒子の大きさ・服用量の多さなどにより服用できない小児もおり,飲ませ方の工夫についても保護者に説明が必要となってくる.表1に小児に使用する代表的な細粒剤・顆粒剤・ドライシロップ剤の色・味・香りについてまとめた.

顆粒剤は粒が大きくざらつくため,乳児は服薬を拒否する例が多いと報告されている[9].

ドライシロップ剤は糖類や甘味料で甘く味付けられており,そのまま粉薬としても,水に溶解または懸濁してシロップとしても服用でき,多くの小児には服用しやすい剤形である.

1)散剤,顆粒剤

〈長　所〉
・投与量を患者個々に合わせ,きめ細かく設定できる.
・複数の薬剤を混合して一包化することができる.

〈短　所〉
・苦味やにおいが強い散剤は飲みにくい.
・量が均一になりにくい.
・調剤や監査が容易ではなく,調剤過誤を起こすリスクが高い.

〈保　存〉
・湿気により成分が変化する薬剤は,湿気が入らないように密封できるチャック付きビニール袋や容器に乾燥剤とともに保管する.
　例)リン酸二水素ナトリウム水和物・無水リン酸水素二ナトリウム(ホスリボン配合顆粒®)など
・遮光が必要な薬剤は遮光袋に入れて保存する.
　例)ニフェジピン(セパミットR細粒®)など

〈注意点〉
・顆粒剤は有効成分の放出をゆるやかにした徐放性製剤,胃までは溶けずに通過し,腸で溶ける

表 1. 細粒剤・顆粒剤・ドライシロップ剤の色・味・香り

薬効分類	一般名	主な商品名	色	味	香り
抗生物質製剤類	アシクロビル	アシクロビル DS80%「サワイ」	白色~微黄白色	甘味	ストロベリー
		アシクロビル顆粒 40%「サワイ」	白色	味はなく,若干苦味	なし
	エリスロマイシンエチルコハク酸エステル	エリスロシンドライシロップ 10%, W20%	白色	甘味	わずかにバニラの香り
	クラブラン酸カリウム・アモキシシリン水和物	クラバモックス小児用配合ドライシロップ	白色~帯黄白色	ストロベリー味	ストロベリークリーム
	クラリスロマイシン	クラリスドライシロップ 10%小児用	微赤白色	ストロベリー味	ストロベリー
	セファクロル	セファクロル細粒小児用 10%「サワイ」	淡橙色	甘く,わずかに苦い	オレンジ
	アジスロマイシン水和物	ジスロマック細粒小児用 10%	淡橙色	オレンジパイン味	フルーツミックス
	セフジニル	セフゾン細粒小児用 10%	淡赤白色	ストロベリー味	ストロベリー
	セフカペンピボキシル塩酸塩水和物	フロモックス小児用細粒 100 mg	赤白色	甘い	ストロベリー
	ホスホマイシンカルシウム水和物	ホスミシンドライシロップ 200, 400	白色	ヨーグルト味	カルピス
	セフジトレンピボキシル	メイアクト MS 小児用細粒 10%	橙色	バナナ味,わずかに苦味	バナナ
	アモキシシリン水和物	ワイドシリン細粒 10%, 20%	10%:淡橙色 20%:桃色	甘味,フルーツミックス	芳香
抗アレルギー薬	ヒドロキシジンパモ酸塩	アラタックス-P ドライシロップ 2.5%	黄緑色	甘味	なし
	エピナスチン塩酸塩	アレジオンドライシロップ 1%	白色~帯黄白色	甘味	ヨーグルト
	プランルカスト水和物	オノンドライシロップ 10%	白色~微黄色	甘味	なし
	ケトチフェンフマル酸塩	ザジテンドライシロップ 0.1%	白色	ストロベリー味	ストロベリー
	モンテルカストナトリウム	シングレア細粒 4 mg	白色	なし	なし
	オキサトミド	セルテクトドライシロップ 2%	白色	甘味	なし
	トラニラスト	リザベンドライシロップ 5%	淡黄色	甘味	なし
気管支拡張薬	テオフィリン	テオドールドライシロップ 20%	白色	甘味	すもも
	ツロブテロール塩酸塩	ホクナリンドライシロップ 0.1%小児用	白色	甘味	なし
	プロカテロール塩酸塩水和物	メプチンドライシロップ 0.0005%, 顆粒 0.01%	白色	甘味	なし
その他	アセトアミノフェン	カロナール細粒 20%, 50%	淡橙色	甘く,後に苦い	オレンジ
	L-カルボシステイン	ムコダイン DS50%	白色	ピーチ味	ピーチ
	アンブロキソール塩酸塩	ムコサールドライシロップ 1.5%	白色~微黄色	甘味	ヨーグルト

(石川洋一ほか:国立成育医療研究センター薬剤部(編):346, 小児科領域の薬剤業務ハンドブック第2版. じほう. 2016)

ようにした腸溶性製剤,いやな味が口の中に広がらないようにした苦味マスキング製剤などがあるため,粉砕,すりつぶし,予製(医師が処方する前に予め粉砕や希釈してストックしておくこと)にあたっては可否を十分に確認する[9].

2)ドライシロップ剤

ドライシロップ剤は水に溶解して液剤とした場合,効力が減弱するなど問題が生じる薬剤を,粒状にして用時溶解または懸濁して用いるようにした製剤である.

〈長 所〉
・シロップ剤よりも比較的保存性が高い.
・携帯に便利である.

〈短 所〉
・シロップ剤とする場合,使用時に調整する手間がかかる.
・吸湿性が高いので保存に注意が必要である.

〈注意点〉
・使用する時に溶かす(用時溶解)が原則であり,予製後の長期保存は原則不可とされている.特にマクロライド系抗生物質は苦味増強することがあり,予製は不可である.
・粉砕,すりつぶし不可の製剤がある.
  例)テオフィリン顆粒,メサラジン顆粒:徐放化機能・放出制御機能喪失
     一部のセフェム系抗生物質:苦味増強など
・糖分摂取制限の患者への投与に注意が必要である.

〈保存〉
・湿気により成分が変化する薬剤は,湿気が入らないように密封できるチャック付きビニール袋や容器に乾燥剤とともに保管する.

3)賦形剤について

薬剤の嵩を増やすために追加する,薬剤に薬効のない乳糖やデンプンなどを賦形剤という.散剤に賦形剤を加えることにより,秤量誤差や分包誤

表 2. シロップ剤の色・味・香り

薬効分類	一般名	主な商品名	色	味	香り
鎮咳・去痰薬	チペピジンヒベンズ酸塩	アスベリンシロップ0.5%	白色～微黄灰白色	甘味	柑橘系
	アンブロキソール塩酸塩	小児用ムコソルバンシロップ0.3%	無色～微黄色透明	甘味	果実のような芳香
	L-カルボシステイン	ムコダインシロップ5%	褐色	甘味	レモンライム
	デキストロメトルファン臭化水素酸水和物・クレゾールスルホン酸カリウム	メジコン配合シロップ	淡黄褐色透明	甘味・苦味	チェリー
抗アレルギー薬	メキタジン	ゼスラン小児用シロップ0.03%	無色～微黄色透明	甘味	フルーツミックス
	ベタメタゾン・d-クロルフェニラミンマレイン酸塩	セレスタミン配合シロップ	橙色ほぼ透明	甘く，わずかに酸味	ストロベリー
	シプロヘプタジン塩酸塩水和物	ペリアクチンシロップ0.04%	無色～微黄色透明	強い甘味	果実のような芳香
気管支拡張薬	サルブタモール硫酸塩	ベネトリンシロップ0.04%	無色～淡黄色透明	甘味	ストロベリー
	プロカテロール塩酸塩水和物	メプチンシロップ5μg/ml	無色透明	甘味	オレンジ
その他	溶性ピロリン酸第二鉄	インクレミンシロップ5%	橙色透明	甘味	チェリー
	メナテトレノン	ケイツーシロップ0.2%	黄色透明	甘味	オレンジ
	ジアゼパム	セルシンシロップ0.1%	無色	甘く，後やや苦い	果実のような芳香
	バルプロ酸ナトリウム	デパケンシロップ5%	赤色透明	甘味	パイナップル
	トリクロホスナトリウム	トリクロールシロップ10%	橙色透明	甘味	バニリン(バニラ)
	塩酸メトクロプラミド	プリンペランシロップ0.1%	無色透明	甘味	オレンジ
	メフェナム酸	ポンタールシロップ3.25%	白色	甘味	特異な香り
	ラクツロース	モニラック・シロップ65%	無色～淡黄色透明	わずかに甘い	なし
	ベタメタゾン	リンデロンシロップ0.01%	橙色ほぼ透明	甘味	わずかに特異な香り

(石川洋一ほか：国立成育医療研究センター薬剤部(編)：347，小児科領域の薬剤業務ハンドブック第2版．じほう，2016)

差を少なくすることができ，また，濃度が低くなることで，分包紙内に残って服用できない薬剤の影響が少なくなるなどのメリットがある．

当院の内規では，ドライシロップ剤・顆粒剤・漢方薬・抗菌薬の細粒を除き，1回服用量が0.25g未満の場合は賦形剤を加えて1回量を0.3gとしている[11]．

4) 倍散(希釈散)と予製について

新生児や乳児などの処方では，市販の散剤では秤量が困難な場合がある．このような処方せんの調剤には，市販の散剤を賦形剤で希釈して秤量が可能な倍散(希釈散)を調製する必要がある[12]．

汎用される倍散(希釈散)や錠剤の粉砕については調剤時間短縮のため，小児病院の薬剤部や薬局では予製を行っていることが多い．病院により予製を行っている薬剤の種類や希釈濃度は様々である．希釈濃度が異なると，同じ処方内容でも薬剤の嵩が変わることがあるため，配慮が必要である．

3. シロップ剤

シロップ剤も甘みや香料が添加され乳幼児が服用しやすくなっている．体重あたりで細かく処方でき，複数のシロップを混合してまとめることができるなどの利点があるが，長期保存できない．1回の服用量が正確に量りにくいなどの欠点もある．

表2に小児に使用する代表的なシロップ剤の色・味・香りについてまとめた．

〈長 所〉
・甘く飲みやすいものが多い．
・投与量を患者個々に合わせ，きめ細かく設定できる．
・複数の薬剤を混合してひと液にすることができる．

〈短 所〉
・長期保存が困難である．
・薬剤によっては配合変化をきたすものがある(次頁「薬と混ぜてはいけないもの」に記述)．
・持ち運びに不便である．
・1回量を正確に量り取ることが難しい．

〈注意点〉
・懸濁液は使用前によく振る．
・糖尿病などの糖分摂取制限の患者への与薬や，むし歯にも注意する．

〈保 存〉
・冷蔵庫保管が基本である．飲み残した場合は捨てるよう指導する．

4．坐剤

坐剤は嘔吐しているなど内服しにくいときにでも投与できることが最大の利点であるが，解熱剤，吐き気止め，抗てんかん薬，喘息などの薬剤に限られている．

〈長所〉
・胃腸障害が回避できる．
・経口投与が困難な小児に適している．
・食事摂取の影響を受けない．
・消化管や肝臓での薬物の分解を回避できる．

〈短所〉
・吸収にばらつきを生じる．
・挿入時の刺激のために便意を生じることがある．
・挿入後の排便により薬剤の吸収が妨げられる．
・下痢をしている患者には使いにくい．

〈坐剤の入れ方〉
・坐剤の太い方から肛門内に深く挿入する．
・医療機関では潤滑剤としてワセリンなどをつけるとよい．
・家庭ではオリーブ油をつけるか，手で握ってあたためる，水で濡らすだけでも滑りがよくなる．

5．点耳薬

点耳薬としては抗生物質・抗菌薬と副腎皮質ステロイドなどが用いられる．

抗菌薬にはオフロキサシン（タリビット®），セフメノキシム（ベストロン®），ホスホマイシン（ホスミシンS®）などがあるが，乳幼児や鼓膜穿孔のある中耳炎には使用禁である．

副腎皮質ステロイドにはリン酸ベタメタゾンナトリウム（リンデロン®）などがあり，特に年齢制限はなく使用できるとされている．

〈使用時の注意点〉
・点耳薬を冷たいまま使用すると，めまいを起こすことがあるため，点耳薬が冷たい場合は，使用前に手のひらで容器を2～3分間握って温めるか，室温になるまで待ってから使用する．
・中耳炎では，点耳薬をさした後に耳介を何度か軽く引っ張るようにすると，中まで薬が行きわたりやすくなる．また，鼓膜穿孔の場合には，つばを飲み込むようにすると，薬が耳の中に行きわたりやすくなる．つばを飲み込めない場合は，耳珠を軽く揉むようにするとよい．
・点耳薬をさした後，通常は2～3分間，耳浴を行う場合は10分間，そのままの状態で患部に薬を接触させる．
・薬が2種類以上ある場合は，後の薬は5分程度間隔をあける．
・用時溶解型の点耳薬は，溶解時によく振り，溶かしてから使用する．
・保存剤が入っていないため，有効期限は開封後7日間である．

6．点鼻薬

点鼻薬としては副腎皮質ステロイド，抗アレルギー薬，血管収縮薬などが用いられる．

副腎皮質ステロイドのフルチカゾンプロピオン酸エステル（フルナーゼ®）は4歳以下，ベクロメタゾンプロピオン酸エステル（リノコート®）および抗アレルギー薬のクロモグリク酸（インタール®）などは5歳以下の小児に対する安全性および有効性は確立していない．フルチカゾンフランカルボン酸エステル（アラミスト®）は2歳未満，モメタゾンフランカルボン酸エステル（ナゾネックス®）は3歳未満の小児への安全性は確立していないが，ともにそれ以上の年齢の小児への適用は有している．

また，血管収縮薬のナファゾリン（プリビナ®），トラマゾリン（トーク®）などは乳幼児（特に2歳未満児）には禁忌となっているため注意を要する．血管収縮薬は交感神経刺激により鼻粘膜の拡張した血管を収縮させるため鼻閉に効果があるが，連続投与により薬剤性肥厚性鼻炎になりやすいため，連続投与は避け1週間に留める必要がある．また，小児に対しては倍量希釈して使用する場合もある．

〈使用時の注意点〉
・滴下するタイプの点鼻薬のさし方
　頭を後ろに傾け，鼻が上を向くような姿勢にな

表3. 配合不適のシロップ剤の主な組み合わせ

商品名	商品名	理由
アスベリンシロップ0.5%	アタラックス-Pシロップ0.5%	再分散性不良
	トランサミンシロップ5%	再分散性不良
アタラックス-Pシロップ0.5%	デパケンシロップ5%	バルプロ酸の遊離
	ムコダインシロップ5%	再分散性不良
ゼスラン小児用シロップ0.03%	アタラックス-Pシロップ0.5%	再分散性不良
デパケンシロップ5%	ザジテンシロップ0.02%	バルプロ酸の遊離
	ペリアクチンシロップ0.04%	
	メプチンシロップ5μg/ml	
	メジコン配合シロップ	
	リンデロンシロップ0.01%	
トランサミンシロップ5%	アストミンシロップ0.25%	再分散性不良
	ビソルボンシロップ0.08%	
リンデロンシロップ0.01%	プリンペランシロップ0.1%	力価低下
	ムコダインシロップ5%	再分散性不良

（木下博子：小児用製剤と調剤における工夫：66, 必携 小児の薬の使い方. 東京医学社, 2010）

り，点鼻薬を2, 3滴さした後，2～3分間，そのままの状態で患部に薬を接触させる．

嗅覚障害の場合，薬を鼻の奥の方（鼻腔の上方）に接触させる必要があるため，鼻が真上に向くように注意する．

・噴霧するタイプの点鼻薬のさし方

使用前に容器をよく振らなければならない薬はしっかり振る．

うつむいて容器の先をやや外向きに噴霧し（鼻中隔に当たると鼻出血などが起こりやすくなるため），少し上を向いて，鼻でゆっくり呼吸する．

噴霧を嫌がる小児もいるが，噴霧薬を鼻腔内に伝わらせて投与すると薬剤によっては滴数が多くなってしまう危険性もあるため，噴霧で行うことが望ましい．

・血管収縮薬とステロイド薬を併用する場合，まず血管収縮薬で鼻の通りをよくしてから，ステロイド薬を使用する．

薬と混ぜてはいけないもの

1．薬剤同士の相互作用

2種類以上の散剤を混ぜることによる相互作用について，以下に述べる．

基本的に，酸性薬剤｛アスコルビン酸・パントテン酸カルシウム（シナール配合顆粒®），アスピリン（アスピリン原末®），レチノール・カルシフェロール配合剤（調剤用パンビタン末®）など｝と，アルカリ性薬剤｛酸化マグネシウム（酸化マグネシウム原末®），炭酸水素ナトリウム（重曹®），SM配合散®など｝は混合しない．

また，チザニジン塩酸塩（チザニジン顆粒®）は，他剤との混合により色調の変化が認められているため，基本的に単剤で分包する．

次に，シロップ剤の混合による相互作用については表3に記載する．

2．食べ物との相互作用

薬との相互作用のある食品のうち，小児で注意が必要と考えられるもの[13]を抜粋し，以下に解説する．

1）酸性飲料

口腔内で溶けず胃酸で溶けるようなコーティングがなされている薬剤では，スポーツドリンクやオレンジジュース，ヨーグルトなどの酸性でコーティングが剥がれて苦味が出現する場合がある（表4）．また，内服補助ゼリーのなかにも酸性の製品があるため，上記のような医薬品を服用する際は中性の製品を選ぶ必要がある．

2）粉ミルク，牛乳，乳製品

テトラサイクリン系抗生物質やニューキノロン系抗生物質は，カルシウムなどとキレートを形成

表 4. 酸性飲料・食品との混合に注意する薬剤
(酸性でコーティングがはがれるため,苦味が出たり,含量が低下するなど)

成分名	主な商品名	注意内容
マクロライド系抗生物質		
クラリスロマイシン	クラリスドライシロップ 10% 小児用	酸性飲料とまぜると,苦味が出現する
アジスロマイシン水和物	ジスロマック細粒小児用 10%	
エリスロマイシンエチルコハク酸エステル	エリスロマイシンドライシロップ 10%,W20%	
セフェム系抗生物質		
セフカペンピボキシル塩酸塩水和物	フロモックス小児用細粒 100 mg	主薬の苦味を防ぐ製剤になっているため,細粒をつぶしたり,溶かしたりすることなく水で速やかに服用すること
ペニシリン系抗生物質		
スルタミシリントシル酸塩水和物	ユナシン細粒小児用 10%	酸性飲料とまぜると,苦味が出現する
アンピシリン水和物	ビクシリンドライシロップ 10%	酸性下で不安定なため,力価が低下する
抗アレルギー薬		
ペミロラストカリウム	アレギサールドライシロップ 0.5%	pH の低い飲料では主成分が析出(白濁)する可能性あり

※酸性飲料:オレンジなどの柑橘系ジュース,スポーツドリンク,乳酸飲料,ヨーグルトなど
(石川洋一ほか:国立成育医療研究センター薬剤部(編):347,小児科領域の薬剤業務ハンドブック第 2 版.じほう,2016)

表 5. 粉ミルク,牛乳,乳製品との混合に注意する薬剤
(牛乳に含まれるカルシウムとキレートを形成して吸収が悪くなるなど)

成分名	主な商品	注意内容
テトラサイクリン系抗生物質		
ミノサイクリン	ミノマイシン顆粒 2%	カルシウムイオンとキレート形成し,吸収率低下
ニューキノロン系抗生物質		
トスフロキサシントシル酸塩水和物	オゼックス細粒小児用 15%	カルシウムイオンとキレート形成し,吸収率低下
セフェム系抗生物質		
セフジニル	セフゾン細粒小児用 10%	粉ミルク,鉄配合牛乳などと混合すると鉄イオンと錯体を形成する.また,併用で便が赤色調を呈することがあるが,臨床上問題ないと考えられている
セファクロル	ケフラール細粒小児用 100 mg	牛乳,ジュースなどに懸濁したまま放置しないよう注意すること
セフカペンピボキシル塩酸塩水和物	フロモックス小児用細粒 100 mg	
ペニシリン系抗生物質		
クラブラン酸カリウム・アモキシシリン水和物	クラバモックス小児用配合ドライシロップ	牛乳の同時摂取により AUC の低下がみられたとの報告があるが,臨床上問題ないと考えられる(牛乳により胃内の脂肪分が増加し,溶解性が低下したと考えられている)

(石川洋一ほか:国立成育医療研究センター薬剤部編:347,小児科領域の薬剤業務ハンドブック第 2 版.じほう.2016.)

する薬剤であり,粉ミルクや牛乳などの乳製品に注意が必要である(表 5).

酸化マグネシウム,炭酸カルシウムは牛乳を大量に摂取すると,代謝性アルカローシスが持続することにより,尿細管でのカルシウムの再吸収が増大する可能性があるため,大量摂取は控える.

3) グレープフルーツなどの柑橘類

グレープフルーツの果皮や果肉に含まれるフラノクマリン類という物質が CYP3A4 を阻害することにより,薬物の血中濃度を上昇させる.また,フラノクマリン類は文旦やダイダイ,スウィーティーなどにも入っており,これらにも同様の作用があることが知られている.柑橘類のうち,レモン,かぼす,ゆず,温州みかん,バレンシアオレンジはフラノクマリン類をほぼ含まないため,相互作用はほとんどなく摂取可能である[14].ただ

し，CYP3A4の酵素活性には個人差があること，果物やジュース，製品によりフラノクマリン類の含有量が異なることに注意する必要がある．

例）アミオダロン塩酸塩（アミオダロン®），カルバマゼピン（テグレトール細粒®），ジアゼパム（セルシン散®），シクロスポリン（シクロスポリン細粒®），タクロリムス（プログラフ顆粒®）など

4）ビタミンK含有食品（納豆，青汁，クロレラなど）

ワルファリンは，ビタミンKの働きを抑制することにより血液凝固を防ぐため，ビタミンKを多く含む食品（納豆，青汁，クロレラ，緑色の野菜ジュースなど）はワルファリンの効果を減弱させる．特に納豆は，納豆菌が腸内でビタミンKを産生するため注意が必要である．緑黄色野菜はビタミンKを含んでいるが，極端に大量に摂取しなければ問題ない[15]．

小児の薬剤誤飲

1．小児の誤飲の現状

病院の救急部門がかかわる事故の中で，誤飲は小児期に特筆すべきものである．当院の救急センターにおける事故事例調査（2003年）では，1歳未満の事故（370件）で，転倒の事例が48％，誤飲は21％と2番目に多い事例であった[16]．

全国的な小児の誤飲状況について「平成27年度家庭用品等に係わる健康被害病院モニター報告」を参考にみてみると，小児の誤飲にかかわる事例の総数は286件／年で，誤飲の原因物は，タバコが22.0％で最も多く，次いで医薬品・医薬部外品が16.8％，次いでプラスチック製品が14.0％，玩具が7.7％であった（図1）[17]．

医薬品・医薬部外品の誤飲については1～2歳児に多くみられるが，その後6歳近くまで幅広い年齢層でみられる．1～2歳の頃には，自分で容器のフタや包装を開けて薬を取り出せるようになり，また家族の真似もするので誤飲が多くなると思われる．

医薬品は，特有の薬理作用により少量の誤飲で

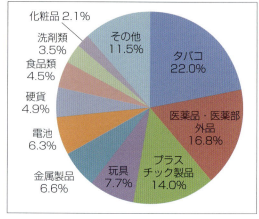

図1．平成27年度家庭用品などの小児の誤飲事故のべ報告件数割合
（厚生労働省医薬生活衛生局医薬品審査管理課化学物質安全対策室，平成27年度家庭用品等に係る健康被害病院モニター報告，http://www.mhlw.go.jp/stf/houdou/0000146846.html より）

も危険な場合がある．処置については，通常の薬剤過量投与への対応が基本となる．実際に医薬品の誤飲が疑われたときは，薬袋，瓶や箱を持って受診するように保護者に伝える．

2．医薬品誤飲防止の啓発の必要性

小児の誤飲についての知識は，啓発活動が不十分なこともあって一般に知られていないのが現状である．

2013年の厚生労働省通知「医薬品等の誤飲防止対策の徹底について」では，医療従事者に向けた内容として「患者の家族等，特に小児による誤飲が生じないように，処方または調剤にあたっては，医薬品を小児の手の届かない場所に保管するなど，適切な保管及び管理をするよう，患者及び家族等に十分注意喚起すること．」との記載がある．

保護者への小児の誤飲防止に向けた説明ポイントを以下に挙げる．

① 医薬品を服用後そのまま放置せず，毎回片付ける．

② 医薬品を高さ1メートル以下（冷蔵庫内を含む）に保管しない．

③ 医薬品を小児が開けられない容器にしまう．

④ 小児の前で服薬するところを見せない．

誤飲は，小児自身ではなく家族などに処方され

た医薬品による事例が多いことの認識も必要である．

各企業の取り組みの一例として，大日本住友製薬では「赤ちゃん・子どもによる薬の誤飲を防ぐために」として動画やチェックポイントの表などをホームページに載せ，啓発を促しているので参考にされたい．

URL　http://kanja.ds-pharma.jp/life/goin/

また，小児が医薬品を手にしても開けられないように工夫されたチャイルド・レジスタンス包装（CR 包装）の開発も進んでいる．CR 包装とは，乳幼児の誤飲の予防を目的として，医薬品を中心に農薬や洗剤などに広く用いられている包装形態を指している．CR 包装の原理として，幼児は同時に 2 つの動作をすることが難しいため，幼児の手ではロックを外すことと開ける行為ができないとされている．

医療従事者も小児の医薬品誤飲のリスクとその対策，また CR 包装推進に向けた周知への協力の体制が必要と考える．

文　献

1) 土屋文人ほか：経口投与する製剤．日本薬剤師会（編）：180-200, 第十三改訂　調剤指針．薬事日報社, 2011.
2) European Medicines Agency：Reflection paper：Formulations of choice for the paediatric population. 2006.
3) CM Berlin, Jr：Principles of Drug Treatment in Children. 19th Merk Manual：2760-2764, 2011.
4) 木津純子, 松元一明：薬の飲ませ方　効果的な処方．田原卓浩ほか（編）：289-291, 小児科外来薬の処方プラクティス．中山書店, 2017.
5) 小鳩　純, 土田　尚, 永渕七奈子ほか：小児に適した剤形が少ないことから起こる問題．小鳩　純（編著）：2-9, 子ども×くすりの盲点．南山堂, 2013.
6) 松本　勉, 池部敏市, 増田　敬：小児の医療現場からみた薬のカタチの展望．薬局, 64(9)：2680-2686, 2013.

Summary　甘めの味で果実の香りが最大公約数であるが，多様性も必要であり，服薬回数が少なく，食事に関わらない用法が望まれている．

7) Meltzer EO, Welch MJ, Ostrom NK：Pill swallowing ability and training in children 6 to 11 years of age. Clin Pediatr, 45：725-733, 2006.

Summary　米国で 6～11 歳の患児を含む 124 人に 7 mm の錠剤が服用可能かをアンケート調査した結果，54% の小児が錠剤を服用できないと答えた．

8) 小鳩　純：乳幼児・小児の服薬．五十嵐　隆（監）, 日本小児総合医療施設協議会（編）：43-48, 幼児・小児服薬介助ハンドブック．じほう, 2013.
9) 岩井直一：総論　服薬性（解説／特集）．小児科診療, 63：1692-1704, 2000.
10) 石井由美子：子どもへの与薬：五十嵐　隆（監）, 日本小児総合医療施設協議会（編）：51-53, 幼児・小児服薬介助ハンドブック．じほう, 2013.
11) 石川洋一ほか：散剤の賦形剤の目的と実際の使用．国立成育医療研究センター薬剤部（編）：18-20, 小児科領域の薬剤業務ハンドブック第 2 版．じほう, 2016.
12) 土屋文人ほか：散剤の濃度．日本薬剤師会（編）：192-193, 第十三改訂　調剤指針．薬事日報社, 2011.
13) 鈴木萌夏, 石川洋一：小児・保護者への指導のポイント．調剤と情報　臨時増刊号, 23(2)：57-60, 2017.

Summary　小児の薬物動態の特徴を理解したうえで，調剤および服薬指導を行い，適正な薬物療法を行うことが重要である．

14) 齊田哲也, 藤戸　博：酵素免疫測定法による食物・生薬中のフラノクマリン類含量のスクリーニング．医療薬学, 32(7)：693-699, 2006.

Summary　グレープフルーツジュース以外にもフラノクマリン類による薬物相互作用の可能性がある柑橘類や生薬がある．

15) エーザイ：ワーファリンを服用される患者さんへ. 2012.
16) 石川洋一：総説　小児の誤飲．日本病院薬剤師会雑誌, 45(2)：173-177, 2009.
17) 厚生労働省医薬生活衛生局医薬品審査管理課化学物質安全対策室，平成 27 年度家庭用品等に係る健康被害病院モニター報告, 2016.
http://www.mhlw.go.jp/stf/houdou/0000146846.html

親がナットク！こどものみみ・はな・のど外来

← No. 206（2017年5月号）　定価　2,500円+税
編集企画／伊藤真人
　　　　（自治医科大学とちぎ子ども医療センター教授）
目　次 ◆◆◆◆◆
難治性（遷延性・反復性）急性中耳炎の予防と治療／小児滲出性中耳炎治療の decixion making／小児の鼓膜アテレクターシスへの対応／小児慢性穿孔性中耳炎—手術に踏み切るタイミング—／小児真珠腫の外科治療／小児難聴への対応①／小児難聴への対応②—人工内耳医療の問題と展望—／なかなか治らない小児鼻副鼻腔炎への対応／小児睡眠時無呼吸症候群への対応／小児上気道狭窄の診断と治療／小児の声とことばの障害

No. 204（2017年4月号）　定価　2,500円+税 ……………→
編集企画／大久保公裕（日本医科大学教授）
目　次 ◆◆◆◆◆
小児アレルギー疾患の変遷・疫学／小児アレルギー性鼻炎—ガイドラインを中心に—／小児アレルギー性結膜炎の実際／食物アレルギー診療ガイドライン 2016／食物アレルギーにおけるパラダイムシフト—新しい概念と対応—／小児気管支喘息—ガイドラインを中心に—／小児アトピー性皮膚炎—ガイドラインを中心に—／運動誘発喘息（小児）／口腔アレルギー症候群／治りにくいアレルギー性鼻炎の治療（自験例を中心に）

小児のアレルギー疾患 update

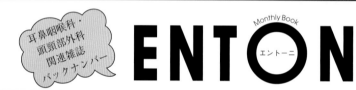

耳鼻咽喉科・頭頸部外科関連雑誌バックナンバー

編集主幹
本庄　巖　（京都大学名誉教授）
市川銀一郎（順天堂大学名誉教授）
小林俊光　（仙塩利府病院耳科手術センター長）

アレルギー性鼻炎と舌下免疫療法

← No. 193（2016年5月号）　定価　2,500円+税
編集企画／岡本美孝（千葉大学教授）
目　次 ◆◆◆◆◆
アレルギー性鼻炎の現状と治療の課題／皮下免疫療法と舌下免疫療法／舌下免疫療法の作用機序／スギ花粉症に対する舌下免疫療法の対応と実際／スギ花粉症に対する舌下免疫療法の効果と副作用／ダニアレルギー性鼻炎に対する舌下免疫療法／舌下免疫療法の副作用対策／従来のアレルギー治療との比較／バイオマーカー，効果予測因子／舌下免疫療法の今後

おかげさまで増刷しました

No. 191（2016年4月号）　定価　2,500円+税 ……………→
編集企画／宮崎総一郎
　　　　（中部大学生命健康科学研究所特任教授）
目　次 ◆◆◆◆◆
CPAP 導入のポイント—医師の立場から／閉塞性睡眠時無呼吸症候群に対する CPAP 導入のポイント—技師の立場から／耳鼻咽喉科診療所における CPAP 管理のポイント／CPAP 患者への睡眠指導／CPAP と鼻治療／周術期の CPAP 管理／CPAP 患者への減量指導のポイント／小児への CPAP 治療／高齢者の CPAP 治療の適応と問題点／心不全の CPAP 治療／神経筋疾患と CPAP 治療

睡眠時無呼吸症候群における CPAP の正しい使い方

全日本病院出版会　〒113-0033　東京都文京区本郷 3-16-4　Tel:03-5689-5989
http://www.zenniti.com　　　　　　　　　　　Fax:03-5689-8030

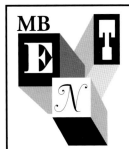

◆特集・耳鼻咽喉科における新生児・乳幼児・小児への投薬―update―
I．小児用の薬物の取り扱い
3．小児の検査で使用する鎮静方法

遠山悟史*

Key words：小児（pediatric），鎮静（sedation），呼吸抑制（respiratory depression），気道閉塞（airway obstruction），モニタリング（monitoring）

Abstract 小児では，患者の理解や協力が得られずに検査を行う際に何らかの鎮静を必要とする場合が多い．しかし，呼吸・循環予備能が未熟な小児に対する鎮静は，自然睡眠とは異なり，気道閉塞や呼吸停止，心停止といった有害事象の危険性が高い．しかし，検査における鎮静には，鎮静に精通していない医療従事者がかかわっていることも多い．安全な鎮静を行うためには，今後，小児の検査における鎮静にかかわる医療従事者は，鎮静薬の薬理学的知識を持ち，鎮静レベルの身体的生理学的反応を的確に判断し，患児急変時の対応に精通する必要がある．また，患児の適切な検査前評価やモニタリングの徹底，鎮静に伴う有害事象に対する体制の整備（医療器材の整備，マンパワーの確保）も重要である．

はじめに

小児では，低年齢であるほど患者の理解や協力が得られずに，大人であれば局所麻酔下でできるような手術（処置）や痛みを伴わない検査を行う場合には何らかの鎮静を必要とすることが多い．手術室内での検査であれば麻酔科医が検査のための鎮静に携わることがほとんどであるが，近年では麻酔科医の携わることが少ない手術室外での鎮静を必要とする処置や検査も増加している．しかし，鎮静薬の使用には呼吸抑制や心停止などの重篤な有害事象を引き起こす可能性があり，2006 年に America Academy of Pediatrics（AAP）と American Academy of Pediatric Dentistry（AAPD）は，医療従事者や歯科医向けに検査や処置中の鎮静に対する安全性向上のためのモニタリングと管理に関するガイドラインを発表した[1]．このガイドラインでは，鎮静に必要な薬剤の使用方法を取り上げるのではなく，患者の状態や鎮静に伴うリスクを検査・処置前から十分に把握することの重要性や適切なモニタリングの必要性，緊急時に対する体制作りの重要性を取り上げている．近年，国内でも内視鏡診療時の鎮静に関するガイドライン[2]や小児 MRI 検査時の鎮静に関する共同提言[3]など鎮静に関するガイドラインが出されるようになってきたが，とくに小児 MRI 検査時の鎮静に関する共同提言は小児特有の注意点や問題点が詳細に述べられており，これから小児に対する鎮静にかかわることとなる医療従事者には参考になる．

鎮静方法

1．鎮静において重要なポイント[3]
1）鎮静は自然睡眠と同一のものではない

睡眠中にいびきをかくような患者であっても，自然睡眠では呼吸や循環が危険な状態になると自然と覚醒するため，呼吸停止や心停止には至らない．しかし，薬剤により強制的に眠らせる鎮静で

---

* Toyama Satoshi, 〒 157-8535 東京都世田谷区大蔵 2-10-1 国立成育医療研究センター麻酔科，医長

表1. 鎮静レベル

	Minimal sedation	Moderate sedation (Conscious sedation)	Deep sedation	General anesthesia
反応性	呼びかけに正常に反応する	呼びかけや軽い刺激で合目的反応	繰り返しの強い刺激に合目的反応	強い刺激でも反応しない
気道	影響なし	気道確保の必要なし	気道確保が必要になる場合あり	気道確保が必要
呼吸（自発呼吸）	影響なし	十分に維持されている	影響を受ける場合あり	抑制される
循環	影響なし	通常は維持されている	通常は維持されている	抑制されることがある

は，医療従事者が介入しない限り危機的な状態での自然覚醒がなく，患者の持つ病態によっては小児であっても成人であっても呼吸停止や心停止に至る危険性がある．

さらに小児患者では成人とは異なる生理学的な特徴がいくつかある．大きな舌が口腔内のほとんどの容積を占めている乳児はもともと上気道閉塞をきたしやすいが，上気道の開通を維持する筋のトーヌスを低下させる鎮静薬の使用下では，さらに上気道は閉塞しやすくなる．また，乳幼児以下では胸郭を保持する胸筋や肋間筋などの発達が未熟であるために胸郭コンプライアンスは高く（胸郭が柔らかく），睡眠中は主として腹式呼吸であるし，上気道狭窄や閉塞などにより陰圧がかかると容易に胸壁が内側に動くようになる（陥没呼吸）．麻酔薬や鎮静薬は，横隔膜の活動は比較的維持するものの肋間筋の活動を減弱するため，鎮静薬を投与された小児では胸郭が容易に変形して陥没呼吸を呈しやすい．麻酔の導入時や抜管後に成人よりも小児で陥没呼吸が認められやすいのはこうした理由による．さらに，腹部の膨満していることが多い乳幼児では，鎮静薬により横隔膜の緊張が失われると横隔膜が押し上げられて機能的残気量が低下し，低酸素血症に陥りやすい状況となる．

したがって，鎮静と自然睡眠は，見た目は類似しているものの病態生理学的には全く異なるものであり，とくに小児では呼吸循環予備能が小さいため呼吸停止や心停止などの重篤な合併症に陥りやすい，ということを認識しておかなければならない．

2）鎮静の深さは一連のものである

一般的に鎮静の深さ（薬物の投与量）と身体的反応のレベルの関係は，4段階（minimal sedation, moderate sedation, deep sedation, general anesthesia）に分類される（表1）．全覚醒の状態から鎮静薬を投与すると，意識レベルは徐々に低下し，意識下鎮静のレベル（moderate sedation）に達するが，この意識下鎮静では呼吸抑制や気道閉塞は想定されない．さらに薬剤投与量を増加させると，意識が消失し，防御反応が消失する（deep sedation）．さらに薬剤投与量を増加させると，全身麻酔のレベルに達する．しかし，少量の鎮静薬であっても，その反応は患者によって様々であるうえ，minimal sedation や moderate sedation であった患者が急激に deep sedation のレベルとなって上気道閉塞や低酸素血症をきたすことは稀ではなく，これらのレベルの分類の境界はあいまいであり，鎮静の深さは「一連のもの」であると言わざるを得ない[1]．

3）安全な鎮静薬はない

鎮静に使用される薬剤には薬理学的な特徴に違いはあるものの，いずれも呼吸や循環のコントロールという生命を維持する機能に直接作用するため，鎮静が一連のものであるという点を考慮すれば，すべての鎮静薬が危険であると考えるべきである．

4）パルスオキシメーターは酸素化のモニターであって換気のモニターではない

パルスオキシメーターは鎮静を行ううえで必須のモニターではあるが，モニターできるのは動脈血酸素飽和度（SpO_2）であって，動脈血二酸化炭素濃度やpHは不明である．鎮静薬投与下では動脈血二酸化炭素濃度は上昇し，pHは低下するため，予期せぬ脳圧亢進や覚醒遅延などをきたしうるので注意が必要である．理想的には終末呼気二酸化炭素濃度（$ETCO_2$）をカプノグラフィーにてモニターすることが望ましいが，聴診・視診により患

表 2. 検査前評価項目

問 診
1）年齢，出生歴，既往歴（麻酔・手術歴を含む），内服薬，アレルギーの有無
2）気道閉塞に関わる因子
　　口腔内：いびき，夜間覚醒，息苦しさ，肥満，扁桃肥大，アデノイド肥大
　　気道内：先天性気管狭窄症，気管・気管支軟化症，気道異物，気管内腫瘍
　　気道外：頸部リンパ管腫，甲状腺腫瘍，頸部や縦隔の腫瘍性病変
3）鎮静による合併症が生じやすい基礎疾患
　　心疾患：先天性心疾患，うっ血性心不全，不整脈
　　呼吸器疾患：睡眠時無呼吸，気管支喘息
　　神経筋疾患：脳性麻痺，ミオパチー，てんかん，脳室シャント
　　消化器疾患：胃食道逆流症，消化管狭窄
　　早産児・低出生体重児：慢性肺疾患，無呼吸
　　肝障害，腎障害
4）深鎮静が必要になる場合
　　注意欠陥多動性障害，自閉症スペクトラム障害，知的障害
　　既往歴・家族歴：麻酔や鎮静による有害事象の有無

身体所見
1）体重，バイタルサイン（血圧，心拍数，呼吸数，体温，SpO_2）
2）気道の評価
　　急性の気道感染症やアレルギーの所見（鼻閉，鼻汁）
　　顔貌異常，扁桃肥大，開口障害，巨舌，下顎低形成，頸部可動域障害

表 3. ASA-PS 分類

Class I	健康
Class II	軽度の全身性疾患あり（無症状の喘息など）
Class III	重度の全身性疾患あり（不安定な喘息など）
Class IV	生命に危機を及ぼす重篤な全身性疾患あり（頭部外傷など）
Class V	致死的な全身性疾患あり（脳ヘルニア，出血性ショックなど）

者の呼吸状態を適宜チェックすることも最低限必要である．

2．鎮静において必要なこと

1）説明と同意

鎮静下検査に携わる医師は，検査時の鎮静薬の使用に伴うリスクを十分に考慮したうえで検査の必要性を判断するべきである．鎮静下検査が必要であると判断された場合には，鎮静中に起こりうる合併症やそれに対する対応などについての説明も含めて鎮静下検査に関するインフォームドコンセントを保護者から得る．

2）検査前評価

全身状態や既往歴などの検査前評価を行う（表2）．気道閉塞や呼吸停止とそれに引き続く心停止が最も重大な合併症であるため，扁桃肥大や気道狭窄などの気道の解剖学的な問題などのリスクの有無をチェックする．重度の閉塞性睡眠時無呼吸症候群を合併した患者や心疾患や神経筋疾患などの全身性合併症を持つ患者，6ヶ月未満の乳児，アメリカ麻酔科学会の全身状態評価分類（American Society of Anesthesiologist, Physical Status；ASA-PS，表3）で Class III 以上の患者など，鎮静に伴うリスクの高い患者では日帰りでの鎮静下検査は好ましくない．また，小児患者は気道のサイズが小さく浮腫や分泌物などにより容易に気道閉塞が起こりうるため，上気道炎の合併や既往は全身麻酔の場合と同様に鎮静においても頻度が低いとはいえ気道関連合併症のリスクが高くなる[4]．したがって，上気道炎の合併や最近（2〜4週間前）の上気道炎・喘息発作の既往がある場合には，基本的には鎮静下検査は延期する．なお，ASA-PS で Class III 以上の患者に対する鎮静は麻酔科医や小児鎮静の経験が豊富な医師が担当することが望ましく，検査を依頼した医師と鎮静を担当する医師が異なる場合には両者の患者情報の共有が重要となる．ただし，日本では小児患者に対する鎮静に専属の医師を配置することが難しい施設がほとんどであるため，適切な術前評価と鎮静下検査の

表 4. 鎮静管理中の救命蘇生事態に対応するために整備しておくべき医療器材（SOAPME）

```
S (suction)
   各種サイズの吸引カテーテル
   各種サイズの胃管
   吸引器
O (oxygen)
   酸素
A (airway)
   バッグマスク，アンビューバッグ
   口腔・鼻腔エアウェイ
   各種サイズの喉頭鏡
   各種サイズの気管チューブ・ラリンジアルマスク，スタイレット
P (pharmacy)
   硫酸アトロピン，アドレナリン，ステロイド，リドカイン，ブドウ糖液，気管支拡張薬，
   ベンゾジアゼピン系薬物，抗痙攣薬，重炭酸ナトリウム，抗ヒスタミン薬
   拮抗薬（ナロキソン，フルマゼニル）
   筋弛緩薬
M (monitors)
   パルスオキシメーター，心電図，非観血的血圧測定器，カプノグラフィー
   胸壁聴診器
E (equipment)
   血管留置針・骨髄針，駆血帯，アルコール綿，固定テープ，点滴セット，輸液製剤
   除細動器
```

適応決定や適切な鎮静下検査のための体制の整備，小児鎮静の教育・訓練がまずは重要となる．

3）体制の整備

救命蘇生用の器具や薬剤を配備し，必要時にはいつでもすぐに使用できるようにしておく（表4）．こうした物品の準備だけでなく，鎮静中や回復室での患児の状態をチェックするための専属の医療従事者（教育を受けた医師または看護師）を配置し，急変時の体制を整えておく．

4）絶飲食の設定

誤嚥予防のために全身麻酔に準じた絶飲食時間（2-4-6 ルール）を設定することが基本であり[1]，透明水を2時間前，母乳を4時間前，ミルクを6時間前，食事を6時間前（大量の食事，脂肪分を多く含む食物や肉，魚などは胃排泄時間が遷延するためより6時間以上）までに済ませておく．緊急の場合は，鎮静を行うことの危険性と検査の必要性を十分に検討しなければならないが，経口摂取していて鎮静を行わなければならない場合には，気道反射の低下のリスクが少ない薬物を選択したり，鎮静レベルを制限したりする[5]が，深鎮静が必要な場合には気管挿管を行う全身麻酔が安全と考えられる場合もある．

5）鎮静薬と鎮静中の評価

小児の鎮静によく使用される薬物を表5に示す．聴覚検査や磁気共鳴画像（magnetic resonance imaging；MRI）検査のような痛みを伴わない検査の場合には基本的には鎮静薬の投与のみでよいが，痛みを伴う処置を含む場合にはオピオイドを中心とした鎮痛薬の投与を併用する必要がある．点滴ルートの有無により，使用する薬物が異なってくるが，鎮静レベルや検査の所要時間，患者背景，鎮静を担当する医師の熟練度などによって鎮静薬の種類や組み合わせが選択される．しかし，鎮静薬の種類によって鎮静レベルが決定されるわけではないことに注意する．

鎮静にあたっては，患者の状態を把握するための適切なモニタリングを必ず行う．いずれの鎮静レベルでも，専属の医療従事者が少なくとも1人以上で，SpO_2 や心拍数，血圧，呼吸数，体温といったバイタルサインを監視し，記録する．とくにdeep sedation では，バイタルサインは5分ごとに確認・記録するべきであり，胸壁聴診器やカプノグラフィーを使用して $ETCO_2$ をモニタリングすることも望ましい．また，急変時に備えて記録者以外にもう1人の専属の医療従事者をできる限

表 5. 小児鎮静でよく使用される薬剤

薬剤	用量	備考
トリクロリール	経口：20～80 mg/kg（総量 2 g まで）	・作用発現は 30～60 分，持続時間は 2～8 時間 ・小児では半減期が約 10 時間と長い（新生児ではさらに長い） ・呼吸抑制は少ないがオピオイドと併用するとオピオイドの呼吸抑制を増強
抱水クロラール	注腸：50～100 mg/kg（総量 1.5 g まで）	・トリクロリールと同様の注意点
ミダゾラム	経口：0.25～0.5 mg/kg 静注：0.1～0.2 mg/kg 注腸：0.5～1 mg/kg	・作用発現は静注では数分，経口では 30 分程度 ・呼吸循環抑制がみられる場合があり，適切な監視下でのみ使用するべきである ・総量 0.6 mg/kg 以内を厳守（通常，10 mg を超えない） ・鎮痛作用はない ・フルマゼニルで拮抗できる（安全性は確立されていない）
ジアゼパム	経口：0.2～0.7 mg/kg 静注：0.1～0.2 mg/kg 注腸：0.3～0.5 mg/kg	・作用発現は静注で数分，経口で 1 時間程度 ・呼吸循環抑制がみられる場合があり，適切な監視下でのみ使用するべきである ・鎮痛作用はない ・フルマゼニルで拮抗できる（安全性は確立されていない）
プロポフォール	静注：1～2 mg/kg の初期投与後に 100～200 μg/kg/min で持続投与	・短時間作用性のため調節性に優れている ・呼吸循環抑制がみられる場合があり，適切な監視下のみで使用するべきである（ただし，小児では全身麻酔での使用のみ適応がある） ・代謝性疾患・ミトコンドリア障害のある患者での使用は避ける ・鎮痛作用はない
デクスメデトミジン	静注：6 μg/kg の初期投与後に 0.2～0.7 μg/kg/hr で持続投与	・呼吸抑制は臨床上問題にならないが，循環抑制はみられる場合がある ・適切な監視下のみで使用するべきである
ケタミン	経口：5～10 mg/kg 静注：1～2 mg/kg 注腸：5～10 mg/kg	・解離性麻酔薬で，鎮痛作用あり ・持続時間は静注で 15～30 分，経口や注腸で 30～60 分程度 ・自発呼吸や気道は維持されやすいが，口腔内分泌物が増えるためアトロピンの前投与を行うことが望ましい ・呼吸循環動態の監視は必要 ・幻覚をみることがあるためベンゾジアゼピン系薬物（ミダゾラム，ジアゼパム）を併用することが多い

表 6. 鎮静後の帰宅基準

1. 呼吸循環動態が安定している（検査前の値に戻っている）．
2. 覚醒している（意識状態が鎮静前の状態に戻っている）．
3. （発達段階に応じて）自力歩行が可能である．
4. （発達段階に応じて）介助なしで座位を保持することができる．
5. （発達段階に応じて）意味のある発語を認める．
6. 自発的に飲水ができ，嘔気・嘔吐がない．
7. 酸素投与や吸引などの処置を必要としない．
8. 自宅で監視を続けることができる保護者がいる．
9. 帰宅後に患児に異常が発生した時の連絡方法を含めた対処方法を保護者が理解している．
10. 外来再診予約や処方薬の必要性について保護者が確認できている．

り配置する．

6）鎮静後の評価

検査が終了しても患児が完全に覚醒するまでは回復室での間欠的なバイタルサインのモニタリングは欠かせない．とくに長時間作用性の薬物やオピオイドを使用した場合には，再鎮静の可能性もあるため注意が必要である．なお，鎮静後の患児の監視も専属の医療従事者が少なくとも 1 人以上で担当する必要がある．また，無呼吸のリスクの高い患児に対する鎮静後には夜間に 10％程度に呼吸抑制が認められることが報告されており[6]，回復室を退室後も定期的にバイタルサインの確認を行う．日帰り鎮静検査の場合には，帰宅前に必ず検査担当医師および鎮静担当医師が患児を診察し，帰宅基準（表 6）を満たしていることを判断した後に帰宅させる[3]．

7）呼吸器（気道）系トラブルに対する対策

小児，とくに乳幼児では，頭部の位置によって上気道の保持が変化し，頭部が前屈していると気道は閉塞しやすく，伸展していると閉塞しにくい．したがって，鎮静薬の投与により気道閉塞症状が出現した場合には，肩枕の挿入により頭部を伸展させるような体位をとることが有用である．しかし，小児の気道は狭いため，過度な頭部の伸展はかえってより気道を閉塞気味にする可能性があるので注意する．また，経口エアウェイの挿入も上気道の閉塞に対しては有効である．これらでも気道閉塞症状が強い場合には，患児を横向きにし，いわゆる昏睡体位をとると分泌物の垂れ込みも防げて有用である．

体位変換や経口エアウェイの挿入によっても気道閉塞症状が改善されない場合には，気道に陽圧を加えることで気道を開通させることが可能である．ただし，覚醒まで時間を要する場合が多く，麻酔科医をはじめとした pediatric advanced life support skills を持つ医師に気管挿管やラリンジアルマスク挿入などの気道確保を依頼することを考慮する．

3．その他

1）特殊な検査に対する鎮静

MRI 検査は，痛みを伴う検査ではないが検査に要する時間が長いうえに 95 dB ほどの大きな音がするため比較的深い鎮静レベルが必要になる．また，患児は MRI スキャンの中に隠れてしまうため目視を含めたモニタリングがとくに重要となるが，モニタリングのための機器をはじめとして鎮静に必要な医療器材（輸液ポンプ，吸引，酸素ボンベ，麻酔器など）は MRI 対応のものを整備する必要がある．MRI 検査に対する鎮静は特殊であるだけでなく，急変のリスクも高いため，急変時の対応もできる医師を含めて必ず複数名の医療従事者を配置する．

2）痛みを伴った処置（手術）に対する術後の疼痛対策

痛みを伴った処置や手術においてはオピオイドによる疼痛対策がとられることが一般的である．しかし，睡眠時無呼吸を認める場合には，オピオイドによる呼吸抑制が強く認められる[7〜9]ため，処置や手術中のオピオイド投与量はできるだけ最小限とし，術後はアセトアミノフェンを中心に疼痛コントロールを図るようにするべきである．また，睡眠時無呼吸の程度が強いほど，術後鎮痛に必要なオピオイドの投与量は少ないことも報告されている[10]．アデノイド切除術や扁桃摘出術以外の耳鼻科手術・処置に伴う術後の痛みにはアセトアミノフェンで対応できることがほとんどである．なお，添付文書上のアセトアミノフェンの投与量は，坐薬・内服では 10〜15 mg/kg（4〜6 時間ごと，最大投与量 60 mg/kg/日），静注では 2 歳未満の患児には 7.5 mg/kg（4〜6 時間ごと，最大投与量 30 mg/kg/日），2 歳以上の患児には 10〜15 mg/kg（4〜6 時間ごと，最大投与量 60 mg/kg/日）とされているが，坐薬や内服で投与する場合には投与量を多くする必要があるとの報告があり（40〜60 mg/kg）[11〜13]，疼痛の強い手術の急性期疼痛コントロールにはできるだけ静注によってアセトアミノフェンを投与したほうがよい．

まとめ

小児患者に対する検査時に鎮静薬を使用する際の基本的な考え方と注意点を述べた．安全な鎮静を行うためには，薬物の投与量を知っているだけでは不十分であり，患児の適切な検査前評価を行うことや鎮静中には適切なモニタリングを行うこと，鎮静に伴う有害事象に対する体制を整えることが最も重要となる．また，国内での鎮静ガイドラインの作成やマンパワー不足の解消など，今後改善すべき点も多い．

参考文献

1) American Academy of Pediatrics；American Academy of Pediatric Dentistry, Coté CJ, Wilson S：Work Group on Sedation：Guidelines for monitoring and management of pediatric patients during and after sedation for

diagnostic and therapeutic procedures：An update. American Academy of Pediatrics, American Academy of Pediatric Dentistry. Pediatrics, **118**：2587-2602, 2006.
   Summary 非麻酔科医向けの検査や処置中の鎮静に対する安全性向上のためのモニタリングと管理に関する米国のガイドライン．
2）小原勝敏，春間　賢，入澤篤史ほか：内視鏡診療における鎮静ガイドライン．日本消化器内視鏡学会雑誌，**55**：3822-3847, 2013.
3）日本小児科学会，日本小児麻酔学会，日本小児放射線学会：MRI 検査時の鎮静に関する共同提言．日本小児麻酔学会誌，**19**：159-195, 2013.
   Summary 小児 MRI 検査時の鎮静における注意点をまとめたものであるが，小児に対する MRI 検査以外の検査時の鎮静にも共通した考え方である．
4）Mallory MD, Travers C, McCracken CE, et al：Upper respiratory infections and airway adverse events in pediatric procedural sedation. Pediatrics, **140**：pii, 2017.
5）Green SM, Roback MG, Miner JR, et al：Fasting and emergency department procedural sedation and analgesia：a consensus-based clinical practice advisory. Ann Emerg Med, **49**：454-461, 2007.
6）Trost MJ, Cowell M, Cannon J, et al：Risk factors for overnight respiratory events following sedation for magnetic resonance imaging in children with sleep apnea. Sleep Breath, **21**：137-141, 2017.
7）Waters KA, McBrien F, Stewart P, et al：Effects of OSA, inhalational anesthesia, and fentanyl on the airway and ventilation of children. J Appl Physiol, **92**：1987-1994, 1994.
8）Moss IR, Brown KA, Laferrière A：Recurrent hypoxia in rats during development increases subsequent respiratory sensitivity to fentanyl. Anesthesiology, **105**：715-718, 2006.
9）Brown KA, Laferrière A, Lakheeram I, et al：Recurrent hypoxemia in children is associated with increased analgesic sensitivity to opiates. Anesthesiology, **105**：665-669, 2006.
10）Brown KA, Laferrière A, Moss IR：Recurrent hypoxemia in young children with obstructive sleep apnea is associated with reduced opioid requirement for analgesia. Anesthesiology, **100**：806-810, 2004.
11）Korpela R, Korvenoja P, Meretoja OA：Morphine-sparing effect of acetaminophen in pediatric day-case surgery. Anesthesiology, **91**：442-447, 1999.
12）Redmond M, Florence B, Glass PS：Effective analgesic modalities for ambulatory patients. Anesthesiol Clin North America, **21**：329-346, 2003.
13）Hiller A, Meretoja OA, Korpela R, et al：The analgesic efficacy of acetaminophen, ketoprofen, or their combination for pediatric surgical patients having soft tissue or orthopedic procedures. Anesth Analg, **102**：1365-1371, 2006.

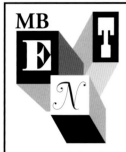

◆特集・耳鼻咽喉科における新生児・乳幼児・小児への投薬―update―
Ⅱ．症状から処方する薬物
1．透明の鼻水が止まらない

増田佐和子*

Key words：水性鼻汁（runny nose），急性ウイルス性上気道炎（acute upper respiratory viral infection），アレルギー性鼻炎（allergic rhinitis），抗ヒスタミン薬（antihistamines），鼻噴霧用ステロイド薬（intranasal steroids）

Abstract 　透明の鼻汁をきたす主な疾患には，急性ウイルス性上気道炎とアレルギー性鼻炎がある．急性ウイルス性上気道炎に対しては生活管理と対症療法が中心となる．第1世代抗ヒスタミン薬は鼻汁を減少させる効果があるが，副作用の問題が大きいため投与には慎重であるべきである．アレルギー性鼻炎に対する薬物療法の主軸は第2世代抗ヒスタミン薬と鼻噴霧用ステロイド薬で，一部のロイコトリエン受容体拮抗薬も適応となる．いずれも剤型や服用回数などを考慮し，良好なアドヒアランスが得られるものを選択する．脳血液関門の機能が未熟な小児では，第2世代抗ヒスタミン薬であっても中枢性副作用に対する注意が必要である．長期的にはアレルゲン免疫療法も有効であり，小児に行う意義は大きい．家庭での保護者による鼻汁吸引や，自身で鼻をかむことも大切である．

はじめに

「透明の鼻汁」を生じる疾患には，急性ウイルス性上気道炎，アレルギー性鼻炎，好酸球増多性鼻炎，血管運動性鼻炎，鼻性髄液漏などがある（表1）．このうち，好酸球増多性鼻炎や血管運動性鼻炎は小児ではほとんど認められない．鼻性髄液漏は一側性の水性鼻汁をきたす疾患として重要であるが，頻度はきわめて低い．本疾患と診断されれば感染を予防しつつ経過を観察し，自然治癒が認められない場合は手術治療の適応となる．

本稿では，乳幼児から学童によくみられる水性鼻汁の原因疾患として急性ウイルス性上気道炎とアレルギー性鼻炎を取り上げ，薬物療法を中心に概説する．また，家庭でできる鼻汁のケアについても述べる．

急性ウイルス性上気道炎

1．疾患の概要

急性ウイルス性上気道炎は一般的には感冒，風邪と呼ばれ，ライノウイルス，コロナウイルス，パラインフルエンザウイルスなどの感染により引き起こされる．上気道炎の頻度は低年齢児ほど高く，1年間の平均罹患回数は2歳以下で8回，小児期で6～8回，思春期で3～4回とされる[1]．水性鼻汁や鼻閉などの上気道炎症状を主体とし，時に発熱，咳嗽などを伴う．通常1～2週間以内に自然治癒するため「透明の鼻水が止まらない」という事態にはなりにくいが，繰り返し罹患したりすることで症状が持続する場合もある．細菌感染を合併して鼻副鼻腔炎を発症すると鼻汁は膿性となり，鼻閉，後鼻漏，湿性咳嗽などが続く．

---

* Masuda Sawako, 〒514-0125 三重県津市大里窪田町357　国立病院機構三重病院アレルギーセンター・耳鼻咽喉科

表1.「透明な鼻汁」をきたす主な疾患

症状側	主な疾患	小児での頻度	症状の出現期間
両側	急性ウイルス性上気道炎	高い	1~2週間
	アレルギー性鼻炎	高い	当該抗原存在期間中持続
	好酸球増多性鼻炎	きわめて低い	不明,持続性
	血管運動性鼻炎	きわめて低い	不明,持続性
一側	鼻性髄液漏	稀	治癒するまで持続

2. 治療

1) 治療の考え方

本疾患はウイルス感染症であり,特異的・根本的な治療薬はない.自然治癒するまで生活管理と対症療法を行うのが基本である.抗菌薬は無効であり,副作用発現や耐性菌誘導の可能性があることから使用すべきではない[2].細菌性の急性鼻副鼻腔炎や急性中耳炎を続発した場合には抗菌薬治療を行うが,その適応決定や薬剤選択にはそれぞれのガイドライン[3)4)]が役立つ.一般的な急性ウイルス性上気道炎ではなくインフルエンザであれば,抗インフルエンザウイルス薬による治療が推奨される.

2) 薬物療法

第1世代抗ヒスタミン薬は鼻汁を25~30%減少させるが,その効果は抗ヒスタミン作用よりも本薬剤が併せ持つ抗コリン作用と関連している[2].抗コリン作用は鼻汁を減少させると同時に喀痰を粘稠化させ去痰困難をもたらす.そのため第1世代抗ヒスタミン薬は喘息には禁忌である.一方で抗ヒスタミン作用が中枢に及ぼす影響には眠気,異常な興奮などがあり,過量投与により呼吸抑制,幻覚などを生じうる.したがって安易な投与は避け,慎重に判断すべきである.第2世代抗ヒスタミン薬,あるいは非鎮静性抗ヒスタミン薬と分類される薬剤には抗コリン作用は少ないが,感冒症状に対する効果もない[2].

またOTC薬である小児用総合感冒薬,いわゆる風邪薬には,抗ヒスタミン薬,鎮咳薬,血管収縮薬などが含まれている.小児におけるOTC風邪薬や咳止めの有効性は未確立であること,重篤な副作用を引き起こす危険性があることから,アメリカ小児科学会は6歳未満の小児にこれらの薬剤を使わないよう勧告している[2].本邦では2010年に厚生労働省が,OTCの小児用風邪薬などの販売にあたっては「2歳未満の乳幼児に使用する場合は,医師の診療を受けさせることを優先し,やむを得ない場合にのみ服用させること」「15歳未満の小児に服用させる場合は,保護者の指導監督の下に服用させること」という情報提供を行うようにと通知している.

3) セルフケア

安静にし,十分な睡眠と水分・栄養をとる.発熱に対しては冷却,水分補給を行う.生後6ヶ月以上であれば必要に応じてアセトアミノフェンの頓用を行う.6ヶ月未満の乳児には原則として用いない.

アレルギー性鼻炎

1. 疾患の概要

アレルギー性鼻炎は,アレルゲンを吸入することにより鼻粘膜で生じるI型アレルギー疾患である.アレルギー性鼻炎の有症率は乳児期から学童期にかけて急激に上昇する[5].しかし,自然治癒はきわめて少なく,一旦発症すると罹病期間は長期にわたる.

本疾患はくしゃみ,水性鼻汁,鼻閉を三主徴とし,鼻や目の瘙痒感,鼻出血,咳嗽,皮膚症状などの多彩な症状を伴って,睡眠や学業,遊びなどの日常生活に支障をきたす.また喘息の発症や増悪,遷延の危険因子となることも知られている.

診断には症状の丁寧な問診に加えて,鼻汁細胞診と血清特異的IgE抗体検査または皮膚テストが重要である.鼻誘発テストができれば確実であるが,小児では難しいことが多い.典型的な症状があり,鼻汁好酸球が陽性で,症状に見合う血清特異的IgE抗体または皮膚テストが陽性であれば診断できる.しかし,鼻汁の性状によっては鼻

表 2. 主な小児アレルギー性鼻炎治療用内服薬(小児用量設定年齢順, 一般名の五十音順に示す)

	小児用量の設定	一般名	製剤名	剤型	1日投与回数
第2世代抗ヒスタミン薬	6ヶ月から	塩酸フェキソフェナジン	アレグラ	ドライシロップ	2回
		ケトチフェンフマル酸塩	ザジテン	ドライシロップ, シロップ	2回
		レボセチリジン塩酸塩	ザイザル	シロップ	1回(1歳未満) 2回(1歳以上)
	1歳から	メキタジン	ゼスラン ニポラジン	シロップ, 細粒	2回
	2歳から	オロパタジン塩酸塩	アレロック	顆粒	2回
		セチリジン塩酸塩	ジルテック	ドライシロップ	2回
	3歳から	エピナスチン塩酸塩	アレジオン	ドライシロップ	1回
		ロラタジン	クラリチン	ドライシロップ	1回
	7歳から	塩酸フェキソフェナジン	アレグラ	錠剤	2回
		オロパタジン塩酸塩	アレロック	錠剤, OD錠	2回
		セチリジン塩酸塩	ジルテック	錠剤	2回
		ベポタスチンベシル酸塩	タリオン	錠剤, OD錠	2回
		レボセチリジン塩酸塩	ザイザル	錠剤	2回
		ロラタジン	クラリチン	錠剤, レディタブ	1回
ロイコトリエン受容体拮抗薬	体重12kgから	プランルカスト水和物	オノン	ドライシロップ	2回

汁好酸球が偽陰性となることがある. また血清特異的 IgE 抗体が陽性であっても, アレルギー性鼻炎を発症していない例も存在する. ウイルス性上気道炎と鑑別がつかない場合は経過観察も必要である. アレルギー性鼻炎と診断した例でも, ウイルス性上気道炎に罹患して鼻症状をきたすこともあるため, きめ細かく観察し, 疑問があれば再評価を行う.

2. 治療

1) 治療の考え方

アレルギー性鼻炎は慢性的な疾患であり, 長期の治療管理を必要とする. 管理の基本は抗原回避であり, 薬物治療は対症療法と位置づけられる. 薬物療法の主軸は第2世代抗ヒスタミン薬と鼻噴霧用ステロイド薬である. 5歳以上になればアレルゲン免疫療法も適応となる. 学童以上で鼻粘膜の不可逆的な腫脹により強い鼻閉がある場合には手術治療の適応になることもあるので, 情報提供を行う.

2) 薬物療法

(1) 内服薬

表2に, 小児用の剤型, 適応を持つ第2世代抗ヒスタミン薬と, ロイコトリエン受容体拮抗薬の一覧を示す. 第2世代抗ヒスタミン薬は, 第1世代に比べて中枢抑制・抗コリン作用などの副作用が少なく, 有効性が高い[5]. 様々な剤形, 服薬回数のものがあるので, 良好なアドヒアランスが得られるよう服用しやすいものを選ぶ.

抗ヒスタミン薬の服用で問題となるのは, 前述したように中枢への移行による副作用, すなわち眠気, 興奮, けいれん, また集中力・判断力・作業能率などの低下であるインペアードパフォーマンスなどである. ケトチフェンには, けいれん閾値を低下させることがあるためてんかんまたはその既往歴のある患者には禁忌であることが明示されている.

抗ヒスタミン薬は, 図1に示すように脳内 H_1 受容体占拠率により鎮静性, 軽度鎮静性, 非鎮静性に分類されている[5]. 副作用を軽減するためには, 中枢への移行が少ない薬剤を選択するのが望ましい. しかし, 小児の脳血液関門における薬剤排泄機能は成人に比べて未発達である[6]. 7～14歳の小児に第1世代抗ヒスタミン薬であるクロルフェニラミン, 第2世代抗ヒスタミン薬であるセ

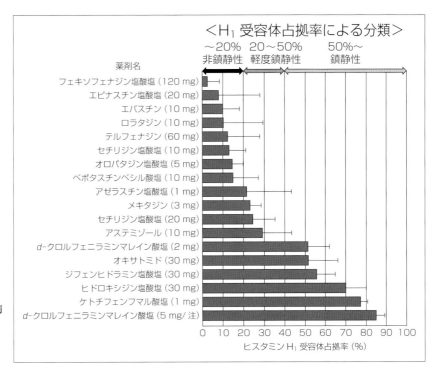

図 1.
各種抗ヒスタミン薬の脳内
H_1 受容体占拠率
(文献 5 より引用改変)

チリジン,プラセボを投与した検討では,事象関連電位である P300 の潜時はクロルフェニラミン・セチリジンともにプラセボ投与時に比べて有意な延長を認めた.これは,いずれの薬剤によっても注意の集中など高次の認知機能が影響を受けることを示している.一方,visual analog scale(VAS)による主観的な眠気の評価は,クロルフェニラミン・セチリジン・プラセボすべてにおいて投与前後に有意差がなく,P300 の潜時延長とも関連を認めなかった[7].このことは,小児では第 2 世代抗ヒスタミン薬であっても第 1 世代薬と同程度の中枢機能抑制が起こりうること,自覚的な眠気の程度から中枢性副作用の程度を知るのは難しいことを示唆している.

ロイコトリエン受容体拮抗薬は鼻閉に対する効果が強いが,水性鼻汁やくしゃみにも有効である.喘息合併例,鼻閉を伴う例,中枢抑制による副作用のために抗ヒスタミン薬を使いにくい例などがよい適応である.

(2) 局所用薬

鼻噴霧用ステロイド薬(表3)は,強力な抗炎症作用でアレルギーの三主徴に効果を示す[5].鼻をかむことができ,保護者の協力が得られれば使用できることが多い.モメタゾンフランカルボン酸エステルやフルチカゾンフランカルボン酸エステル製剤は,特有の匂いや刺激感が少なく,低年齢児でも使用しやすい.生物学的利用率も 1% 以下ときわめて低いため,安全性も高い.

その他の点鼻薬として,抗ヒスタミン薬であるフマル酸ケトチフェン(ザジテン®)および塩酸レボカバスチン(リボスチン®),ケミカルメディエーター遊離抑制薬であるクロモグリク酸ナトリウム(インタール®)がある.いずれもステロイド薬ほどの効果は期待できない.小児用量の設定はないが,臨床では長年にわたって小児にも用いられて

表 3. 小児適応のある主な鼻噴霧用ステロイド薬の一覧
(小児用量設定年齢順に示す)

小児用量の設定	薬剤名	商品名	1日投与回数
2歳から*	フルチカゾンフランカルボン酸エステル	アラミスト	1回
3歳から**	モメタゾンフランカルボン酸エステル	ナゾネックス	1回
5歳から***	プロピオン酸フルチカゾン	フルナーゼ小児用フルナーゼ	2回

*2歳未満に対する安全性は確立していない
**3歳未満に対する安全性は確立していない
***4歳以下に対する安全性は確立していない

いる[8]．点鼻薬であっても，抗ヒスタミン薬を処方する場合は中枢性の副作用に留意する．

保護者や患児が鼻汁とともに鼻閉を訴えることも多いが，点鼻用血管収縮薬は原則として使用しない．乳幼児では本薬剤によって発汗，徐脈，昏睡などが生じる危険性があるため，2歳未満児には禁忌である．効果も一時的であり連用により薬剤性鼻炎を引き起こす．年長児でやむを得ず使うときは，2倍に希釈して短期間のみ用いる．また，市販の鼻炎スプレーには血管収縮薬が含まれているものが多い．小児には使わないよう啓発が必要である．

(3) 薬剤の選択

鼻症状の程度，主となる症状，年齢などを考えて薬剤を単独，または併用して治療を開始する．症状が強ければ原則として内服抗ヒスタミン薬と鼻噴霧用ステロイド薬を併用するが，鼻噴霧用薬が使えない小児では内服抗ヒスタミン薬のみとせざるを得ない．鼻閉が強い場合はロイコトリエン受容体拮抗薬を併用する．

症状が改善した状態が続けばステップダウンするが，薬物治療は対症療法であり，中断すればいずれ症状が再燃することを保護者に周知しておく．

3．アレルゲン免疫療法

アレルゲン免疫療法はアレルギー性鼻炎の症状を軽減させ，長期寛解や治癒が期待できる治療法である[5]．また，喘息の発症や新たな抗原感作に対する予防効果もあることが報告されている[9]〜[11]．特定のアレルゲンに対する特異的な治療法であるため，まずは鼻症状の原因となっているアレルゲンを明らかにする必要がある．国内ではスギとダニの標準化エキスが承認されている．

投与方法には皮下法と舌下法があり，現時点(2017年8月)での適応年齢は皮下法で5歳以上，舌下法で12歳以上である．皮下法は注射時の痛みがあること，注射のための通院が必要であること，時に重篤な副反応が生じること，などの理由で実施できる医療機関は限られている．治療開始時のアレルゲン増量方法にはいくつかの方法があり，投与量や投与スケジュールは個別に決定される．舌下法は薬剤ごとに投与量や投与スケジュールが決まっており，日々の投与は痛みなく家庭でできる．しばしば口腔内のかゆみや腫脹などの局所反応は起こるが重篤な副反応の頻度は低く，安全性が高い．今後小児への普及が期待される．

いずれの方法であっても実施にあたってはアナフィラキシーなどに対応できるよう事前準備をしておく．本人と保護者には治療の効果や副反応について十分に説明して了解が得られてから開始し，少なくとも3年以上続ける．

4．抗原回避，生活指導

原因となっているアレルゲンを明らかにしたうえで，保護者が主体となり家族が協力して環境を整備し，アレルゲンの減量をはかるよう指導する．家族の禁煙も必要である．患児も成長に応じて疾患を理解し自己管理できるように教育を行う．

水性鼻汁に対する家庭でのケア

1．鼻汁の吸引

鼻を自分でかむことができない乳幼児に対しては，家庭で鼻汁を吸引することを勧める[12]．母親が自身の口で直接子どもの鼻を吸うことは，母親の二次感染の危険性を伴うことから推奨されない．様々な種類の吸引用器具が市販されているが，大きく分けてスポイト式，保護者がチューブを介して口で吸引するチューブ式，電動式(携帯型と据え置き型)がある．それぞれ表4に示すような特徴があるので，使いやすいものを選択する．吸引しにくい場合は重塩水(水500 mlに重曹2.5 g，食塩5 gを加えて溶かしたもの)[13]を点鼻したり，入浴や蒸しタオルで鼻を加湿したり暖めたりしてから行うと取りやすい．

2．鼻をかむ練習

2〜3歳以上になれば，鼻をかむ練習を勧める．練習の方法に1つを以下に示す．

① ティッシュペーパーを細く裂いて短冊を作る

表 4. 家庭用の鼻汁吸引器の種類

種　類		利　点	欠　点
スポイト式		・安価 ・小さく軽い	・吸引力が弱い ・前鼻孔への当て方が難しい
大人による チューブ吸引式		・安価 ・軽くコンパクト	・実施者の二次感染の危険性 ・固定しながら吸引するタイミングが難しい
電動式	携帯型	・一部管理医療機器 ・吸引力はやや強い ・携帯できる	・やや高価 ・電池／充電が必要 ・吸引時の騒音
	据置型	・管理医療機器 ・吸引力が可変式で強い	・高価 ・大きい ・コンセントへの接続が必要 ・持ち運べない ・吸引時の騒音

② 短冊を口の前に垂らし，口で吹いて動かす

③ 同様に短冊を鼻の前に垂らし，片方の鼻と口を閉じ，もう片方の鼻から息を出して動かす

片方ずつ静かにかむこと，鼻すすりをしないことを本人と保護者に指導する．

おわりに

子どもの鼻汁には常に高い頻度で細菌が存在する[14]．また感染やアレルギー反応が起こると炎症細胞が動員されて組織傷害性タンパク，ケミカルメディエーター，サイトカインを放出し，炎症を悪化させ長びかせる．さらに鼻汁が鼻腔に充満すると鼻閉を生じて患児は口呼吸となり，吸気の浄化，加湿，加温が不十分となる．また月齢の小さい乳児は口呼吸が上手にできないため，呼吸や哺乳に支障をきたす．しかし一方で，鼻汁は生体の防御に不可欠なものである．

急性ウイルス性上気道炎に対してもアレルギー性鼻炎に対しても鼻汁を完全かつ根本的に止める薬剤はないが，家庭でできるケアを指導しつつ，患児と保護者の苦痛を軽減させるよう適切な薬物治療に努めたい．

文　献

1) 原　寿郎：反復感染と免疫不全．加藤裕久（編）：379 ベッドサイドの小児の診かた　第 2 版．南山堂，2001．

2) Miller EK, Williams JV：The Common Cold. Kliegman RM, et al. p2011-2014 Nelson Textbook of pediatrics 20th Edition. Elsevier, 2015.

3) 日本耳科学会，日本小児耳鼻咽喉科学会，日本耳鼻咽喉科感染症・エアロゾル学会（編）：小児急性中耳炎診療ガイドライン　2013 年版．金原出版，2013．

4) 日本鼻科学会：急性鼻副鼻腔炎診療ガイドライン　2010 年版（追補版）．日鼻誌，**53**（2）：103-160，2014．

5) 鼻アレルギー診療ガイドライン作成委員会：鼻アレルギー診療ガイドライン―通年性鼻炎と花粉症―2016 年版（改訂第 8 版）．ライフ・サイエンス，2015．

6) 稲見暁恵，平岡宏太良，谷内一彦ほか：抗ヒスタミン薬の効果　薬理学から〜PET を用いたヒスタミン H1 受容体占拠率評価と運転パフォーマンス試験〜．アレルギー・免疫，**23**：36-43，2016．
   Summary　抗ヒスタミン薬の鎮静性副作用とインペアードパフォーマンスの評価について，小児や高齢者の場合も含めて解説している．

7) Ng KH, Chong D, Wong CK, et al：Central nervous system side effects of first- and second-generation antihistamines in school children with perennial allergic rhinitis：a randomized, double-blind, placebo-controlled comparative study. Pediatrics, **113**：e116-121, 2004.
   Summary　アレルギー性鼻炎の学童にクロルフェニラミン，セチリジン，プラセボを投与して P300 の潜時や自覚的な眠気の VAS を検討した．

8) 工藤典代：小児のアレルギー性鼻炎の局所療法．MB ENT，**82**：33-38，2007．

9) Jacobsen L, Niggemann B, Dreborg S, et al：Specific immunotherapy has long-term preventive effect of seasonal and perennial asth-

ma : 10-year follow-up on the PAT study. Allergy, **62** : 943-948, 2007.
   Summary 花粉症の患児に3年間アレルゲン皮下免疫療法を行うと，治療終了7年後の喘息の発症率が抑制されることを報告した．
10) Novembre E, Galli E, Landi F, et al : Coseasonal sublingual immunotherapy reduces the development of asthma in children with allergic rhinoconjunctivitis. J Allergy Clin Immunol, **114** : 851-857, 2004.
11) Acquistapace F, Agostinis F, Castella V, et al : Efficacy of sublingual specific immunotherapy in intermittent and persistent allergic rhinitis in children : an observational case-control study on 171 patients. The EFESO-children multicenter trial. Pediatr Allergy Immunol, **20** : 660-664, 2009.
12) 工藤典代：小児鼻疾患の治療―アレルギー性鼻炎と鼻副鼻腔炎について―．日耳鼻，**118** : 176-181, 2015.
   Summary アレルギー性鼻炎の診断と治療を中心に，保護者による家庭での鼻汁吸引についても述べている．
13) 工藤典代：子どもの鼻汁対策はどのようにしたら良いですか？ 山中　昇，加我君孝（編）：51-53，小児のみみ・はな・のど診療　Ⅱ巻．全日本病院出版会，2015.
14) 工藤典代，有本友希子，仲野敦子：小児の鼻汁から得られた検出菌の検討．日鼻誌，**47** : 115-119, 2008.

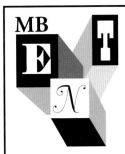

◆特集・耳鼻咽喉科における新生児・乳幼児・小児への投薬—update—
Ⅱ．症状から処方する薬物
2．鼻がつまっていつも口を開けている

兵　行義[*1]　原　浩貴[*2]

Key words：鼻呼吸障害（nasal respiratory disturbance），睡眠時無呼吸症候群（sleep apnea syndrome），アレルギー性鼻炎（allergic rhinitis），鼻副鼻腔炎（sinusitis），アデノイド肥大症（adenoid hypertrophy）

Abstract　鼻は上気道の初めとして，重要な位置付けである．鼻呼吸障害の場合，成人では口呼吸にて代行することが可能であるが，小児では解剖学的に困難であり，様々な影響を引き起こす．そのために鼻呼吸障害を改善することは重要である．どこが病変であるかをしっかり診断したうえで，その治療にあたる必要がある．代表的疾患としてはアレルギー性鼻炎，鼻副鼻腔炎，アデノイド増殖症が挙げられるが，それ以外にも比較的頻度は低いが鼻咽腔血管線維腫や，悪性リンパ腫なども可能性があるために注意深く診察すべきである．

はじめに

　解剖学的に上気道のスタートは鼻であり，鼻は多くの機能を有する部位である．嗅覚，吸気の加温，加湿，浄化作用がある．ヒトは時として鼻呼吸ではなく口呼吸になることがあり，日常においても鼻閉が原因で口呼吸になった翌日に咽頭痛の症状を経験することがある．それは，口腔は摂食・嚥下にかかわり，加湿・加温・浄化機構がないためであり，健常人であっても少しの口呼吸により，悪影響を及ぼす鼻呼吸の重要性を感じるが，顔面の形態の小さい小児では成人よりも鼻呼吸障害は様々な弊害をもたらす．本稿では「鼻が詰まっていつも口を開けている」という症状つまり，鼻呼吸障害の小児における弊害と代表的な疾患を挙げ，その対応方法について概説する．

小児における鼻呼吸障害の弊害

　小児の鼻呼吸障害が注目されるのは，呼吸障害が発達・発育に影響を及ぼすからである．鼻呼吸ができない児の多くは睡眠時無呼吸症候群を伴うことが多いといわれている．成人では鼻呼吸ができない場合は口で代償されるが，小児では解剖学的に軟口蓋と喉頭蓋が近接しているため口を通じての呼吸路が短く，機能として十分ではない．そのため小児の鼻呼吸障害には重症のいびきと睡眠時無呼吸が伴うといわれている[1]．Konno ら[2]は人工的に鼻閉を作成した場合，幼少期においては睡眠中に代償的な呼吸が困難であることや乳児に鼻呼吸の制限をかけると睡眠時無呼吸や持続的な低換気状態が発生すると報告している[3]．

　また Rizzi ら[4]は鼻腔抵抗値と睡眠時無呼吸の重症度が相関していることから鼻腔通気度がスクリーニングに有効であると報告している．Arens ら[5]は睡眠時無呼吸症候群児と健常児では MRI において上顎洞，蝶形骨洞，下鼻甲介，鼻中隔に病的所見があらわれたと報告している．つまり鼻呼吸障害が生じることにより低換気状態が形成され，それにより顎顔面の成長に影響を与え，副鼻腔の形態も悪化し，これが上顎の劣成長や下顎の後退をきたし，さらなる睡眠時無呼吸の原因になる[6]．

[*1] Hyo Yukiyoshi, 〒701-0192　岡山県倉敷市松島577　川崎医科大学耳鼻咽喉科，講師
[*2] Hara Hirotaka, 同，教授

表 1. 鼻呼吸障害疾患例

部位	疾患
鼻腔	鼻中隔弯曲症 アレルギー性鼻炎 副鼻腔炎（鼻茸） 鼻腔腫瘍 後鼻孔閉鎖症 鼻腔異物 歯性疾患
上咽頭	アデノイド肥大 上咽頭炎 上咽頭腫瘍 鼻咽腔血管線維腫 口蓋裂

発育面でも問題がある．夜尿や成長障害，摂食障害，学習障害や神経認知機能障害との関連性も挙げられる．特に夜尿についてはWeissbachら[7]は睡眠時無呼吸症の27人についてアデノイド切除後，扁桃摘出術後に約70％が改善し，9ヶ月に夜尿が改善したとの報告もある．睡眠時無呼吸患児の約40％に夜尿がみられ，繰り返す胸腔内の陰圧や低酸素血症により肺血管収縮によってナトリウム利尿ペプチドが亢進し，夜尿を引き起こすと考えられている[8]．

また近年，日中の多動や学習障害，注意不能症の発生の割合も高く治療後に改善するとの報告がされている．O'Brienら[9]は5〜7歳時の親を対象にした5,278人のアンケート調査を行い，ADHD様症状をもつ小児ではADHD様症状のない小児に比べると頻回に大きないびきをかく割合が有意に高かった（ODDS rate 2.3）．

つまり小児において，鼻呼吸障害は単なる鼻づまりではなく，成長，発育に必要な時期に多くの障害を引き起こすことを認識することが重要である．

鼻呼吸障害を起こす疾患

「鼻がつまる」を主訴に来院する場合，前述のような「鼻呼吸障害」と一言でいっても様々な疾患の可能性が考えられる．何らかの原因で鼻腔あるいは鼻咽腔閉塞が起こっていると判断できる．可能性のあるものを表1に列挙した．先天性奇形など稀な疾患も含め，様々な原因が考えられる．比較的稀ではあるが，10歳代の男性の上咽頭血管線維腫や悪性リンパ腫にも注意が必要である．その鑑別には内視鏡検査や，画像検査を行う必要があると考える．後に原因疾患としてなり得る頻度の高い，鼻・副鼻腔疾患からはアレルギー性鼻炎，鼻副鼻腔炎を，上咽頭からはアデノイド増殖症について概説する．

アレルギー性鼻炎

アレルギー性鼻炎は鼻粘膜，特に下鼻甲介におけるⅠ型アレルギー炎症である．アレルギー性鼻炎は後述するアデノイド肥大の悪化因子にもなり得る．重要なことはアレルギー性鼻炎の病名で診断するのではなく，「何に対するアレルギーであるか」まで追及し，それを患者に伝えることであると考える．具体的には季節性アレルギー性鼻炎であるのか通年性アレルギー性鼻炎であるか，またその双方が原因抗原になっているのかまで追求することが必要である．その理由としてはアレルギー性鼻炎の治療は抗原の回避・セルフケアであるからである．原因抗原が分からないとセルフケアは困難である．

また当院におけるアレルギー性鼻炎抗原感作を検討した2,000例を超えるデータ[10]で成人では季節性抗原のスギが最も多かったのに対し，小児ではダニの通年性抗原が多かった（図1）．ついで季節性のスギであった．また成人のアレルギー性鼻炎と感作の実態が異なるのは重複感作が多いことである．30年ほど前ではダニに感作しないとスギに感作しないなど[11]遺伝的因子が関与するとの報告が多かったが，近年スギ花粉症の低年齢化が進んでいる[12]．

診断には鼻粘膜局所所見と鼻汁好酸球検査が重要である．原因抗原の探索には皮膚テストや血清特異的IgE抗原検査がある．成人では鼻粘膜誘発試験などもあるが，小児では難しい．また皮膚テストも疼痛などが起こるために現実的には採血による血清特異的IgE抗体検査で検索を行う．小児の採血であるので，疼痛と手間がかかるが，最近では短時間で定性的に行うことができる検査もあ

図 1.
小児抗原感作割合
当院で施行した 2000 例を超えるアレルギ抗原検査から小児 279 例を検討した
(文献 10 より一部改変)

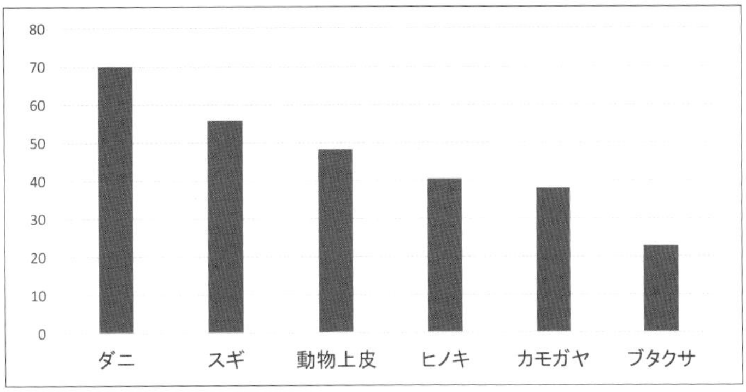

る．ただ，血清特異的 IgE 抗体検査のピットホールがある．特異的 IgE 抗体が陽性であればすべて原因抗原ではない．保護者などから問診を行い，臨床症状に見合う感作抗原を明らかにして総合的に判断する必要がある．

　治療としては ① 抗原の回避とセルフケア，② 薬物による対症療法，③ アレルゲン免疫療法などが挙げられる．前述のように抗原回避が最も重要である．小児期はダニが最も考えられるので，室内塵やダニの減量に努める．特に寝室でのダニ対策を心がける．家族内の喫煙，ペットの飼育もアレルギー性鼻炎の悪化因子であることも保護者にはしっかり理解させることが重要である．薬物療法には幼児期のアレルギー性鼻炎の適応のある治療薬は少なく，また小児用剤型を持つものでもアレルギー性鼻炎に適応のない薬剤もある．ガイドライン上[13]で記載されている内服薬を表 2 に示す．治療の中心になるのは抗ヒスタミン薬であるが，中枢移行のなるべく少ない，興奮やけいれん，眠気などの副作用が少ない薬剤を選択する．第 1 世代では副作用が多いために，第 2 世代抗ヒスタミン薬を選択する．汎用的に本邦でも小児でも第 1 世代を使用され，OTC 薬でも販売されている場合もあるが，米国では小児に第 1 世代抗ヒスタミン薬を販売することは禁忌とされている．そして近年注目されているアレルゲン免疫療法であるが，治癒を期待できる唯一の治療法である．現在では皮下免疫法と舌下免疫法があり，本邦ではダニ抗原とスギ抗原が適応となっている．皮下の適応は一般的に 6 歳以上となっており，舌下に関しては 12 歳以上となっている．小児期は多重感作になっている場合が多いがアレルゲン免疫療法を早い時期に行うと多重感作が予防できる[14]と報告があることからできる限り早期に行うことが重要である．ただし，局所の腫脹やアナフィラキシーショックなども起こりえる可能性があるので，その点に耐えうる年齢から行うことが重要である．

鼻副鼻腔炎

　副鼻腔炎は副鼻腔の炎症により，鼻閉，鼻汁，後鼻漏，咳嗽といった呼吸器症状を呈する疾患である．もともとベースに鼻炎を有することが多くそれに伴い鼻副鼻腔炎と称されることが多くなっている．小児ではアレルギー性鼻炎や，アデノイドの状態，鼻副鼻腔の解剖学的異常の有無，そして集団保育，ウイルスや細菌感染といった外的因子が複雑に関与している．

　診断においては，小児の場合自ら症状を訴えることはほとんどない．保護者からの問診が重要であり，咳が主訴で来院する場合もある．鼻内をみるまえに口呼吸をしているかを観察することが重要である．小児の場合には前鼻鏡では所見が取りにくい場合が多く，細径のファイバースコープで中鼻道の状態，鼻腔と上咽頭にかけて分泌物の有無と性状を確認が可能であれば行う．咽頭の所見も重要であり，後鼻漏として，咽頭後壁に膿性鼻汁を認める場合は診断の補助になりうる．

　治療においてはマクロライド療法を行うことは小児でも有効であると思われる．ただし，ベースにアレルギー性鼻炎を合併する場合には成人同様に効果が乏しいといわれ，このような症例ではマクロライド単独よりも抗アレルギー薬の併用投与が適当である．また，可能であれば細菌，ウイルス量を減少させる目的で鼻洗浄を行うことも効果

表 2. アレルギー性鼻炎治療薬の小児の適応のある薬剤

	一般名(製品名)	小児の用法・用量	〔小児への投与〕に関する使用上の注意記載
第2世代抗ヒスタミン薬	エピナスチン塩酸塩(アレジオン®)	ドライシロップ1%: 小児1日1回 0.25〜0.5 mg/kg(増減) 3〜6歳　5〜10 mg 7歳以上　10〜20 mg	1. 低出生体重児, 新生児, 乳児に対する安全性は確立していない(低出生体重児, 新生児, 乳児には使用経験がない). 2. 小児気管支喘息に対する本剤の有効性および安全性は確立していない.
	エバスチン(エバステル®)	錠・OD錠 5 mg, 10 mg 7.5〜11歳　5 mg 12歳以上　10 mg を1日1回 (ただし 40 kg 未満の場合は1日1回5 mg)	低出生体重児, 新生児, 乳児または幼児に対する安全性は確立していない(使用経験が少ない).
	フェキソフェナジン塩酸塩(アレグラ®)	ドライシロップ5%: 6ヶ月〜2歳未満　1回 15 mg 2〜6歳　1回 30 mg 7〜11歳　1回 30 mg 12歳以上　1回 60 mg 錠30 mg, 60 mg, OD錠60 mg: 7〜11歳　1回 30 mg 12歳以上　1回 60 mg 1日2回(増減)	ドライシロップ5%: 低出生体重児, 新生児または6ヶ月未満の乳児に対する安全性は確立していない(使用経験がない). 錠30 mg, 60 mg, OD錠60 mg: 低出生体重児, 新生児, 乳児, 幼児に対する安全性は確立していない(使用経験が少ない).
	ロラタジン(クラリチン®)	ドライシロップ1%: 3〜6歳　1回 5 mg 7歳以上　1回 10 mg 錠・レディタブ錠 10 mg: 7歳以上　1回 10 mg 1日1回食後(増減)	3歳以上7歳未満の小児に対しては, ロラタジンドライシロップ1%を投与すること. 低出生体重児, 新生児, 乳児または3歳未満の幼児に対する安全性は確立していない(使用経験がない).
	セチリジン塩酸塩(ジルテック®)	錠:5 mg 7〜15歳未満　1回 5 mg ドライシロップ1.25%: 2〜6歳　1回 2.5 mg 7〜15歳未満　1回 5 mg 1日2回(朝食後・就寝前)	低出生体重児, 新生児, 乳児または2歳未満の幼児に対する安全性は確立していない(国内における使用経験が少ない).
	レボセチリジン塩酸塩(ザイザル®)	シロップ0.05%: 6ヶ月〜1歳未満　1回 2.5 ml 1日1回 1〜6歳　1回 2.5 ml 7〜14歳　1回 5 ml 1日2回(朝食後および就寝前) 錠5 mg: 7歳以上15歳未満　1回 2.5 mg 1日2回(朝食後および就寝前)	シロップ0.05%: 低出生体重児, 新生児または6ヶ月未満の乳児に対する安全性は確立していない(国内における使用経験はない). 錠5 mg: 低出生体重児, 新生児, 乳児または7歳未満の小児に対する安全性は確立していない(国内における使用経験はない).
	ベポタスチンベシル酸塩(タリオン®)	錠・OD錠 5 mg, 10 mg 7歳以上　1回 10 mg 1日2回	低出生体重児, 新生児, 乳児または幼児に対する安全性は確立していない(使用経験が少ない).
	オロパタジン塩酸塩(アレロック®)	錠・OD錠 2.5 mg, 5 mg: 7歳以上　1回 5 mg 顆粒0.5%: 2〜6歳　1回 2.5 mg 7歳以上　1回 5 mg 1日2回(朝・就寝前)	錠・OD錠 2.5 mg, 5 mg: 低出生体重児, 新生児, 乳児, 幼児に対する安全性は確立していない(使用経験が少ない). 顆粒0.5%: 低出生体重児, 新生児, 乳児または2歳未満の幼児に対する安全性は確立していない(使用経験が少ない).
	フェキソフェナジン塩酸塩／塩酸プソイドエフェドリン配合剤(ディレグラ®)	配合錠: 12歳以上の小児, 1回 2錠, 1日2回(朝・夕の空腹時)	低出生体重児, 新生児, 乳児または12歳未満の小児に対する有効性および安全性は確立していない(使用経験がない).
抗ロイコトリエン薬	プランルカスト水和物(オノン®)	ドライシロップ10%: 1日量 7 mg/kg を2回, 朝・夕食後 小児体重別標準1回投与量 12〜18 kg未満:50 mg 18〜25 kg未満:70 mg 25〜35 kg未満:100 mg 35〜45 kg未満:140 mg カプセル 112.5 mg:記載なし	低出生体重児, 新生児, 乳児に対する安全性は確立していない(低出生体重児, 新生児に対しては使用経験がなく, 乳児に対しては使用経験が少ない).

表 2. つづき

	一般名（製品名）	小児の用法・用量	〔小児への投与〕に関する使用上の注意記載
鼻噴霧用ステロイド薬	フルチカゾンプロピオン酸エステル（フルナーゼ®）	小児用フルナーゼ点鼻液 25 μg 56 噴霧用：1 回各鼻腔に 1 噴霧（25 μg）を 1 日 2 回	低出生体重児，新生児，乳児，または 4 歳以下の幼児に対する安全性は確立していない（低出生体重児，新生児，乳児に対しては使用経験がない．幼児に対しては使用経験が少ない）．
	モメタゾンフランカルボン酸エステル水和物（ナゾネックス®）	12 歳未満 各鼻腔に 1 噴霧（50 μg）を 1 日 1 回 12 歳以上 各鼻腔に 2 噴霧（100 μg）を 1 日 1 回	3 歳未満の幼児，乳児，新生児または低出生体重児に対する安全性は確立していない（国内における使用経験がない）．
	フルチカゾンフランカルボン酸エステル（アラミスト®）	点鼻液 27.5 μg 56 噴霧用：1 回各鼻腔に 1 噴霧（27.5 μg）を 1 日 1 回	低出生体重児，新生児，乳児または 2 歳未満の幼児に対する安全性は確立していない（国内における使用経験がない）．
経口ステロイド薬	ベタメタゾン，d-クロルフェニラミンマレイン酸塩配合剤（セレスタミン®）	シロップ：1 回 5 ml，1 日 1〜4 回（増減）	1．幼児・小児の発育抑制があらわれることがあるので，観察を十分に行い，異常が認められた場合には減量または投与を中止するなど適切な処置を行うこと．2．長期投与した場合，頭蓋内圧亢進症状があらわれることがある．

（2015 年 10 月現在）

的であり，先の報告[15]ではネブライザー療法は小児副鼻腔炎の 86％の施設で広く行われている治療法であり，適切な鼻処置とともに行うことにより効果をさらに高めることができるとされている[16]．

アデノイド増殖症

咽頭粘膜下には豊富なリンパ組織が存在し，口蓋扁桃，咽頭扁桃，耳管扁桃，舌根扁桃とリング状に並びこれらをまとめてワルダイエル咽頭輪と呼ばれる．咽頭扁桃自体をアデノイドと称する場合もあり，今回は病的な増殖をアデノイド増殖症とする．生下時は小さく，6〜7 歳をピークとするが感染や後鼻漏などの刺激により肥大する．成人ではみられない．症状として耳管閉塞による滲出性中耳炎や，後鼻腔閉鎖による鼻呼吸障害が起こり，いびきや無呼吸だけでなく，胸郭の変形などもみられる．「アデノイド様顔貌」は有名であり日中でも口が開いた状態を観察できる．また睡眠時無呼吸の睡眠中の体位，夜尿の有無，寝起きの悪さなどからも疑うべきである．

診断としては X 線検査側面像で上気道閉塞の程度を確認する（図 2）．またファイバースコープを用い，アデノイド増殖の有無を実際に確認することも重要である（図 3）．

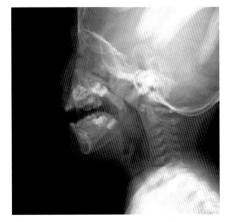

図 2. アデノイド X 線
側面でアデノイド増殖が認められる

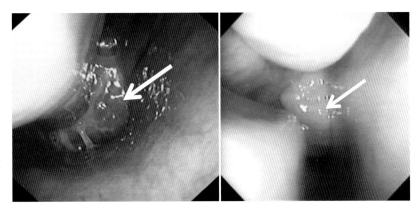

図 3.
アデノイド所見（内視鏡）
膿性後鼻漏があり，後鼻孔に
アデノイドが充満する

a | b

治療としては炎症に伴う場合には消炎効果を図ることが重要である．鼻噴霧用ステロイドを用いることにより，鼻閉症状のある小児，アデノイド増殖症には改善傾向があると報告している[17]．しかし，保存的治療には無効である場合には外科的処置としてアデノイド切除術を行う．施行する年齢においては議論のあるところであるが，成長障害や胸郭の変形など合併症がみられる可能性があるために，保存的治療無効例や症状がひどい場合には外科的処置を行うべきであると考える．

アデノイド増殖症はアレルギー疾患がある群では何もない群と比較して2.13倍起こしやすく，またタバコの曝露も1.66倍も引き起こしやすいと報告されている[18]．したがって，外科的切除を施行後も，アレルギー性鼻炎を有する場合や，家族内に喫煙がある場合には再増殖する可能性も十分保護者に説明をしておく必要がある．

まとめ

人体解剖学の教科書では，鼻は呼吸器系の最初に，口腔は消化器系の最初の項目に記載されている部分である．その点からも鼻呼吸障害により口呼吸を行うことは小児，成人でも悪影響が多いと考える．鼻呼吸障害は病態であり，その原因疾患までしっかり探索して治療方針をたてるべきであると考える．

参考文献

1) Konno A, Togawa K, Hoshino T：The effect of nasal obstruction in infancy and early childhood upon ventilation. Laryngoscope, **90**(4)：699-707, 1980.
2) Konno A, Hoshino T, Togawa K：Influence of upper airway obstruction by enlarged tonsils and adenoids upon recurrent infection of the lower airway in childhood. Laryngoscope, **90**(10 Pt 1)：1709-1716, 1980.
3) 千葉伸太郎：耳鼻咽喉科医が行うOSAの保存治療の意義．日耳鼻，**120**：698-706, 2017.
4) Rizzi M, Onorato J, Andreoli A, et al：Nasal resistances are useful in identifying children with severe obstructive sleep apnea before polysomnography. Int J Pediatr Otorhinolaryngol, **65**(1)：7-13, 2002.
5) Arens R, Sin S, Willen S, et al：Rhino-sinus involvement in children with obstructive sleep apnea syndrome. Pediatr Pulmonol, **45**(10)：993-998, 2010.
   Summary 54例の睡眠時無呼吸患児にMRIを施行し上顎洞，蝶形骨洞，乳突蜂巣，鼻中隔において健常児と比較し発育が不良である．
6) Kikuchi M：Orthodontic treatment in children to prevent sleep-disordered breathing in adulthood. Sleep Breath, **9**(4)：146-158, 2005.
7) Weissbach A, Leiberman A, Tarasiuk A, et al：Adenotonsilectomy improves enuresis in children with obstructive sleep apnea syndrome. Int J Pediatr Otorhinolaryngol, **70**：1351-1356, 2006.
   Summary 42人の睡眠時無呼吸児に対して治療により夜尿が改善するかを検討した．
8) 岩永耕一：夜尿症を呈した重症閉塞性睡眠時無呼吸症候群児の1症例．小児耳，**29**(3)：254-258, 2008.
9) O'Brien LM, Lucas NH, Felt BT, et al：Aggressive behavior, bullying, snoring, and sleepiness in schoolchildren. Sleep Med, **12**：652-658, 2011.
10) 濱本真一，兵 行義，藤崎倫也ほか：川崎医科大学耳鼻咽喉科における抗原感作率の検討（第11報）小児の吸入抗原感作率について．耳鼻咽喉科臨床 補，**149**：163-169, 2017.
11) 楠 隆，是松聖悟，原崎正士ほか：アレルギー外来受診小児における花粉抗原感作の実態．アレルギー，**48**(10)：1166-1171, 1999.
12) Osawa Y, Suzuki D, Ito Y, et al：Prevalence of inhaled antigen sensitization and nasal eosinophils in Japanese children under two years old. Int J Pediatr Otorhinolaryngol, **76**(2)：189-193, 2012.
   Summary 1歳6ヶ月健診の小児を対象にアレルギー抗原検査と鼻汁好酸球検査を行った．その結果ダニは7.9%の感作率であり，スギは1.2%の感作率であった．若年化の傾向が進んでいることが示された．
13) 鼻アレルギー診療ガイドライン作成委員会：鼻アレルギー診療ガイドライン―通年性鼻炎と花粉症―2016年度版（改訂第8版）：93-94, ライ

フ・サイエンス, 2016.
14) Pajno GB, Barberio G, De Luca F, et al：Prevention of new sensitizations in asthmatic children monosensitized to house dust mite by specific immunotherapy. A six-year follow-up study. Clin Exp Allergy, 31(9)：1392-1397, 2001.
 Summary ダニ単独感作の5〜8歳の子どもを対象にダニアレルゲン免疫療法を施行した結果6年後には多重感作になっている割合が，免疫療法を施行した群の方が有意に少なかった．
15) 間島雄一：慢性副鼻腔炎に対するエアロゾル療法. 日本医事新報, 4125：11-15, 2003.
16) 兵　行義：鼻副鼻腔疾患に対するネブライザー療法. 日耳鼻, 120(2)：147-148, 2017.
17) Chohan A, Lal A, Chohan K, et al：Systematic review and meta-analysis of randomized controlled trials on the role of mometasone in adenoid hypertrophy in children. Int J Pediatr Otorhinolaryngol, 79(10)：1599-1608, 2015.
18) Evcimik MF, Dogru M, Cirik AA：Adenoid hypertrophy in children with allergic disease and influential factors. Int J Pediatr Otorhinolaryngol, 79(5)：694-697, 2015.
 Summary 1,322人のアレルギー疾患のある子を対象にアデノイド肥大症の有無を検討した．その結果，アデノイド肥大症はアレルギーのないグループに比較して，12.4％と有意に多い結果となった．多変量解析でアデノイド増殖症の因子を検討するとアレルギー性鼻炎は存在することと家族内の喫煙が有意に高かった．

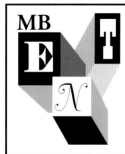

◆特集・耳鼻咽喉科における新生児・乳幼児・小児への投薬—update—

II. 症状から処方する薬物
3. 黄色い鼻水と咳がでる

森　恵莉*

Key words：急性鼻副鼻腔炎(acute rhinosinusitis)，膿性鼻漏(nasal discharge)，後鼻漏(post nasal drip)，咳嗽(cough)，薬剤耐性菌(medicine resistant bacteria)，内視鏡下鼻副鼻腔手術(endoscopic sinus surgery)

Abstract　小児鼻副鼻腔炎は日常診療において頻度の高い感染症の1つである．近年，薬剤耐性菌の増加に伴い，遷延化する例が大きな問題になってきている．耐性菌を作らないためにも，抗菌薬の乱用は避けるべきであり，重症度に応じた治療が求められる．治療としては，急性期か慢性期か，また重症度と体重を考慮して投薬を調整する．重症度は，鼻腔所見や全身状態にて判断をする．また，起炎菌と，耐性菌存在の有無を細菌学的検査にて確認することは治療選択のうえで重要であり，抗菌薬使用前に行われるべきである．小児に比較的多いとされている眼窩合併症や頭蓋合併症を疑う場合は，CTを施行すべきであり，また内視鏡下鼻副鼻腔手術(endoscopic sinus surgery)の適応を考慮しなくてはならず，迅速な判断が必要である．

はじめに

「黄色い鼻水」はすなわち膿性鼻漏を示す．膿性鼻漏の原因は主に細菌感染であり，色が濃く，粘稠で悪臭を伴うこともある．「咳」，すなわち咳嗽は，気道内の異物を痰とともに喀出するための生理的な生体防御反射の一種であるが，咳の源因は多岐にわたり，黄色い鼻水とともに出現するものとしては上気道感染に伴う鼻副鼻腔炎が原因であることが多い．

小児においては，鼻漏と咳嗽をきたす鼻副鼻腔疾患の頻度は高い．その多くがライノウイルス・パラインフルエンザウイルス・インフルエンザウイルスなどのウイルス性上気道炎である．その後，副鼻腔で細菌感染が生じると，膿性鼻漏や鼻閉，発赤や発熱，頭痛をきたし，急性鼻副鼻腔炎となる．しかし，細菌感染とウイルス感染は症状，所見ともにオーバーラップする部分が少なからず存在するため，鑑別は難しく，臨床研究においても抗菌薬の有効性を証明するのが容易ではない．ただし，小児の急性鼻副鼻腔炎は，遷延化した場合は患児のQOLを著しく損ない，悪化すると頭蓋内合併症や眼窩内合併症をきたすため，適切な治療が行われるべきである．

臨床現場では，診断や治療方針には小児科医と耳鼻科医とで若干の差が存在している．2013年に米国小児科学会より改訂されたガイドライン[1]では，急性鼻副鼻腔炎の診断としては①鼻漏または日中咳嗽が10日以上持続(10-day mark)，②症状が一旦改善した後，発熱・日中咳嗽・鼻漏が再増悪または新規に出現，③39℃以上の発熱と膿性鼻漏，のいずれかで診断するとされている．しかしながら，耳鼻科医としては，小児のQOL改善と中耳炎発症予防のために，早期治療介入により早期改善が期待できる例が少なからず含まれていることを経験的に知っている．患者の臨床所見と経過を基に，細菌感染を見極め，適切な診断と抗菌薬の使用により，遷延化や難治化を予防する

---

* Mori Eri, 〒105-8461　東京都港区西新橋3-25-8　東京慈恵会医科大学附属病院耳鼻咽喉科，講師

必要がある．そのため，米国小児科学会と日本鼻科学会とは若干の見解の違いがある．

本稿では日本鼻科学会により作成された「急性鼻副鼻腔診療ガイドライン[2)3)]（以下，ガイドライン）」に基づいて，小児の急性鼻副鼻腔炎の治療について解説する．

小児の急性鼻副鼻腔炎の特徴

小児の急性鼻副鼻腔炎はウイルス感染が発端となり，細菌感染へと移行することが多い．鼻閉，鼻漏，後鼻漏，咳嗽といった呼吸器症状を呈し，口臭や嗅覚減退がみられることもある．顔面痛や頭痛は稀ではあるが，その有無は重症度の目安となる．成人と異なり，訴えが乏しいため，薬剤耐性の危険因子となる保育園児，2歳未満の低年齢，感染の反復例，1ヶ月以内の抗菌薬投与，免疫不全などの合併症をしっかり確認する．

小児急性副鼻腔炎の検出菌と抗菌薬感受性について

日本の小児の鼻汁は肺炎球菌，インフルエンザ菌，モラキセラ・カタラーリスが主な検出菌である．2015年に報告された第5回耳鼻咽喉科領域感染症臨床分離菌全国サーベイランス結果[4)]から，薬剤耐性菌は急増しており，肺炎球菌についてはペニシリン耐性株であるPRSP（Penicillin resistant *Streptococcus pneumoniae*：ペニシリン耐性肺炎球菌）とPISP（Penicillin intermediately resistant *Streptococcus pneumoniae*：ペニシリン軽度耐性肺炎球菌）が，約5割を呈している．また，マクロライド耐性株であるMRSP（Macrolide resistant *Streptococcus pneumoniae*：マクロライド耐性肺炎球菌）とMISP（Macrolide intermediately resistant *Streptococcus pneumoniae*：マクロライド軽度耐性肺炎球菌）は8割程度認められ，年齢別にみると低年齢ほど耐性菌の比率が高い．そのため，ペニシリンアレルギーでマクロライド系が使用されることもあるが，耐性化が進んでおり，除菌効果は期待できない．

一方で，インフルエンザ菌については，

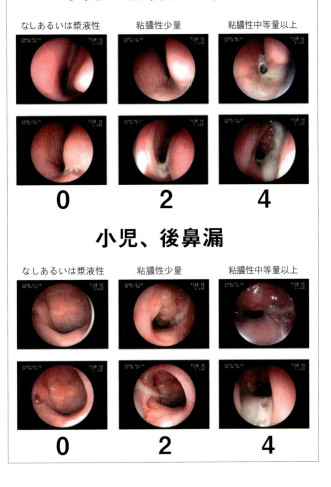

表1．小児のスコアリングと重症度分類

BLNAR（β-lactamase non-producing ampicillin resistant：β-ラクタマーゼ非産生アンピシリン耐性）とBLPAR（β-lactamase producing ampicillin resistant：β-ラクタマーゼ産生アンピシリン耐性）で5割ほどを占めており，抗菌薬治療に抵抗性を示す症例が多い．耐性菌を作らないためにも，抗菌薬の乱用は避けるべきであり，重症度に応じた治療が求められる．なお，特に2歳以下の乳幼児では他の年齢に比較し，耐性菌が高率に検出され

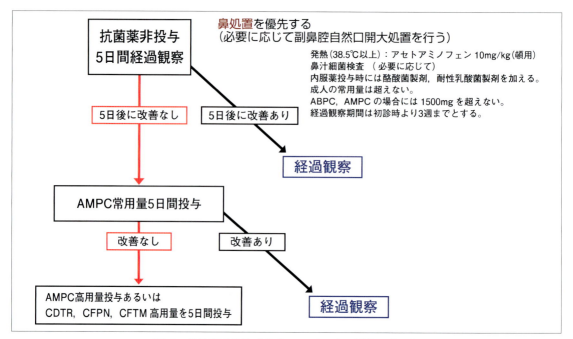

図 1. 急性鼻副鼻腔炎治療アルゴリズム（小児・軽症）

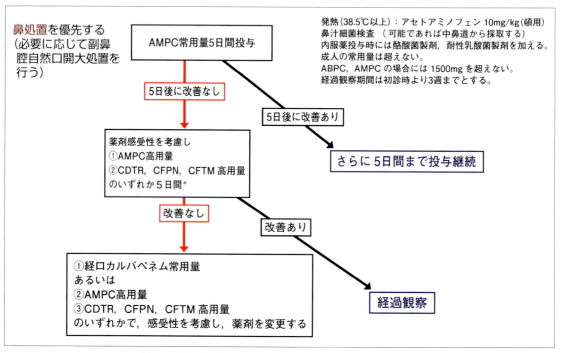

図 2. 急性鼻副鼻腔炎治療アルゴリズム（小児・中等症）

るため，より重症と考えて治療にあたる必要がある．

肺炎球菌迅速検査キット（ラピラン HS®）は保険適用となり，起因菌診断に有用である．2 歳未満で，集団保育児において肺炎球菌キットが陽性であれば薬剤耐性肺炎球菌を，陰性であれば薬剤耐性インフルエンザ菌を想定した抗菌薬を選択することが望ましい．

画像診断

単純撮影（Waters 法）が行われることが多いが，通常の上気道炎でも上顎洞に陰影を認めるた

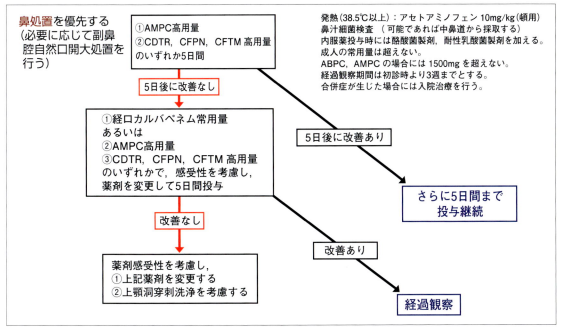

図 3. 急性鼻副鼻腔炎治療アルゴリズム（小児・重症）

め，治療方針決定の材料とはならない．重症例や眼窩・頭蓋内合併症例にはCTを施行する．

重症度の判定

小児においては，副鼻腔の発達も不十分であり，また鼻鏡や内視鏡における評価が特に幼小児では困難である．そのため，ガイドラインでは臨床症状と鼻腔所見のみから重症度を定めている．すなわち，臨床症状としては鼻漏や不機嫌・湿性咳嗽と，鼻汁・後鼻漏の鼻腔所見である（表1）．

使用推奨薬剤

肺炎球菌に対しては，AMPCやセフェム系のCDTR-PI, CFPN-PI, CFTM-PIの抗菌活性が高い．インフルエンザ菌に対しては，ペニシリン感受性は低下しているが，CDTR-PIは高い．CVA/AMPCは，BLPARやβラクタマーゼ産生性のモラクセラカタラーリスに対する抗菌活性に優れている．

治療法の流れ

ガイドラインでは，鼻腔所見と臨床症状を点数化し，軽症・中等症・重症に分類して治療のアルゴリズムが作成されている（図1～3）．初回診察時に中鼻道からの細菌検査を行い，鼻汁の吸引と自然口開大処置などの鼻処置を行う．軽症例では抗菌薬を投与せず，鼻処置と去痰薬などで対応する．中等症以上では，鼻処置と副鼻腔自然口開大処置とともに抗菌薬の投与を行い，5日間で改善が認められない場合は，細菌検査の結果から感受性に応じた抗菌薬へ変更する．第一選択薬としてはペニシリン系のAMPC, ABPCを投与し，効果が認められない場合には，高用量やセフェム系抗菌薬の高用量を選択する（通常量の1.5～2倍）．それでも症状に改善がみられない場合，経口カルバペネム系抗菌薬を考慮する．

生活指導

鼻吸引については授乳や食事の度に，また風呂上がりや眠前にも行うよう指導する．

合併症とその対策

急性副鼻腔炎の合併症として，眼窩内合併症（眼窩蜂窩織炎・眼窩骨膜下膿瘍），頭蓋内合併症（硬膜下膿瘍・硬膜外膿瘍・髄膜炎・脳膿瘍・海綿静脈洞血栓症）やPott's puffy tumor（前頭骨膜下膿瘍）は小児に多いといわれている．特に男子が女子に比べて合併症を発生する確率が高い．眼窩骨

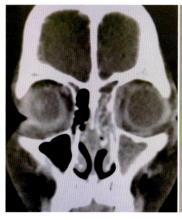
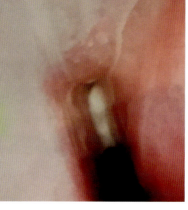

図 4.
術前 CT. 左鼻内所見

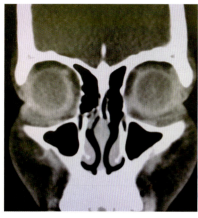
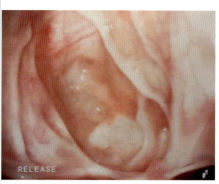

図 5.
術後副鼻腔 CT. 左篩骨洞内所見

膜下膿瘍の形成や，視力障害が出現するようなら，眼科医による評価を行い，早期の副鼻腔手術および眼窩減圧手術を施行すべきである．硬膜外膿瘍をきたした場合の多くは，頭蓋内手術と副鼻腔手術を同時に行う適応となる．以下に，当科で眼窩合併症をきたした症例を提示する．

症例提示

12歳，女児．37℃台の発熱・鼻汁が出現し，感冒と診断され前医小児科にて対症療法を施行された．2日後に左眼瞼腫脹，眼痛出現し再度前医受診した．蜂窩織炎の診断で CFPN-PI を処方された．その後，眼周囲の腫脹増悪し，開眼不能になり当院小児科へ紹介受診した．小児科にて CT が施行され，眼窩骨膜下膿瘍，副鼻腔炎を指摘され，当科受診となった．重症の急性副鼻腔炎に伴う眼窩骨膜下膿瘍と診断し，同日緊急にて内視鏡下鼻副鼻腔手術にて排膿を施行した．術中所見上，炎症が強く，やや出血を認めた．篩骨洞と前頭洞には浮腫状粘膜を認め，上顎洞には膿汁の貯留を認めた．眼窩内側壁を一部穿破し，骨膜下腔からの排膿を確認した．骨膜下腔を，生理食塩水にて洗浄を行って，ソーブサン®を挿入して手術終了とした．術後の抗菌薬は SBT/ABPC，150 mg/kg を1日量として使用し，1週間で経過良好で退院となった．なお，細菌検査の結果は negative であった．術前後の副鼻腔 CT 所見と鼻内所見を示す（図4，5）．本症例のように，抗菌薬の投与開始前に細菌学的検査を行わないと，明らかに細菌感染であるにもかかわらず，偽陰性となってしまうことがある．治療に難渋する場合も考慮し，抗菌薬使用前には，細菌検査をルーチンで行っておくべきであると考える．

おわりに

米国と日本においては若干耐性菌事情が異なるうえ，医療事情も異なるため，単純比較はできない．しかしながら，昨今耐性菌増加が問題視され，

広域抗菌薬使用や，漠然と抗菌薬を処方することは，医療費増大とさらなる薬剤耐性菌を生み出す．耐性菌を作らないためにも，安易な抗菌薬の乱用は避けるべきであり，重症度に応じた治療が求められる．

参考文献

1) Wald ER, Applegate KE, Bordley C, et al：Clinical practice guideline for the diagnosis and management of acute bacterial sinusitis in children aged 1 to 18 years. Pediatrics, **132**：262-280, 2013.
   Summary 合併症のない急性細菌性副鼻腔炎に画像評価は必要ない．処置前3日間悪化傾向であれば，治療を開始するのも選択肢のひとつである．という点を前回発刊のガイドライン(2001年)に追記した．
2) 日本鼻科学会，急性鼻副鼻腔炎診療ガイドライン作成委員会：急性鼻副鼻腔炎診療ガイドライン．日鼻誌, **49**(2)：51-153, 2010.
3) 日本鼻科学会，急性鼻副鼻腔炎診療ガイドライン作成委員会：急性鼻副鼻腔炎診療ガイドライン2010年版追補版．日鼻誌, **53**(2)：27-84, 2014.
4) 鈴木健二，黒野祐一，池田勝久ほか：第5回耳鼻咽喉科領域感染症臨床分離菌全国サーベイランス結果報告．日本耳鼻咽喉科感染症・エアロゾル学会会誌, **3**(1)：5-19, 2015.

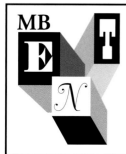

◆特集・耳鼻咽喉科における新生児・乳幼児・小児への投薬—update—

II. 症状から処方する薬物
4. 下痢や便秘

清水泰岳*

Key words: 下痢(diarrhea), ウイルス性腸炎(viral gastroenteritis), 細菌性腸炎(bacterial enteritis), 抗菌薬関連下痢症(antibiotic-associated diarrhea), 便秘(constipation)

Abstract 小児の下痢患者の診療では，まず全身状態の評価と生命を脅かしうる疾患を除外する．ウイルス性腸炎は自然軽快することが多く，経口補液療法による急性期の脱水予防が重要である．細菌性腸炎を疑う場合は便培養を採取するが，抗菌薬を必要とすることは必ずしも多くない．小児では中耳炎や気道感染症に対し抗菌薬が処方されることも少なくないが，抗菌薬関連下痢症を高頻度に合併するため，濫用は慎むべきである．2週間以上下痢が遷延する場合は慢性下痢として精査が求められる．

一方，小児の便秘では，3ヶ月未満で慢性便秘を発症したもの，体重減少・体重増加不良，食欲不振，腹部膨満，発達遅延や排尿障害を伴うものでは，器質性便秘の除外が必要である．器質的疾患によらない機能性便秘では，便秘の悪循環を理解し，適切な治療により，負の連鎖を断ち切ることが重要である．

小児の下痢

下痢は，便中の水分量が増加し，便量・便回数が増加した状態である．絶対的な下痢の定義というものは存在しないが，1つの目安として，「便回数が1日3回以上か，通常よりも増加した状態」または「乳児では10g/kg/day以上，幼児以降では200g/day以上の便量を認める場合」などに下痢とみなされる．

小児の下痢患者の診療

1. 全身状態の評価

下痢を生じる病態は多彩であるが，いずれの場合も，まず，全身状態，呼吸・循環の評価を行う．ショックと判断したら，酸素投与，静脈路確保のうえ，急速輸液を行い，電解質や血糖値の評価と補正を行うことが重要である．表1に小児のバイタルサインの基準値を示す[1]．

2. 生命を脅かしうる疾患の除外

全身状態の評価とともに生命を脅かしうる疾患の除外を念頭におき診察を進める．全身状態不良や重度の脱水，低栄養，5%以上の体重減少，強い腹痛，血便などを認める場合には，特に注意が必要であり，この場合は，安易に投薬を行わず，小児科医による精査・加療が望ましい．下痢をきたす疾患のうち，特に生命を脅かしうるものを表2に示す[2]．

腸重積は乳幼児期に発症する急性腹症の1つで，口側の腸管が肛門側腸管に嵌入し，腸閉塞をきたす疾患である．古典的な三徴は，間歇的啼泣・不機嫌・腹痛，イチゴゼリー状の血便，嘔吐とされるが，三徴がすべて揃わない症例も少なくない．ウイルス性胃腸炎が先行する症例やポリオやロタウイルスワクチン接種後に発症する症例もあるため，主訴が下痢であっても，症状・経過から疑われた場合には，浣腸によるイチゴゼリー状の血便

---

* Shimizu Hirotaka, 〒157-8535 東京都世田谷区大蔵2-10-1 国立成育医療研究センター消化器科

表 1. バイタルサインの基準値

<心拍数>

心拍数	正常範囲	<1 SD	1~2 SD	>2 SD
0~3ヶ月	90~180	180~205	205~230	>230
3~6ヶ月	80~160	160~180	180~210	>210
6~12ヶ月	80~140	140~160	160~180	>180
1~3歳	75~130	130~145	145~165	>165
6歳	70~110	110~125	125~140	>140
12歳	60~90	90~105	105~120	>120

<呼吸数>

呼吸数	正常範囲	<1 SD	1~2 SD	>2 SD
0~3ヶ月	30~60	60~70	70~80	>80
3~6ヶ月	30~60	60~70	70~80	>80
6~12ヶ月	25~45	45~55	55~60	>60
1~3歳	20~30	30~35	35~40	>40
6歳	16~24	24~28	28~32	>32
10歳	14~20	20~24	24~26	>26

<低血圧の定義>

満期産新生児	<60 mmHg
乳児	<70 mmHg
1~10歳	<70+(年齢×2)mmHg
10歳以降	<90 mmHg

の確認, さらには腹部エコーによる重積腸管の確認が望まれる. 治療は造影剤や空気の注腸による非観血的整復術が行われる. 診断の遅れは整復率の低下や腸管穿孔に繋がる恐れもあるため, 早期の診断・治療が望まれる.

急性虫垂炎も急性腹症をきたす代表的疾患であるが, 小児では症状が非典型的で診断が難しい症例があること, 成人よりも進行が早く, 穿孔し腹膜炎をきたす恐れがあるので注意が必要である. 好発年齢は幼児期~学童期以降で乳児期にはほとんどみられない. 典型的な症状は腹痛, 発熱, 食思不振, 嘔吐などだが, 膿瘍を形成した場合には, 腸管刺激による下痢を訴えることがある. 虫垂炎を疑った場合には, 血液検査, 腹部超音波検査, 腹部CTなどによる画像検査を行う.

その他, ヒルシュスプルング病や炎症性腸疾患により中毒性巨大結腸症を呈している場合にも, 緊急手術の適応となるため, 注意が必要である. 日常診療で最も頻度が高い感染性腸炎については, 後述する.

3. 小児期に下痢を生じる病態

全身状態が保たれている場合には, 便の性状(軟便, 泥状便, 水様便), 便回数, 夜間排便の有無, 血便の有無, 経過, 随伴症状(発熱, 腹痛, 嘔吐), 感染性疾患の接触の有無などを聴取し, 身体所見, 必要に応じて血液検査や便中抗原の迅速検査などから病態を推測する. 鑑別の際には, 下痢の持続期間により急性下痢症と慢性下痢症(一般に2週間以上持続するものと定義される)に分けて考えると考えやすい.

1) 急性下痢症

急性下痢症は, 2週程度で治癒するもので, 一般臨床では, 腸管感染による下痢が大部分を占める.

(1) ウイルス性胃腸炎

小児期の急性下痢症の原因としては, ウイルス性胃腸炎(ノロウイルス, ロタウイルス, アデノウイルス, エンテロウイルスなど)が代表的である. 体重の10%を超えるような重度の脱水でなければ, まずは経口補液療法(ORT)を行う(表3). 下痢や嘔吐の際には電解質も失われるので, 水, 白湯, お茶などよりも, 適量の電解質と糖質を含んだ経口補水液(ORS), ソリタT2顆粒®やOS-1®などが望ましい. 市販のスポーツ飲料はこれらよりも電解質濃度が低く不十分であり, ジュースは糖分が多いため, 浸透圧性の下痢をきたす恐れも

表 2. 下痢をきたす疾患のうち特に生命を脅かしうるもの

- ・腸重積
- ・急性虫垂炎
- ・ヒルシュスプルング病(中毒性巨大結腸を伴う)
- ・炎症性腸疾患(中毒性巨大結腸を伴う)
- ・溶血性尿毒症症候群(HUS)
- ・サルモネラ腸炎(新生児, 免疫不全状態の患児で菌血症を伴う場合)
- ・偽膜性腸炎

(文献2より)

表 3. 経口補液療法 ORT

	軽度脱水	中等度脱水
最初の 1 時間	20 ml/kg	20 ml/kg
次の 6〜8 時間	10 ml/kg/h	15〜20 ml/kg/h

<ORT の禁忌>
- 少量頻回摂取をしても嘔吐が遷延する場合
- 下痢や易刺激性が増悪する場合
- 昏睡状態の場合
- 消化管イレウスの場合

ある.ORS は,小腸の Na^+-ブドウ糖共輸送機構(sodium-glucose transporter 1;SGLT1)を介して,Na^+,ブドウ糖,水が能動的に吸収されるように最適化されている.

体重の 10% 以上の脱水を認める場合,嘔吐などのため ORT ができない場合では,輸液療法を行う.ウイルス性腸炎は,これらの治療により脱水症を防ぐことができれば,一般に self-limiting な経過を取り,特に投薬などの治療は必須ではない.経験的にプロバイオティクス製剤が使用されることが多い.Szajewska らは,2001 年に乳児〜幼児の急性感染性腸炎の治療および予防におけるプロバイオティクスの効果についてのシステマティックレビューを報告した[3].それによるとプロバイオティクス群はプラセボ群に比べて 3 日以上持続する下痢のリスクを有意に減少させ,特にロタウイルス胃腸炎における下痢を減少させたとしている.

(2) 細菌性腸炎

細菌性腸炎の起炎菌としては,キャンピロバクター,サルモネラ,腸管出血性大腸菌(EHEC),エルシニア,赤痢菌,腸炎ビブリオ,黄色ブドウ球菌などが代表的で,一般に,重篤感が強く,粘液便や血便を伴うことが多い.

細菌性腸炎であっても,抗菌薬は特に軽症例では原則として必要でない.実臨床では血便などから細菌性腸炎が疑われた場合には,経験的治療としてホスホマイシン(FOM)などが投与されることもある.しかし,不用意な抗菌薬投与が,便培養による病原菌の同定を遅らせたり,例えば,サルモネラ菌では排菌期間を延長させてしまう恐れもあることなどには十分に留意し,抗菌薬は安易には使用せず,開始する場合には必ず便培養を提出するべきである.以下に,小児期に好発する代表的な細菌性腸炎について概説する.

① 腸管出血性大腸菌(EHEC)

腸管出血性大腸菌(EHEC)はベロ毒素を産生する大腸菌で,菌体抗原(O 抗原)に対する血清型では O157,O26,O103,O111 などが知られている.ベロ毒素は血管内皮細胞や尿細管細胞に親和性が高く,細胞毒性により細胞死を惹き起こす.EHEC はヒトへの病原性が強く,1,000 個程度の少ない菌数で下痢症を発症させる.特に,O157:H7 は感染性が強く,50〜100 個の菌数でも下痢症を発症させるため,毎年のように集団発症事例が報告されている.EHEC を経口摂取した人の 40〜70% 程度が,感染 3〜7 日後に大量の鮮血便と強い腹痛で発症する.約 1/3 で発熱を伴い,約 5〜10% 程度で溶血性尿毒症症候群(hemolytic uremic syndrome;HUS)を発症する.HUS は下痢発症から 1 週間程度で,溶血性貧血(破砕赤血球を伴い Hb 10 g/gl 未満),血小板減少(15 万/μl 未満),急性腎障害(血清クレアチニン値が年齢・性別基準値の 1.5 倍以上)を三徴として発症し,20〜60% の患者が透析療法を要し,1/4〜1/3 は何らかの中枢神経症状を呈し,2〜5% は死亡するとされる.特に 5 歳未満は HUS のハイリスク群である.HUS の初期には,血小板減少,溶血,消化管由来の LDH の上昇がみられ,腹部超音波検査で消化管壁の強い浮腫がみられる.これらを認めた場合は,透析を含む集学的治療が可能な医療機関での早期加療が望ましい[5].

小児 EHEC 感染患者に対する治療は保存的治療が中心である.米国では,抗菌薬投与は明確な利点がなく,むしろ HUS 発症のリスク因子であるとして推奨されていない.一方,本邦の EHEC の集団感染の際の後方視的研究で,抗菌薬(ホスホマイシン;FOM)が早期(特に 2 日以内)に使用された群で,未使用群に比べて HUS の発症率が低かったことが報告された.このように EHEC の抗菌薬の適応については議論の余地がある.

② キャンピロバクター

キャンピロバクター（Campylobacter jejuni, Campylobacter coli）は，鳥類，野生動物の腸管内に保菌されている．そのため，生焼けの鶏肉，未殺菌の牛乳，山の湧き水，汚染食品を介して，感染することが多い．一般に，発熱，頭痛，倦怠感，筋肉痛などのインフルエンザ様症状で発症し，嘔気，水様下痢，腹痛がみられる．下痢には粘液や血液が混じることも多い．健常児では，1週間程度で自然回復することが多く，抗菌薬治療は必須ではない．高熱，強い腹痛，血便を呈する重症例や，持続性・再発性経過を示しうる免疫不全状態にある患児では，抗菌薬（マクロライド系抗菌薬が第一選択）を考慮する．

③ サルモネラ

サルモネラは汚染した食肉，鶏卵，ウナギなどの食品の摂取やミドリガメなどのペットの接触で感染する．1998年に食品衛生法が改正されガイドライン策定などの予防対策を行った結果，サルモネラ食中毒の発生件数は，2000年以降は激減している．

サルモネラ腸炎は，6～72時間の潜伏期を経て，嘔気，嘔吐，下痢で発症し，時に粘血便を伴う．テネスムス，仙痛，高熱を伴うが，3～7日で自然軽快する．ただし，症状消失後もサルモネラ菌の排菌は1ヶ月程度持続する．また，菌血症や局所感染症（髄膜炎，骨髄炎，関節炎，心内膜炎，血管炎，腎膿瘍など）を合併することがある．乳児では30～50％に菌血症がみられたとの報告もあるため，血液培養も提出する．

サルモネラ腸炎に対する治療は，ORTが中心となる．抗菌薬（βラクタム系，アジスロマイシン，ST合剤など）は，排菌期間を逆に延長するため，軽症患者や無症状キャリアには推奨されない．例外として，生後3ヶ月未満の乳児や細胞性免疫が低下している患者，股関節炎などの腸管外合併症を併発している場合などでは，成人ではニューキノロン系抗菌薬（ノルフロキサシン），小児ではホスホマイシンが使用されることがある．

＜細菌性腸炎への処方例＞

■重症，重症化の恐れのある細菌性腸炎
・ホスホマイシン（ホスミシン®）　40～120 mg/kg/day，分3
・シプロフロキサシン（シプロキサン®）　20～30 mg/kg/day（Max 1.5 g/day），分2

■キャンピロバクター腸炎
・エリスロマイシン（エリスロシン®）　40 mg/kg/day，分4
・クラリスロマイシン（クラリス®）　10～15 mg/kg/day，分2

■サルモネラの腸管外感染症（血流感染など）
・セフォタキシム（セフォタックス®）
・セフトリアキソン（ロセフィン®）

なお，従来，対症療法として頻用されていた止瀉薬（ロペラミド塩酸塩），収斂薬（タンニン酸アルブミン），吸着薬（天然ケイ酸アルミニウム），鎮痙剤（ブチルスコポラミン臭化物）などには，確立されたエビデンスはなく，菌や有害物質を体外に排泄しようとする生体防御反応である下痢に逆行し，これらの排泄を遅延させる恐れもあるため，急性下痢症の診療では，あまり使用されなくなっている．

(3) 腸管外感染症による下痢

中耳炎や尿路感染症などの腸管外感染症でも下痢を生じうる．例えば，中耳炎では，一般に，発熱，耳痛，頭痛，易刺激性，鼓膜の膨隆，難聴などがみられるが，特に乳児では下痢や嘔吐のみを訴えて受診することがある．また，尿路感染症でも，下痢や発熱が唯一の症状で，排尿困難や尿意切迫や頻尿などの一般的な尿路感染症を示唆する症状を訴えないこともある．これらの場合には，原疾患に対する治療を行う．

(4) 抗菌薬関連下痢症

小児は急性中耳炎や上気道炎に罹患する頻度が高く，実臨床では，これらに対して抗菌薬が処方されることも少なくない．しかし，抗菌薬を処方された小児の11～40％に抗菌薬関連下痢症がみられるとの報告もある．なぜ抗菌薬投与により下

痢を生じるのか，正確なメカニズムは解明されていないが，一般に，抗菌薬の投与により腸内細菌叢が乱れ，病原性を有する細菌が増加することが関与していると考えられている．

抗菌薬関連下痢症を生じやすい薬剤として，ペニシリン，アモキシシリン，アモキシシリンクラブラン酸カリウム，セフェム系，クリンダマイシンなど，耳鼻科の日常診療においても頻用される薬剤が挙げられている．特に，セフェム系抗菌薬・マクロライド系抗菌薬は，腸管吸収率が低く，インタビューフォームで公表されている最高血中濃度は 2 μg/ml 以下である．この濃度では MIC 1 μg/ml 以上の肺炎球菌やインフルエンザ桿菌には効果が期待できない．むしろ低い血中濃度での長期投与は耐性菌を誘導する恐れもあるため，注意が必要である．軽症急性中耳炎の大半は自然治癒するため，重症度と経過を考慮して，抗菌薬の適応を検討する必要がある．

抗菌薬投与により，腸管内に定着している *Clostridium difficile* が増殖し，毒素を産生すると，腸管炎症や偽膜形成を惹き起こし，水様〜粘液性の下痢，発熱などを生じる(偽膜性腸炎)．抗菌薬使用中・使用後の下痢・粘液便では常にその可能性を疑い，便中 CD toxin 検査と *C. difficile* を目的菌に含めての便培養を提出する．CD toxin は失活しやすいため，偽陰性を避けるため排泄後 2 時間以内の新鮮便で検査することが推奨される．

なお，新生児〜乳児期には無症状の保菌者も少なくない．偶然便培養で *C. difficile* が検出されても下痢などの症状がなければ治療の必要はない．

抗菌薬関連下痢症に対しても，経験的にプロバイオティクス製剤が使用されてきた．Szajewska らによるメタアナリシスでは，プロバイオティクスは，抗菌薬関連下痢症のリスクを 28.5% から 11.9% に減少させたと報告しており[5]，Sazawal らも抗菌薬関連下痢症のリスクを 52% 減少させたと報告し，また特に菌種による差はみられなかったとしている[6]．

C. difficile 腸炎と診断した場合には，先行投与していた抗菌薬をできる限り中止し，*C. difficile* をカバーする経口抗菌薬(メトロニダゾール，バンコマイシン)を内服する．

＜偽膜性腸炎への処方例＞

■軽症(発熱なし)

・メトロニダゾール(フラジール®)　30 mg/kg/day(Max 2 g/day)，分 4，10 日間以上

■重症(発熱，腹痛あり)

・バンコマイシン(内服)　40 mg/kg/day(Max 500 mg/day)，分 4，10 日間以上

(5) 食物アレルギーによる下痢

即時型は主として IgE が関与し，抗原摂取後，数分〜6 時間以内に発症する．一方，遅延型は，細胞性免疫が関与し，抗原摂取後 24〜48 時間で発症する．絨毛萎縮などの粘膜障害をきたし，食物過敏性腸炎・腸症をきたす恐れがある．治療は原因食物の除去が基本である．

2) 慢性下痢症

下痢が 2 週間以上持続する場合は慢性下痢症として分類される．慢性下痢症の原疾患を鑑別するうえで，まず，その下痢が分泌性下痢なのか浸透圧性下痢なのかを考えることは有用である．浸透圧性下痢では食事制限により一定の症状改善が認められるが，分泌性下痢では，食事制限にもかかわらず下痢が持続する．便中の電解質(Na，K，Cl)や pH の測定が実施可能であれば，より客観的な評価が可能である．便 Osmotic Gap(OG)は，290−(便 Na＋便 K)で求められ，浸透圧性の下痢の診断に有用である(表 4)．

(1) 浸透圧性下痢

浸透圧性下痢は何らかの理由で，腸管内に溶質が蓄積し，浸透圧較差によって腸管内に水が引き込まれて下痢を生じるものである．下剤などの非吸収性溶質の摂取によって生じる下痢もこれにあたるが，日常臨床でしばしば問題となるのは二次性乳糖不耐症である．これはロタウイルスなどの感染性腸炎に伴い小腸粘膜が傷害されることにより，絨毛の上皮細胞からの乳糖分解酵素の分泌が

表 4. 浸透圧性下痢と分泌性下痢の鑑別

	浸透圧性下痢	分泌性下痢
便 Na	＜70 mEq/l	＞70 mEq/l
Osmotic Gap(OG)	＞100 mOsm/l	＜100 mOsm/l
24 時間の絶食	下痢が軽快	不変
代表的疾患	二次性乳糖不耐症 先天性グルコース・ガラクトース吸収不全症 非吸収性溶質摂取(下剤)	細菌毒素(コレラ，赤痢，大腸菌) VIP 産生腫瘍 Zollinger-Ellison 症候群 偽膜性腸炎(C difficile 腸炎) 先天性 Cl 下痢症など

低下し，二糖類である乳糖を分解できなくなることで，腸管管腔内の浸透圧が上昇し下痢を生じるものである．乳糖は腸内細菌により分解され，水素ガスやメタン，有機酸が産生され，腹部膨満や腹痛の原因にもなる．治療としては，乳児であれば乳糖除去ミルク(ノンラクト®)の使用，もしくは，乳糖分解酵素製剤(ミルラクト®)の使用である．乳糖分解酵素製剤は，通常，母乳栄養の場合は，哺乳途中で 1 回 0.25～0.5 g を微温湯に溶いて与える．食餌の場合は摂取乳糖 10 g に対して，1 g を食餌とともに服用させる．

さらに，ウイルス性胃腸炎罹患後には，小腸粘膜の絨毛萎縮，陰窩の増殖，炎症細胞浸潤などに伴い，電解質の吸収不全，分泌亢進が生じうる．また，小腸の消化吸収能の低下，腸管上皮細胞の tight junction の破綻などの腸管バリア機能の低下により，蛋白抗原が腸管粘膜内に侵入し，アレルギー性胃腸症を合併することもある(腸炎後症候群)．血便や蕁麻疹などのアレルギー症状を伴う場合は，抗原性の強い卵や乳の除去が有効な場合がある．ミルクを哺乳している児では，乳蛋白加水分解乳(MA-mi®など)を使用する．

(2) 分泌性下痢

通常は，水や電解質の大部分は，小腸の絨毛上皮細胞から吸収されるため，便中にはほとんど排泄されない．しかし，小腸粘膜が障害され，絨毛上皮細胞から水・電解質の吸収低下や陰窩からの分泌が亢進すると，水様便中に大量の電解質が失われるようになる．

慢性下痢をきたす病態は，先天異常(先天性クロール下痢症など)，免疫異常(好酸球性胃腸炎，炎症性腸疾患など)，内分泌疾患(Zollinger-Ellison 症候群，VIP 産生腫瘍など)，形態異常(短腸症候群，リンパ管拡張症など)など，実に多岐にわたる．一般的な治療に反応せず症状が遷延する場合，血便，持続する体重減少，全身状態不良の場合などでは，これらの鑑別のための精査が求められる．

4．下痢に対する投薬

下痢患者の診療においては，冒頭に記した全身状態の安定化と生命を脅かしうる疾患の除外が最優先である．急性下痢症の大部分は自然軽快するため，全身状態が安定していれば，特別な薬物治療を必要としないことも多い．頻回な下痢，夜間就眠困難を伴う下痢，腹痛を伴う下痢などが QOL の低下につながる場合には，対照的に薬物治療を行うこともあるが，止痢剤(塩酸ロペラミド，タンニン酸アルブミン，ベルベリン)は，細菌性腸炎や出血性腸炎では禁忌であり，さらに電解質異常や便秘，腸内細菌の異常増殖(bacterial overgrowth)につながる恐れもあるため，病態を推測しながら，必要最低限の短期投与にとどめるようにする．

小児の便秘

1．便秘の定義

排便回数の減少や硬い便を認め，排便に苦痛を伴う場合を便秘という．症状が短期間である場合は一過性便秘として浣腸などによる対症療法でよいが，長期にわたり持続する場合には，慢性便秘としての加療が必要である．一般的に，慢性便秘は，①排便回数が週 3 回未満の状態，②排便時痛を伴う状態，③直腸内に便塞栓を認めたり，遺糞がみられる状態が，1～2ヶ月持続する場合とされる．

表 5. 排便をコントロールするメカニズム

① 直腸に便が到達
② 恥骨直腸筋と内肛門括約筋，外肛門括約筋が便を保持し，水分をさらに吸収
③ 便が直腸壁を伸展→骨盤内臓神経→仙髄→骨盤内臓神経を経て，直腸の蠕動が亢進
　　同時に，内肛門括約筋は弛緩(排便反射)
④ 排便可能な状況と判断すると，息ごらえとともに腹圧をかけ，陰部神経経由で，外肛門括約筋(随意筋)の収縮を解除(随意性排便)

(文献8より)

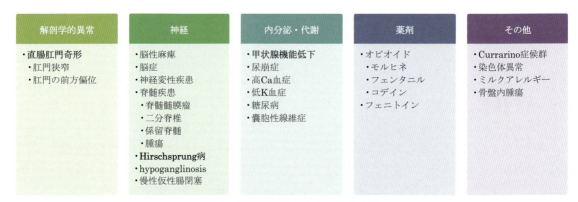

図 1. 器質性便秘をきたしうる疾患
(文献9より)

ここで，遺糞症(encopresis)とは，直腸に巨大な便塊が充満し，その脇から軟らかい液状に近い便が流れ出て下着を汚す状態(overflow incontinence)を指す．一方，排便環境が整わない状況で不随意・無意識に便が漏れることは便失禁(fecal incontinence)という[8]．

遺糞症では，排泄される便は水様であるため，保護者は「下痢をしている」「便は出ているので便秘ではない」と訴えることがあるが，本態としては便秘であるため対応が大きく異なる．詳細な問診と，直腸診やX線写真による便貯留状態の評価が重要である．

2．排便のメカニズム

排便の際に，我々は，ほとんど無意識に表5のようなメカニズムで排便をコントロールしている．乳児期にはこういった協調運動ができず，反射的に排便をする．随意排便が確立するのは1歳頃からで，2歳4ヶ月頃には完了するとされる．

3．便秘の分類

便秘は器質性便秘と機能性便秘に分類される．小児期の便秘の90%以上が機能性便秘とされているが，器質的疾患の存在に注意する．

1) 器質性便秘

便秘をきたしうる基礎疾患を図1に記す．特に，3ヶ月未満で慢性便秘を発症したもの，体重減少・体重増加不良，食欲不振，腹部膨満，発達遅延や排尿障害を伴うものなどでは，器質的疾患の頻度が高いので注意する．問診，肛門・臀部・仙骨の視診，腹部触診，直腸診を含む全身の診察を行い，これらを除外する．器質性便秘が疑われた場合，通常の治療に反応しない場合，遷延する腹痛・嘔吐・体重減少などを認めた場合には小児科での精査が望ましい．

2) 機能性便秘

器質的疾患によらない慢性便秘を機能性便秘という．機能性消化管疾患のRome III criteriaでは，表6のように定義されている．

小児の便秘症では，便秘に伴う不快感や疼痛が負の体験となり，悪循環を形成することがある．最初は図2に記すような些細なことがきっかけとなり排便を我慢するようになることが多い．便意を我慢することで直腸内に蓄積した便は水分が吸収され硬く大きくなり，排便時に排便困難感や痛みをもたらす．このような負の経験をきっかけにして，患児は便意を感じても，随意的に外肛門括

表 6. 小児慢性機能性便秘症の定義(Rome Ⅲ criteria)

4 歳未満の小児
以下の項目の 2 つ以上が 1 ヶ月以上認められる． ただし，乳児では，週 2 回以下の排便，あるいは，硬くて痛みを伴う排便で，かつ診断基準の少なくとも 1 つに該当する場合は便秘とみなす． 1．1 週間に 2 回以下の排便 2．トイレでの排便習慣が確立した後，少なくとも週 1 回の便失禁 3．過度の便貯留の既往 4．痛みを伴う排便，あるいは，硬い便通の既往 5．直腸に大きな便化が貯留 6．トイレが詰まるくらいの大きな便の既往
4 歳以上の小児
以下の項目の 2 つ以上が 2 ヶ月以上認められ，過敏性腸症候群の基準を満たさないもの． 1．1 週間に 2 回以下のトイレでの排便 2．少なくとも週 1 回の便失禁 3．便を我慢する姿勢や過度の自発的便の貯留の既往 4．痛みを伴う排便，あるいは，硬い便通の既往 5．直腸に大きな便塊が貯留 6．トイレが詰まるくらいの大きな便の既往

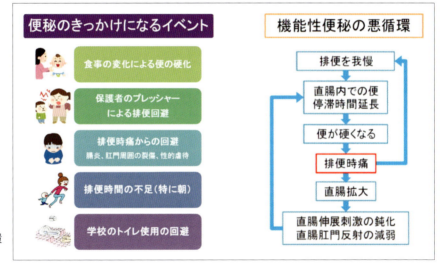

図 2.
便秘のきっかけになる
イベントと便秘の悪循環

約筋を収縮させたり，足を交叉させて便意を我慢する姿勢をとるなどして，さらに排便を我慢するようになる．このようにして負の体験が重ねられ，悪循環が形成されるようになる．これが常態化すると，直腸が拡大し，直腸伸展刺激による直腸肛門反射が減弱し，便意さえも感じにくくなり，これも直腸内への便停滞につながる．このようにして便秘が難治化する．

4．便秘に対する投薬

直腸内に便塞栓がある場合には，浣腸による便塞栓の除去(dysimpaction)をまず行う．その後に，緩下剤により適度に便を軟化させ，必要に応じて，大腸刺激性下剤を用いて，適切な腸管蠕動を誘発することにより，患児が疼痛を感じずに排便できるようにしていく．患児自身が，「適切に排便すれば，本来，排便は痛くなく，むしろすっきりするものである」ということを実感することが，治療上，最も大切である．

表 7 に便秘に使用される薬剤を示す．これらを必要に応じて組み合わせて治療する．保護者の中には，服薬を継続すると「便秘薬がくせになる」と考え，便が出始めると服薬を中断してしまう場合も少なくない．便秘が改善しても，すぐに下剤を減量・中止すると高率に再発するので，半年か

表 7. 便秘に使用される薬剤

```
<浸透圧性下剤>
・マルツエキス：麦芽糖，でんぷんを含有．腸管内に水を引き込み軟化
・ラクツロース
<塩類下剤>
・酸化マグネシウム
  腸管から吸収されにくい塩類（Mg+）による浸透圧作用で便を軟化
  腎不全例では高 Mg 血症に注意する
<刺激性下剤>
・ピコスルファートナトリウム（ラキソベロン）
  大腸刺激性下剤
  6ヶ月以下：2滴，7～12ヶ月：3滴，1～3歳：6滴，4～6歳：7滴，7～15歳：10滴
  液体なので滴数の調整で症状に応じた調整をしやすい
  直腸内に便塞栓がある場合は浣腸などで便塞栓を除去しておく
・センナ（アローゼン）：1日1回 0.5～1.0 g，1日1～2回．7.5歳 0.3 g，12歳 0.4 g
・センノシド（プルゼニド）：1日1回 12～24 mg 就寝前．7.5歳 6 mg，12歳 12 mg
  蠕動運動を亢進させ，水分吸収を抑制して作用．乳児には適応がない
<漢方薬>
・大建中湯　0.2～0.3 g/kg/day 分 2～3
  乾姜による血流改善と山椒によるガス排泄作用
・小建中湯　0.15 g/kg/day 分 2～3
  芍薬による攣縮抑制効果．腹痛を伴う便秘に使用
<外用薬>
・グリセリン浣腸
  浸透圧作用により大腸の蠕動運動を亢進
・ビサコジル坐剤（テレミンソフト®）
  結腸・直腸粘膜に作用し蠕動を亢進し，排便反射を誘導
  乳児1回 2 mg，小児1回 5 mg，成人1回 10 mg，1日1～2回
・イソカルボン坐剤（新レシカルボン®）
  腸管内で炭酸ガスを発生して直腸を刺激し蠕動を亢進する
  3歳 1/3個，7.5歳 1/2個，12歳 1個
```

ら数年単位で継続的に使用すること，減量・中止も効果をみながらゆっくり行うことが重要であることを保護者によく説明する必要がある．

なお，小児の慢性機能性便秘症の治療について，日本小児栄養消化器肝臓学会と日本小児消化管機能研究会が共同で作成した「医師向けのガイドライン」と「患者様向けパンフレット」が以下の HP で，無料公開されている．

http://www.jspghan.org/constipation/

文　献

1) 市川光太郎（編）：小児救急外来トリアージ：6-14．内科医・小児科研修医のための小児救急治療ガイドライン改訂第3版．診断と治療社，2015.
2) 鍵本聖一：下痢の薬物療法．小児内科，41：1697-1701, 2009.
3) Szajewska H, Mrukowicz JZ：Probiotics in the treatment and prevention of acute infectious diarrhea in infants and children：a systematic review of published randomized, double-blind, placebo-controlled trials. J Pediatr Gastroenterol Nutr, 33 Suppl 2：S17-25, 2001.
   Summary　RCT のレビュー．プロバイオティクスは，ウイルス性腸炎の下痢の持続期間を有意に短縮させることを示した．
4) 五十嵐　隆（編）：溶血性尿毒症症候群の診断・治療ガイドライン．2014.
   https://www.jsn.or.jp/academicinfo/hus2013.php
5) Szajewska H, Ruszczyński M, Radzikowski A：Probiotics in the prevention of antibiotic-associated diarrhea in children：a meta-analysis of randomized controlled trials. J Pediatr, 149：367-372, 2006.
   Summary　RCT のレビュー．プロバイオティクスは小児の抗菌薬関連下痢症のリスクを 28.5% から 11.9% に減少させることを示した．

6) Sazawal S, Hiremath G, Dhingra U, et al : Efficacy of probiotics in prevention of acute diarrhoea : a meta-analysis of masked, randomised, placebo-controlled trials. Lancet Infect Dis, **6** : 374-382, 2006.
7) 豊田　茂：下痢の原因と発症機序．五十嵐　隆ほか（編）：2-7，小児科臨床ピクシス 18　下痢・便秘．中山書店，2010．
8) 泊　睦実，佐々木美香：便秘の原因と発症機序．五十嵐　隆ほか（編）：112-117，小児科臨床ピクシス 18　下痢・便秘．中山書店，2010．
9) 友政　剛：便秘の原因診断．五十嵐　隆ほか（編）：118-123，小児科臨床ピクシス 18　下痢・便秘．中山書店，2010．

好評書籍

イチから知りたい アレルギー診療

― 領域を超えた総合対策 ―

2014年5月発行！

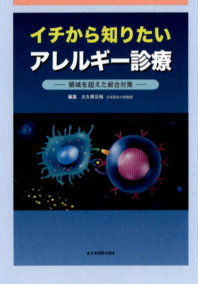

編集　日本医科大学教授　大久保公裕
B5判　オールカラー　全172頁　定価5,000円＋税

**明日からの診療に役立つ
アレルギー診療"総合"対策マニュアルの
決定版!!**

近年増加しつつあるアレルギー疾患。食物アレルギー、喘息、アトピー性皮膚炎、アレルギー性鼻炎、アレルギー性結膜炎などに対する、横断的な総合対策の必要性が高まっています。本書は、アレルギー診療の基礎から実践的な知識までを網羅。専門領域を超えた総合アレルギー医を目指す耳鼻咽喉科、内科、小児科、呼吸器内科、皮膚科の医師の方はもちろん、実地医療に携わる医師の方、包括的なケアに関わるコメディカルの方々にも手に取っていただきたい1冊です。

CONTENTS

Ⅰ．アレルギー総論
　1　概念、病態、メカニズム
Ⅱ．アレルギー疾患とは
　1　アレルギーマーチの存在
　2　抗原特異的と非特異的
Ⅲ．アレルギー診療の問診・診断のコツ
　1　上気道
　2　下気道
　3　皮膚病変
Ⅳ．アレルギー検査法の実際
　1　アレルギー検査
　2　呼吸機能検査
Ⅴ．ここだけは押さえておきたい
　　アレルギー総合診療から専門医へ
　1　呼吸器内科専門医へ
　2　小児科専門医へ
　3　耳鼻咽喉科専門医へ
　4　眼科専門医へ
　5　皮膚科専門医へ

Ⅵ．知っておきたい総合診療的アレルギーの知識
　1　成人喘息
　2　小児気管支喘息
　3　アレルギー性鼻炎・花粉症
　4　アレルギー性結膜疾患
　5　蕁麻疹（血管性浮腫）／接触皮膚炎
　6　アトピー性皮膚炎
　7　食物アレルギー
　8　ペットアレルギー
Ⅶ．コメディカルに必要なアレルギー総合知識
　1　保健師、養護教員が見逃してはならないサイン
Ⅷ．アレルギー総合診療とは
　1　日本と海外の相違
　2　これからの総合アレルギー医

トピックス　シダトレン®（スギ花粉舌下液）

全日本病院出版会
〒113-0033　東京都文京区本郷 3-16-4　　Tel:03-5689-5989
http://www.zenniti.com　　　　　　　　　Fax:03-5689-8030

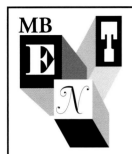

◆特集・耳鼻咽喉科における新生児・乳幼児・小児への投薬—update—

II. 症状から処方する薬物
5. 湿疹，皮膚の発赤

野崎　誠*

Key words：アトピー性皮膚炎(atopic dermatitis)，脂漏性湿疹(seborrheic dermatitis)，虫刺症(insect bite)，凍瘡(pernio, chilblain)，ウイルス性発疹症(viral eruption)，薬疹(drug eruption)

Abstract　皮膚において，耳は「最先端」の部位である．人体の中で最も外側に露出するために外的・環境的な要因からの影響を受けやすい部分であるということから活動の活発な小児において，耳の皮膚疾患は多彩なものであり，その鑑別は重要である．

今回は小児の耳に生じる疾患群を，外的因子が皮膚表面に直接作用して生じる疾患，外的因子が皮膚の内部に波及して生じる疾患，体内からの因子が耳介に中から作用して生じる疾患に分けて説明する．

同時にそれぞれの疾患の鑑別点について，好発年齢，左右差，全身の皮膚症状の有無を中心に記載した．それにより慌ただしい毎日の臨床の中でよりよい診察治療を進められるようになれば幸いである．

はじめに

我々皮膚科医にとって，「耳」とは何であろうか．皮膚の構造はどこでも一緒である．しかし，「耳」の皮膚というのはある大きな特徴がある．それは，全身の皮膚の中で最も露出し，ある意味最先端の場所にあるということである．そのため，耳の皮膚が全身に占める面積に比べて得ることのできる情報量は多い．

また，常に露出しているというのも特徴である．「こんにちは」と言いながら，あるいは母親に抱っこされながら診察室に患児が入室してくる段階から耳の皮膚を遠方より確認し，今後の問診の組み立て方や，他に確認すべき病変や診察すべき部位を組み立てるという行為を我々皮膚科医は診察室で行っているのである．実は皮膚科医に取っても「耳」はアンテナなのだ．

今回は小児の耳の疾患について，皮膚科医はどのように考え，診断を行っているのかについて説明をしていきたい．特に一般診療所で頻繁に目にする疾患，そして頻度こそ低いが見落とすことで致命的になる疾患について説明を進めたい．なお，今回は症状を軸に説明を進めていくことにする．

まず，外からやってくる病変として，外的環境に依存し，皮膚表面に病変が出現する湿疹・皮膚炎群と細菌感染症である伝染性膿痂疹について説明を行う．ついで外から中に入る病変として，外的因子が皮膚の内部に影響を及ぼす虫刺症と凍瘡について説明を行う．最後に中から出てくる病変として，体内の免疫・アレルギー反応が皮膚に影響を及ぼす蕁麻疹，ウイルス性発疹症，薬疹について順次説明を行いたい．なお，その疾患の鑑別ポイントについてはそれぞれの疾患説明冒頭に簡単に記すので，鑑別に迷った際のポイントとして利用いただければ幸いである．

* Nozaki Makoto, 〒180-0002　東京都武蔵野市吉祥寺東町2-11-2　伊藤ビル1F　わかばひふ科クリニック，院長

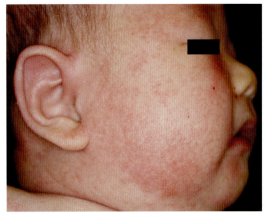

図 1. 耳介内および耳介周囲にかけて脂漏の付着あり，一部紅斑を形成している．かゆみはなく，機嫌よく寝ることができる

外からくる病変

1．脂漏性湿疹

【好発年齢】乳児(特に生後3ヶ月まではほぼ必発)

【好発季節】なし

【家族歴・遺伝歴】なし

【左右差】ほとんどない

【かゆみ】なし

【確認すべき他の部位】顔面特に眉間部・前額部・鼻翼，頭部

【鑑別のポイント】生理的な変化に伴う皮膚の反応であり，すべての乳児に発生する

【問診のポイント】スキンケア，特に洗い方・流し方について確認を行う

【治療のポイント】十分な石鹸を使用してしっかりと洗浄すること

　乳児期に発生する皮膚の湿疹病変は多彩であり，種々の湿疹が混在するために診断は時に難しく，治療も含めて難渋することもあるが，脂漏性湿疹(乳児脂漏性湿疹)はその中でも最初に出現する湿疹である．なお，乳児湿疹の一部はこの脂漏性湿疹でもあるが，特に小児科医の使用するこの語句については後述する乾燥性／アトピー性皮膚炎や接触皮膚炎その他の湿疹病変が混在する一連の湿疹群をまとめて呼称したものであり，病態生理に基づく病名ではないために注意が必要である．

　脂漏性湿疹の病態は脂漏である．脂漏，つまり，「脂」＝常温で固体のあぶらが「漏」＝もれる・しみだすために発生する病態であるので，原因は皮脂である．

　皮脂の分泌により発生するのが脂漏性湿疹であるが，この皮脂の分泌は性ホルモンにより制御される．そのために性ホルモンの分泌が活発な乳児期(第1次性徴)および思春期以降(第2次性徴)に出現するのが特徴である．したがって，性ホルモンの分泌が落ちる生後半年以降から幼児期に出現することはなく，もしもその時期に脂漏性湿疹様の症状を確認した場合には速やかに皮膚科医および小児科医に相談すべきである．

　発症部位は皮脂の分泌が盛んな頭部，顔面(その中でも，前額部から眉間部にかけて，眼囲・鼻翼)，頸部，腋窩，鼠径部から陰部にかけてであるが，耳介も皮脂の分泌が盛んな部位であるために好発部位となる(図1)[1]．

　症状は脂漏の付着である．つまり，べたべたした油性の滲出物が固着し，時に紅斑や鱗屑を伴う皮膚病変を形成する．特に前頭部から頭頂部にかけてであるが脂漏が多い場合にはちょうど痂皮(かさぶた)のようになり，指で圧擦することで塊状に剝がすことができる(なお，同時に毛髪は剝離するが後日再生し，脱毛になることはない)．

　治療は皮膚の洗浄がポイントとなる．前述したように皮脂の産生を抑制することはできない．したがって，皮脂をいかにして除去するかが治療のポイントとなる．そして，皮「脂」であることから，それを洗い落とすためには石鹸を使用し，油脂を鹸化し，大量の水で洗い流すことが有効である．実際，脂漏性湿疹を有する児のスキンケアを確認すると洗い方・流し方が足りていない．したがって，しっかりと丁寧に石鹸を十分な量使用して洗浄し，その石鹸をしっかりと洗い流す指導を行うことが最も重要である．湿疹反応自体はステロイド外用薬を使用して抑制することはできるものの，脂漏そのものには効果がないために効果は弱いのもそのためである．

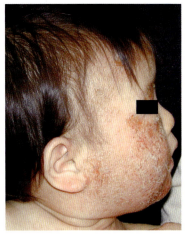

図 2. 耳介も含め顔面全体的に乾燥症状がみられる．凸部に症状が強い特徴がある．耳切れも存在

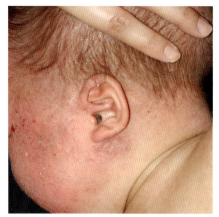

図 3. 炎症が強くなった時．症状は凸部主体であるが，搔爬のために湿疹の拡大・悪化がみられる（耳介下部など）

2．乾燥性／アトピー性皮膚炎

【好発年齢】乳児以降（生後2ヶ月目以降）

【好発季節】秋〜冬〜春

【家族歴・遺伝歴】重症例ではアトピー体質を認めることが多い

【左右差】軽度存在

【かゆみ】あり

【確認すべき他の部位】顔面では頬部から口囲・下顎．躯幹四肢では特に下腿伸側および膝窩・肘窩・頸部などの間擦部

【鑑別のポイント】家族歴と定型的な病変部位の拡大

【問診のポイント】家族歴の確認，経時的な湿疹部分の広がりについて確認する

【治療のポイント】丁寧な保湿剤の使用，積極的なステロイド外用薬の使用

本項では乾燥性湿疹とアトピー性皮膚炎を同一項で扱う．それはアトピー様の症状を呈するが，診断基準未満の湿疹が多くみられること（結果的に患児は乾燥性湿疹とされる）．初発時の症状ではこの2種の疾患を区別することは難しいこと（アトピー性皮膚炎は難治・重症化して初めて診断されることが多い）．治療のポイントは保湿剤による乾燥抑制とステロイド外用薬による炎症抑制という全く同じものであるからである（もちろんアトピー性皮膚炎のほうが徹底的な治療が必要だが）．

皮膚の乾燥症状の出現の理由は2つある．まず1つ目は皮脂の減少によることである．皮脂は皮膚表面を覆う1つのバリアであり，前項で説明したように生後3ヶ月を境に一気に減少する．そのために皮脂の減少と軌を一にして，乾燥症状の出現がみられるのである．もう1つの要因は乳児だから，である．乳児は皮膚表面の角質細胞の質量ともに成人に劣る．また皮膚を保護する細胞間脂質および天然保湿因子も成人より劣る．そのため皮膚は乾燥に弱いのである．

症状は乾燥の強さに依存する．すなわち大気中の湿度の減少する秋から冬にかけて出現し，春から初夏にかけて改善する傾向がみられる．好発部位もまた乾燥する部位，露出部位であり，初発は顔面，特に口囲および頬部であるが，耳介もまた露出部であり，初発部位の1つでもある．実際「耳切れ」をアトピー性皮膚炎発症の指標と考える皮膚科医も多い．実際の症状は乾燥に伴う皮膚のかさつきとパサつきであり，この時点では瘙痒感は少ない（図2）．しかし，進展するとさらに紅斑に至り，その状態になると瘙痒感も出現する．さらに搔爬することにより悪化するという悪循環に陥る（図3）．また，発症部位は当初は顔面を中心とするが徐々に躯幹四肢に向けて「下」に拡大するがこれもまた患児の年齢に依存する特徴がある[2]．

このように乾燥性湿疹／アトピー性皮膚炎の症状の出現にはパターンがあり，そのパターンを理解すれば診断は難しくはない．むしろ問題になるのは治療である．

　治療の目標は乾燥とその結果としての炎症である．現在，保湿剤がアトピー性皮膚炎の予防になるという話は広く人口に膾炙しているが，耳介まで保湿を徹底できる親は少ない．そのためにスキンケアの程度が頬部に比べ耳介では徹底されず症状が遷延することがあるのが問題である．耳介にも回数多く保湿剤を使用すること．そして瘙痒感がみられるときには病理学的に既に炎症が生じているので，早めのステロイドの外用が必要である．問題は炎症がなさそうでも掻爬しているときであるが，その場合にも微小な皮膚炎が出現しているために，随時ステロイドの外用を行ったほうが湿疹の予防になるであろう．

3．接触皮膚炎

【好発年齢】 乳児以降(生後2ヶ月目以降)．学童期以降は少ない

【好発季節】 なし

【家族歴・遺伝歴】 関連性なし

【左右差】 あることが多い

【かゆみ】 非常に強い

【確認すべき他の部位】 顔面では頬部・口囲および下顎・顎下．頸部間擦部など

【鑑別のポイント】 左右差のある瘙痒感の非常に強い，激しい炎症

【問診のポイント】 現在の発達状況，生活歴，スキンケア

【治療のポイント】 ステロイド外用薬の積極的な使用と予防的なスキンケア

　接触皮膚炎とはいわゆる「かぶれ」であるが，一般的にイメージされるような成人の植物や金属などによる接触皮膚炎とは異なり，乳幼児期にみられる接触皮膚炎は涎や涙，ミルクや食事といった日常的なものが原因である．それ故に対応が難しいことも多々あり，流涎の低下や食べこぼしの減少といった発達状況に依存するため，治療したあとの予防が大事になる疾患である．

　症状の出現は概ね生後2ヶ月以降．これは指しゃぶりや拳しゃぶりによるよだれかぶれの出現を発端とする．その後，涙やミルク・母乳，食べこぼしなどによる湿疹が発生し，概ね3歳頃まで少しずつ改善しながらも持続することが多い．初発部位は頬部凸部であり，顔面は凹部には症状は少ないのが特徴である．四肢は逆に間擦部に症状が強い．これは顔面では物理的に刺激が強くなるため，躯幹ではスキンケアが不足するためである．耳介も頬部に次ぐ好発部位であり，左右差が大きいのが特徴であり，よく観察すると仰臥位の時に敷布団に接触する側の耳介に症状が強い．これは涎やミルクなどが重力に従い垂れた結果，耳介に付着したためであり，問診すると夜間に母親が寝ながら授乳している(いわゆる「添い乳」)ことが多いのとも関係があるだろう．

　症状はいわゆるかぶれで想起される症状であり，紅斑と鱗屑，浸潤もみられる(触ると湿疹部位は僅かに隆起し，硬くなる)．そして重症化するとびらんを形成し，時には滲出液も認める．また瘙痒感が非常に強く，不機嫌で常に指を湿疹部位に持っていき掻爬しようとするのも特徴である．症状は強くなると夜間の瘙破行動および睡眠障害に至り，患児のみならず家族のQOLにも大きな影響を与える疾患であるために早急に治療を行いたい．

　治療はまずは炎症の抑制，つまりステロイド外用薬の徹底的な使用である．臨床的な症状は消失した直後はまだ顕微鏡的な炎症状態が残っていることもあるので，その後数日は外用を継続したいところである．その後予防のためのスキンケア指導を行う．スキンケアは大きく2つに分けることができる．洗浄と保護である．洗浄は前項でも説明したように回数を多く行い，しっかりと石鹸を使用して洗い流すこと．保護は皮膚の表面に油脂で薄い膜を作り，刺激物を皮膚の表面に付着させないことである．前項の保湿剤よりもう少しベッタリとした保護剤を頻回に使用したい．

最後になるが前項の乾燥性湿疹／アトピー性皮膚炎と接触皮膚炎が併存することもあり，それが互いの病態を複雑にしていることもある．難治性の耳の湿疹に対しては顔面を中心に全身の皮膚を観察し，必要であれば小児科や皮膚科を受診し，全身の皮膚の治療を進めていくことも必要である．何処かに湿疹があれば常に患児は痒く，QOLはその段階で既に傷害されているからである．

4．伝染性膿痂疹

【好発年齢】幼児期から学童前期

【好発季節】初夏～夏，秋

【家族歴・遺伝歴】なし

【左右差】多くの場合はどちらかのみ

【かゆみ】ないことも多い

【確認すべき他の部位】鼻腔周囲，鼻腔内

【鑑別のポイント】急速な拡大，汚い痂皮，水ぶくれやびらんの混在

【問診のポイント】出現時期とその時の季節・環境の確認

【治療のポイント】一般的には抗生剤内服・外用

登園状況については症状の強さや面積，治療の反応性を勘案して決定する．

前項までの湿疹とは異なり，俗称を「とびひ」といわれる伝染性膿痂疹は細菌感染症である．起因菌は教科書的には溶連菌と黄色ブドウ球菌といわれるが，現在はほぼ全例黄色ブドウ球菌に起因すると考えてよい[3]．症状は紅斑が水疱に進展し，破れてびらんを形成，その表面に痂皮が付着し，その痂皮が剥離しながら上皮化するという経過をたどるが，特徴は発疹の進展の速さである(図4)．数時間のうちにいくつもの発疹が出現するさまから延焼する火災になぞらえて「とびひ」の俗称が付いたのも道理である．好発部位は顔面，特に鼻腔周囲である．鼻腔内に普段常在菌として存在する黄色ブドウ球菌からの発症が多いためである．耳は特に発生しやすい部位ではないが，診断に苦慮することもある．その際の参考としては鼻腔の症状，症状の広がりの2点から鑑別を行う．治療

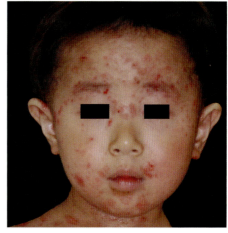

図4．紅斑，水疱，びらんが混在し，汚い局面を作る．接触により拡大するために頸部，耳介上部など間擦部に症状が出現する

は細菌感染症であるため抗生剤の投与が必要である．留意すべきことは衣服の下に拡大していることもあるために内服を躊躇しないことである．抗生剤の効果は翌日から出てくるが概ね3割はMRSAであるので，治療効果が弱いときには早目に抗生剤を変更することが必要である．また小児科医，皮膚科医に確認して地域で発生しているMRSAの耐性状況は予め把握しておきたい．

外から中に入る病変

本項では「外から中に入る病変」について説明する．これは外界からの刺激が皮膚表面に対して湿疹というかたちで起こるのではなく，その下の真皮以下に作用して発生する病変である．鑑別は容易であり，皮膚の表面にはざらつきはない．

1．虫刺症

【好発年齢】新生児期以外，どの年代でも発生する

【好発季節】春～夏，秋にかけてが多い．毛虫は一時期に多発する

【家族歴・遺伝歴】家族同時に発生することがある

【左右差】あり

【かゆみ】乳児はなし．幼児期以降はかゆみは非常に強い

【確認すべき他の部位】顔面，四肢の露出部位

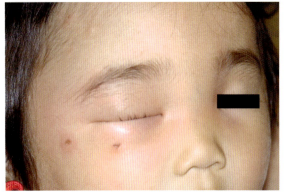

図 5. 右下眼瞼の虫刺症. 刺入口は痂皮化している. 耳介と眼瞼は強い浮腫が生じる特徴がある

【鑑別のポイント】中心部はより硬い刺入口がある

【問診のポイント】発症 24 時間前までの生活・行動までを確認する

【治療のポイント】ステロイド外用薬の使用. 虫よけ剤の活用法

いわゆる「虫刺され」である. 特に夏を中心に頻度の高い疾患である. 一般的に露出部を刺されるために耳介も好発部位の 1 つといえよう. 症状は紅斑で始まり, 徐々に隆起してくる(図5). 数日のうちに改善するが, 年長児では数時間で消失することも稀ではない. 原因は虫により皮下に注入された毒素・唾液成分その他の虫由来のタンパク質などに対するアレルギー反応である[4]. 留意すべきはそのアレルギー反応は虫の種類ごとに別個に存在することであり, 刺される回数が多くなるにしたがって, 無反応→遅延型反応→即時型反応→無反応と推移する傾向がある.

そのために特に乳児では虫に刺されて半日～1日経過した後に症状が出ること. 旅行先など普段居住していないところで虫に刺された場合も同様に遅延型アレルギーとして症状が出ることなどについて把握したうえで問診を行うと病態を把握しやすい. 年齢と刺された虫の種類により症状が多彩であることが虫刺症の特徴である. 治療はステロイド外用薬とかゆみが強いときには抗ヒスタミン薬の内服も行う. 予防として昆虫忌避剤(虫除け剤)も多数市販されているので, 可能であればその指導も行いたい.

補足であるが, 毛虫による虫刺されは独特の病態であるので注意したい. 春と秋の一時期に発生するいくつかの種類の毛虫の毒針が皮膚に刺さることにより発生する. 一時期に大量に患者が出現することが特徴であり, 直径数ミリの丘疹が体の一部を中心に集簇するのが特徴である[5]. 毛虫の発生数は毎年の気候により大きく変化するため予め皮膚科医に発生状況を確認することが診断の一助となる.

2. 凍瘡

【好発年齢】幼児期から学童期

【好発季節】晩秋～冬, 初春にかけて

【家族歴・遺伝歴】家族歴あり

【左右差】あるが, 両側に出ることもある

【かゆみ】あり

【確認すべき他の部位】両手指から趾先端部. 時に鼻背, 頬部

【鑑別のポイント】触知にて血流の増加を認める

【問診のポイント】直近の気候や天候, 生活行動履歴, 衣類の確認

【治療のポイント】症状出現時はステロイド外用薬など. 防寒指導

一般的には「しもやけ」と呼ばれる. 寒冷刺激を原因とする皮下の血管周囲の炎症である. 凍傷(氷やけど)のように気温が低ければ発生しやすいというのではなく, 一般に気温が 0～5℃ 程度の降雨・降雪後が好発時期である. 寒冷刺激に対する血管の収縮がうまくいかないために皮下血流の異常な流入がみられ, そのために血管周囲に炎症が生じる病態である. 血管収縮という生理的な反射反応が誘因であるために遺伝的な素因もみられ, 患児の親にも既往があることが非常に多い. 一般に年齢とともにその異常反応は消失するために年長児では発症頻度は低下するが, 一般に新生児・乳児では外気に四肢末端が露出することはなく, 結果的に幼児期から学童期に生じることが多い. また, 遺伝的な要因として男女差はないと考えられるが, 男児にみられることが多い. これは屋外で

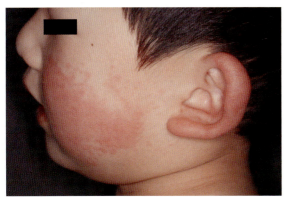

図 6. 耳介の浮腫性紅斑
頬部にも同様の紅斑が存在している．季節・気象状況と問診から診断を行う疾患である

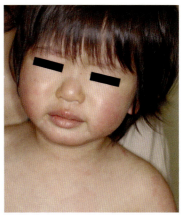

図 7. 左肩の境界明瞭な蕁麻疹では診断は容易だが，顔面の蕁麻疹の診断は難しい．経過と色素沈着の有無が重要

の活動量の差と考えられる．症状は浮腫性の紅斑が面として存在し，隆起する．色調はやや赤褐色調で(樽柿様とも称される)あり，瘙痒感や重症例では疼痛を訴えることもある．触診では血流の増加を認め，ジンジンする血流を触れることもある．好発部位は，耳介，手指先端部，趾先端部の露出する末端部であり時に鼻背部や頬部にみられる(図6)．左右差は認めることが多いが重症例では両耳介全体に広がることもある[6]．特徴的な症状と経過より診断は容易である．後述する蕁麻疹と鑑別を要する場合もあるが，蕁麻疹に比べて発疹の持続時間が数日と長いこと，色素沈着を残して消退すること，躯幹には凍瘡はほとんど生じないことより区別できる．

予後は良好で乾燥・温暖の保持にて数日で治癒する．瘙痒感が強いときにはステロイド外用薬を，一般的には保湿剤や末梢血管拡張外用薬を使用するが効果は弱い．むしろ，予防指導のほうが長期的には有効である．特に耳介については耳あてやマフラーで保温するだけでも発症率を抑えることができる．

中から出てくる病変

本項では体内の病変が体表に現れる疾患を取り上げる．特に薬疹は頻度こそ低いものの重篤化すると生命の危険にさらされるために注意が必要である．

1．蕁麻疹

【好発年齢】どの年齢にも起こりうる
【好発季節】なし
【家族歴・遺伝歴】アレルギー体質を有することが多い
【左右差】あることが多い
【かゆみ】時にあり
【確認すべき他の部位】間擦部，掻爬部
【鑑別のポイント】数分〜数十分で病変の形が異なる．消失後色素沈着を起こさない
【問診のポイント】感染症の有無の確認．体調や生活状況の確認
【治療のポイント】抗ヒスタミン薬の内服．減量は遅めに進めること

蕁麻疹の本態は真皮の浮腫である．炎症と異なり，病変部の真皮には血管内から血漿成分が漏出するために一時的に浮腫が生じ，それが皮膚表面では蕁麻疹としてみられるのである(図7)．

症状の変化は早く，時に数分程度で出現消失し，症状の消失後には他の炎症性疾患とは異なり，色素沈着を呈さないのが最も大きな特徴である．また刺激に伴い誘発されることも多いのが特徴であり，間擦部と並んで耳介も好発部位の1つである．好発年齢はなく，どの年代でも発症しうるが，遺伝的な素因，つまりアレルギー体質の家族歴・既往歴を有する児はハイリスクである[7]．

成人以降では蕁麻疹の誘引は睡眠不足や多忙な

どによるストレスが最も多いが，小児の蕁麻疹で最も多い誘因は感染症である．次いでストレス，食事などとなり，家族が指摘するほどには食事からの蕁麻疹の頻度は高くはない．また食事性の蕁麻疹の発症は食直後からであり，口囲から出現するという特徴的な経過を示すために鑑別は比較的容易である．したがって，蕁麻疹の誘因の検索には，まず感染症状の有無および全身状態の確認，生活習慣などの問診が有効である．

治療は病態生理学的に外用の効果はなく，抗ヒスタミン薬の定期的な内服が必要である．また，治癒のためには頓服ではなく，症状の出ていないときにも定期的に内服を行うことが有効である．再発も多いため，頻繁に再発する患児には予防的に数ヶ月以上にわたる内服を継続することもある．

2．ウイルス性発疹症

【好発年齢】 幼児期・学童期に多い

【好発季節】 春・秋

【家族歴・遺伝歴】 家族に同症みられる．遺伝的傾向はなし

【左右差】 ない

【かゆみ】 時にあり

【確認すべき他の部位】 手掌・足底

【鑑別のポイント】 左右対称である

【問診のポイント】 流行状況の確認．全身症状の有無の確認

【治療のポイント】 無治療でも自然に軽快する．瘙痒感あるときにはステロイド外用

本項のウイルス性発疹症と次項の薬疹の症状は非常に似ていることがある．皮膚科医は全身に発疹が出現し，原因が不明のときにはその発疹を「中毒疹」と呼称するが，その原因はウイルスもしくは薬剤であり，その中でもウイルスが原因と考えられるときにウイルス性発疹症と呼称する．水痘や麻疹なども広義ではウイルス性発疹症であるが，症状と原因ウイルスが1対1で対応する場合にはそれぞれの疾患名で呼ばれるので，ウイルス性発疹症では原因となるウイルスは様々であり，

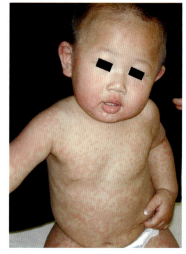

図 8．ウイルス性発疹症の診断は除外診断となる．左右対称性であるが，躯幹よりも四肢に強く出現することが多い

症状も様々である．また症状とウイルスの間にも相関ははっきりしないために留意したい．

症状は様々である．麻疹様の丘疹を呈することもあれば，浮腫性の紅斑を呈することもある．また時には紫斑を呈することもあるなど様々である．診断は先に述べたように他の疾患を否定してはじめて行えるのであるが，時にはその地域で同様の症状を呈する患者が流行することもあり，そのような情報があれば診断は比較的容易である．また，一般的に全身に均一に症状を呈することも特徴である．これは血管内に侵入したウイルス粒子そのものもしくはウイルス構成蛋白に対する反応，そして，その抗原蛋白に類似した構造を持つ生体蛋白に対するアレルギー反応であり，そのために全身に均一な反応が生じるのである．時には四肢末端のみに症状を呈する場合もあるが，これは末梢の毛細血管でウイルス（またはその構成蛋白）が捕捉され，その部位で反応が起きるためであろう（図 8）．

耳は実はこのような反応の起こる部位でもある．左右差は先に述べた理由のためになく，手掌足底および耳介のみに症状を認めるウイルス性発疹症もみられることがある．なお，この免疫反応は経時的に減退するために無治療でも症状は改善

する.時に瘙痒感がみられるので,その時には随時ステロイド外用薬や抗ヒスタミン薬内服を行うのみで,治癒に至る.

3. 薬　疹

【好発年齢】なし
【好発季節】なし
【家族歴・遺伝歴】なし
【左右差】なし
【かゆみ】時にあり
【確認すべき他の部位】全身
【鑑別のポイント】左右対称である.薬剤内服歴の有無
【問診のポイント】薬剤内服歴の確認.なによりもまず疑うこと
【治療のポイント】軽症例では自然に軽快する.重症例では要入院

本項で述べる薬疹は今まで述べた他の病気と唯一異なる点がある.それは最悪致命的な経過をたどるという点である.発症頻度はあまり高いものではなく,一般診療所で遭遇する確率は非常に低く[8],小児皮膚科を専門とする当院でも年間に1名診察するか否かの頻度でしかない.しかし,この疾患の見逃しは患児にとっても医師にとっても重篤な結果を招くために常に念頭におきたい疾患である.そのため,重要な事項は太字で提示する.

薬疹の本体は薬剤およびその添加剤として体内に消化吸収された化合物に対して生じるアレルギー反応が皮膚表面に出現したものである.そのために出現確率の大小こそあれ,**すべての薬剤に薬疹を生じる可能性がある.常に薬疹の可能性は否定してはならない.**

また,巷に流布されている話とは異なり,安全な薬剤はなく,**市販薬や漢方薬やサプリメントからも薬疹を生じる可能性がある.**病態は生体内に本来存在しない化学物質に対するアレルギー反応なので,食物アレルギーとの境界的な症例もみられる.一例を示すと,コチニールという色素がある.この色素は生物由来であり,製造時にその生物のタンパク質が混入することがある.この色素

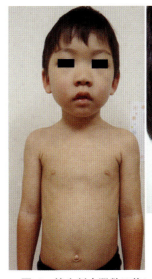
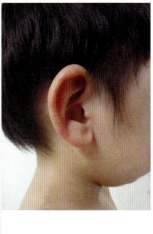

図 9. 抗生剤内服数日後に出現.いわゆる播種状丘疹紅斑型といわれる,最も頻度の高い発疹型.躯幹四肢まんべんなく出現する

とタンパク質を摂取する際に食品添加物からであれば,それは食物アレルギーという形を取り,薬剤の添加剤からであれば薬疹と称される[9].したがって,薬疹を疑う場合は食品その他により体内に取り入れた状況をも丁寧に問診する必要がある.

症状は様々である.しかし,全身の反応であるために躯幹と四肢の症状の出方,左右差はみられないことが多く,診断の一助となる(図9).発疹の形については薬剤の種類により一定の傾向を認めるが,**薬剤による発疹はどのような形もとりうるために,注意が必要である**[10].また,症状の出現はアレルギーの感作期間に依存するために初回投与後から1ないし2週間程度とされるが,これは初回感作の期間であるために,既に感作され(それに気づかず)再投与された場合は,再投与された直後より症状が出現する.また感作にかかる期間は個人差が多いために,数ヶ月あるいは数年経過した後に薬疹が出現することも十分にあるために注意が必要である.ある特殊な薬疹については数ヶ月が経過して初めて症状というかたちで目に見えることが多い.つまり,**内服開始後,薬疹の症状が出るまでの期間は様々である.**

治療はまず被疑薬を中止することから始まる.アレルギー反応であるために**原因薬が投与されて**

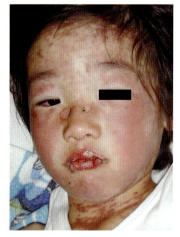

図 10. Stevens-Johnson 症候群
紅斑と紫斑の混在と鼻背部および口唇のびらん形成，結膜充血を認める．全身状態も悪く，入院の上全身管理が必要．眼球障害に至ることもある

いる期間中は症状は改善しないと考えたほうがよい．どうしてもすべての薬剤を中断できない場合には皮膚科医と相談のうえ，発疹から疑われる薬剤を中止し，最低限必要な薬剤のみを継続するとよい．

症状が強い場合や瘙痒感を伴う場合などはステロイドの外用薬と抗ヒスタミン薬の内服を行う．色素沈着は残るものの多くの場合は数日から数週間で症状は消失する．

薬疹の対処で気をつけたいのは重症薬疹に移行した場合である．全身状態の悪化および全身の紅斑の拡大，特に顔面の口囲にはびらん，結膜充血が出現した場合には要注意である．さらに症状が悪化すると全身の表皮剝離からの水疱形成，眼球障害なども生じ，最悪の場合は死に至ることもある（図10）．治療は入院し全身管理を行いつつ，ステロイドの全身投与や時には血漿交換も行わなければならない．

最後に，薬疹に対する考え方として最も大切なことは常に薬疹を鑑別に入れることである．確たる証拠もないまま否定することは医師として決して行ってはならない．

おわりに

今回は耳を舞台に生じる小児の皮膚疾患について解説を行った．耳に生じる皮膚疾患は面積に比べても多彩であり非常に興味深い場所であることがわかる．本稿を利用して日々の診療に役立てていただければ幸いである．

文　献

1) 常深祐一郎：脂漏性皮膚炎の病態・診断・鑑別診断．中村晃一郎（編）：229-234，皮膚科臨床アセット 1 アトピー性皮膚炎．中山書店，2011．
2) 古江増隆：日本皮膚科学会「アトピー性皮膚炎診療ガイドライン」の概要．中村晃一郎（編）：19-24，皮膚科臨床アセット 1 アトピー性皮膚炎．中山書店，2011．
3) 野崎　誠，幸田　太，佐々木りか子：当科における最近の小児の皮膚細菌感染症についての検討．日小皮会誌，**26**：49-54，2007．
   Summary 伝染性膿痂疹の起炎菌はほぼ黄色ブドウ球菌であり，MRSA も約 3 割が検出された．MSSA であってもペニシリン系抗生剤・ゲンタマイシンへの耐性率はより高くなっている．
4) 夏秋　優：虫による皮膚炎の発症機序：11-12，Dr. 夏秋の臨床図鑑　虫と皮膚炎．秀潤社，2013．
5) 夏秋　優：チャドクガ：110-115，Dr. 夏秋の臨床図鑑　虫と皮膚炎．秀潤社，2013．
6) 八木宏明：小児のしもやけ．斉藤隆三ほか（編）：63，やさしい小児皮膚科学．文光堂，2000．
7) 清水　宏：蕁麻疹および血管性浮腫：120-123，あたらしい皮膚科学第 2 版．中山書店，2011．
8) 佐々木りか子：小児皮膚疾患にはどんな病気が多いか？．斉藤隆三ほか（編）：6-10，やさしい小児皮膚科学．文光堂，2000．
   Summary 国立小児病院皮膚科を受診した患者について発生頻度を検討した．最大はアトピー性皮膚炎．薬疹の頻度は全体の約 0.28％．
9) コチニール色素に関する注意喚起 http://www.jshp.or.jp/cont/12/0515-2-2.pdf：消費者庁，2014．
10) 清水正之：薬疹の統計：5-11，薬疹．金原出版，1999．

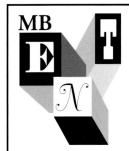

II. 症状から処方する薬物
6. 鼻出血

井上真規[*1] 折舘伸彦[*2]

Key words：小児鼻出血(pediatric epistaxis)，反復性鼻出血(recurrent epistaxis)，止血方法(hemostatic method)，止血薬(hemostatic agent)，血液疾患(hematologic disease)

Abstract 鼻出血は日常診療でよく経験する疾患であり，5歳までに約30％が経験するといわれている．小児の鼻出血の80％以上は特発性鼻出血であり，鼻いじりなどの物理的刺激が原因のことが多く容易に止血が可能である．しかし，小児では鼻腔が狭いだけでなく，体動で診察や処置が困難なことがある．血液の誤嚥による気道閉塞を避けるため，出血点が不明でも速やかに止血処置を行い，全身麻酔下での処置も考慮する．止血治療の基本は局所療法であり，ほとんどは圧迫止血で止血可能であるが，圧迫止血で止血困難な場合は鼻腔内タンポン留置など他の止血治療を行う．鼻腔内留置材料としては抜去不要な吸収性止血材料が便利である．圧迫止血は家庭でも容易な止血方法であり，再出血予防において養育者への止血指導は重要である．一方，止血困難な症例や出血傾向が疑われた症例では出血性素因を有する全身疾患など重篤な疾患の可能性もある．全身疾患による鼻出血では，局所療法だけでなく止血薬全身投与などの全身療法も検討する必要がある．

はじめに

鼻出血は日常診療でよく経験する疾患であり，鼻出血患者は耳鼻咽喉科外来患者の約2％を占める[1]．大部分は20歳以下の若年者であり，5歳までに約30％が経験するといわれている．発症のピークは3～8歳であり，2歳以下での鼻出血は非常に稀である[2]．また入院加療を要する重症例は40歳以上の中高年者に多く小児では少ない[1]．小児の鼻出血の80％以上は基礎疾患を有しない特発性鼻出血であるが，小児では鼻出血を反復することが多く養育者の不安は大きい．そのうえ，小児では鼻腔が狭いだけでなく，恐怖心や痛みによる体動で診察や処置が容易でない．しかし，小児の鼻出血ではほとんどが圧迫止血で止血可能であり，養育者への止血指導で再出血が予防できる．

本稿では，小児の鼻出血の病態，止血方法，養育者への指導について述べる．

病態

1. 解剖(図1)[1]

鼻腔内の血管は内頸動脈系と外頸動脈系に由来し，鼻腔内の上方1/3は内頸動脈系，下方2/3は外頸動脈系からの栄養を受けている．

内頸動脈系の灌流では，内頸動脈由来の眼動脈が鼻腔内上方で前・後篩骨動脈へと分枝する．前篩骨動脈は前方1/3を栄養し，硬篩骨洞動脈は後方2/3と上鼻甲介を栄養する．

外頸動脈系の灌流では，外頸動脈由来の顎動脈が蝶口蓋動脈に分岐し中鼻甲介後端より鼻腔に入る．その後，鼻腔側壁を栄養する外側後鼻動脈と鼻中隔を栄養する中隔後鼻動脈に分かれる．

[*1] Inoue Maki，〒232-8555 神奈川県横浜市南区六ツ川2-138-4 神奈川県立こども医療センター耳鼻いんこう科
[*2] Oridate Nobuhiko，横浜市立大学医学部耳鼻咽喉科・頭頸部外科，教授

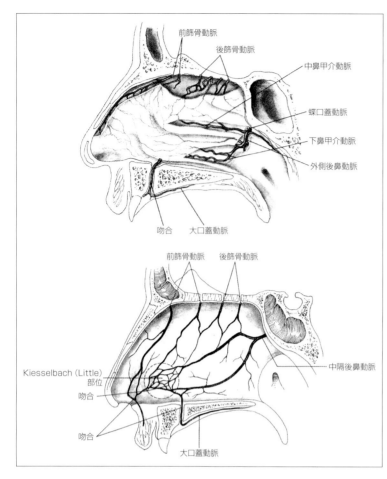

図 1.
鼻腔内の血管
 a：鼻腔側壁の血管
 b：鼻中隔の血管
（出版社の許可を得て新耳鼻咽喉科学：251-252, 2013 より転用）

静脈は動脈と併走し，鼻腔内上方では篩骨静脈，前部では顔面静脈，また後方では蝶口蓋静脈へと流入する．

外鼻孔から約 1 cm 後方の鼻中隔前下方は鼻腔内で最も血管に富んだ部位であり，キーゼルバッハ部位と呼ばれる．前篩骨動脈，顎動脈より分枝した大口蓋動脈，顔面動脈より分枝した上唇動脈が密に吻合しており，また動脈-静脈吻合も存在する．これらの血管叢は薄い鼻粘膜下に存在し，また鼻中隔軟骨に密着しているため可動性に乏しい[3]．そのため物理的刺激で容易に血管破綻を生じやすく，小児の鼻出血の 90％ 以上はキーゼルバッハ部位からの出血といわれている．

2．病　因

鼻出血の病因は，表 1 のように局所的要因と全身的要因に分類される[4)~6)]．

1）局所的要因

小児鼻出血での最も多い原因は鼻いじりである．キーゼルバッハ部位は小児の指でもすぐ届く場所にあるため，鼻いじりで鼻粘膜を擦過し出血する．出血部位に痂皮が付着すると違和感や鼻閉を生じ，再び鼻いじりをしてしまう．このため小児では鼻出血の反復を生じやすい．

また，アレルギー性鼻炎では，鼻粘膜の血管が増加するため鼻出血を起こしやすい．そのうえ，鼻汁や鼻閉で擤鼻が多くなり，また不快感で鼻いじりも頻回となる．そのため，アレルギー性鼻炎も反復する鼻出血の原因となりやすい．

鼻出血を反復すると血管壁は器質化と修復を繰り返すため鬱血が生じ，怒張血管が形成される[3]．怒張血管が形成された鼻粘膜では，洗顔や擤鼻などの外力やくしゃみ，いきみなど血管内からの圧力でも容易に鼻出血を生じやすくなる[3]．

このように小児の鼻出血では物理的刺激の影響が強い．

また小児において悪臭を伴う鼻出血では，鼻副

表 1. 小児の鼻出血の主な原因

局所的要因
1. 外傷 　鼻いじり，顔面外傷，洗顔 2. 炎症 　アレルギー性鼻炎，鼻副鼻腔炎，鼻腔異物 3. 腫瘍 　1）良性腫瘍 　　若年性鼻咽腔血管線維腫，血管腫，乳頭腫 　2）悪性腫瘍 　　横紋筋肉腫，悪性リンパ腫

全身的要因
1. 血液疾患 　1）血小板異常 　　特発性血小板減少性紫斑病，白血病，再生不良性貧血，骨髄異型性症候群，血小板無力症 　2）凝固因子異常 　　血友病，von Willebrand病，ビタミンK欠乏症 2. 血管病変 　Osler病（遺伝性出血性毛細血管拡張症），アレルギー性紫斑病 3. 薬剤性 　ワルファリン，アスピリン，NSAIDs 4. 循環器疾患 　本態性高血圧，腎性高血圧 5. 肝疾患 　慢性肝炎，肝硬変

鼻腔炎などの炎症だけでなく，鼻腔異物の可能性も念頭におく必要がある．

小児では鼻出血を生じる腫瘍性病変は稀であるが，若年性鼻咽腔血管線維腫，血管腫，乳頭腫などの良性腫瘍や，横紋筋肉腫や悪性リンパ腫などの悪性腫瘍との鑑別が必要なこともある．

2）全身的要因

全身疾患による鼻出血では，血液疾患（血小板減少，凝固因子異常），血管病変（Osler病，アレルギー性紫斑病），薬剤性（ワルファリン，アスピリン，NSAIDs），循環器疾患（本態性高血圧，腎性高血圧），肝疾患（慢性肝炎，肝硬変）などが原因となる．

鼻出血の原因が全身疾患であることは少ないが，鼻出血が出血性素因を有する疾患の初期症状である可能性もある．出血傾向が疑われた場合は全身疾患の鑑別が必要である．

診　断

診察時，患児や養育者が興奮していることも多い．不安が軽減できるよう適宜声かけを行い，落ち着かせることが大切である．また小児では体動などで協力が得られないことが多いことや，鼻腔内が狭いため診察が困難なことも考慮する必要がある．

次に診断の進め方を示す．

1. 全身状態の評価[7]

バイタルサインの確認を行い，出血性ショックや出血塊による気道閉塞に注意して対応する．ショックの前兆があれば直ちに血管確保を行う．小児では血液を飲み込んで嘔吐し，血液や凝血塊が気道を閉塞して窒息することや，鼻腔内や上咽頭腔に貯まった凝血塊が落下して気道を閉塞して窒息することもある．体位は原則として座位で行い，咽頭に流れた血液を飲み込まず吐き出させるため患児に軽く前傾姿勢をとらせる．座位で気分不良の時は血液を吐き出しやすいように側臥位で診察を進める．

2. 問　診

現病歴（出血側，出血の誘因，出血時間，出血の頻度），鼻疾患（アレルギー性鼻炎，鼻副鼻腔炎）の有無，出血傾向の有無について確認する．また既

表 2. 鼻出血の治療

局所療法
前処置として等量の血管収縮薬(5000倍アドレナリン)と表面麻酔薬(4%キシロカイン)を浸した綿球を鼻腔内に留置する.
1. 圧迫止血(5〜15分) 　鼻翼をつまむ，または出血側の鼻翼を出血側の母趾で圧迫する. 2. 化学焼灼止血 　10%硝酸銀または80%トリクロロ酢酸を浸した綿棒を30秒間塗布後，副腎皮質ステロイド軟膏塗布. 3. 電気凝固止血 4. 鼻腔内タンポン留置 　1) メロセル®やベスキチン®はコメガーゼより鼻粘膜への擦過刺激は少ない. 　2) ゼラチン製剤(スポンゼル®，ゼルフォーム®)や酸化セルロース(サージセル®)などの吸収性止血材料は抜去不要なので便利. 5. 後鼻孔バルーン留置 6. 外科的止血術
全身療法などの補助療法
出血性素因を有する鼻出血で，局所療法のみでは止血困難な場合に止血薬の全身投与などを行う.
1. 血小板異常による鼻出血 　1) 血小板輸血 　2) 休薬(NSAIDsやアスピリンなど) 2. 凝固因子異常による鼻出血 　1) トラネキサム酸(トランサミン®)投与 　2) 凝固因子補充療法 　3) ビタミンK(ケイツー®)投与 　4) 休薬(ワーファリンなど) 3. Osler病 　鼻粘膜皮膚置換術

往歴，薬剤服用について問診し，出血性素因を有するか推察する．家族歴では血友病やvon Willebrand病などの遺伝性血液疾患の有無を確認する．

3. 診察

鼻出血は片側性であることが多く両側性は少ない．両側性と思われる場合でも，片側の鼻出血が上咽頭から後鼻孔を経て反対側の外鼻孔から逆流してくることがほとんどである[1]．

まず，鼻鏡で左右どちらからの出血か観察し，咽頭流血の程度も確認する．小児の鼻出血の90%以上は鼻腔前方からの出血であり鼻鏡で容易に観察できる．外鼻孔からの出血は少量であっても持続的な咽頭流血がみられる場合は鼻腔後方からの出血を疑う．その場合，軟性内視鏡を用いて出血点を観察するが，小児では鼻腔が狭いだけでなく体動もあり観察は容易でない．しかし，血液の誤嚥，凝血塊による気道閉塞を避けるため，出血点が不明でも速やかに止血処置を行う必要がある．

問診で出血傾向や遺伝性血液疾患が疑われる場合だけでなく，止血困難な大量出血や誘因なく反復する鼻出血，養育者の不安が強い場合では全身的要因の精査を行う．また診察時に全身の点状出血や紫斑の有無も確認する．全身疾患による鼻出血の精査では，血液検査一般と止血スクリーニング検査(出血時間，活性化部分トロンボプラスチン時間：APTT，プロトロンビン時間：PT)を行う．

副鼻腔疾患や腫瘍性病変の可能性がある場合は，CTやMRIなどの画像検査を行う．

治療(表2)

処置では痛みを伴うこともあり，体動が激しく治療が困難な場合がある．処置の際には看護師による頭部固定などの介助が必要である．

1. 局所療法

すべての鼻出血において，まず局所療法で止血治療を行う．前処置として，鼻腔内の凝血塊を吸引除去後，等量の血管収縮薬(5,000倍アドレナリン)と表面麻酔薬(4%リドカイン)を前鼻孔よりやや大きめの綿球に浸す．綿球を前鼻孔から1.5〜2cm鼻腔内に挿入し，鼻腔粘膜を収縮させ，痛覚

を減退させる．綿球の代わりにコメガーゼを使用してもよいが，体動のある小児では綿球のほうが容易に挿入，抜去できるので扱いやすい．

1）鼻腔前方からの出血
（1）圧迫止血

前処置で鼻腔内に挿入した綿球は抜去してもよいが，留置したままのほうが圧迫効果が高い．鼻翼を指でつまみ 5～15 分圧迫止血する．その間は綿球が血液で滲んでも綿球を交換しない．綿球は止血後鼻汁などで湿ってゆるんできたら抜去する．出血側が分かっている場合は出血側の鼻翼を出血側の母指で圧迫する．小児の鼻出血では約 70％がこの圧迫止血法のみで止血可能であったという報告もある[8]．

圧迫止血は家庭でも容易な止血方法であり，帰宅時に養育者への指導を行う．血管収縮薬としてナファゾリン硝酸塩点鼻薬（0.05％プリビナ液®）を処方し，再出血時には綿球に浸して鼻腔内に留置し鼻翼を圧迫すると止血効果が高いことも説明する．

（2）化学焼灼止血[9)10)]

焼灼剤として 10％硝酸銀や 80％トリクロロ酢酸を浸した綿棒を約 30 秒間動かさずに出血部位に塗布する．硝酸銀やトリクロロ酢酸は組織を凝固壊死させ血流を遮断することで止血効果をもたらす．硝酸銀は塗布すると白色に変化するが，この変性領域が拡大しないように生理食塩水を綿棒で塗布して塩化銀として沈殿させておく．

焼灼後，副腎皮質ステロイド外用薬を塗布すると止血部の保護や抗炎症作用により，乾燥や痂皮の付着を抑制でき再出血の予防になる．

（3）電気凝固止血

出血点が同定されているが圧迫止血や化学焼灼止血では止血困難な場合に有効である．双極電極（バイポーラ）や高周波電気メスなどを使用して電気凝固焼灼を行う．しかし，局所に 4％リドカイン綿球などでの表面麻酔を行ってもある程度の痛みを伴うため，小児では外来での電気凝固止血は容易でないことが多い．

（4）鼻腔内タンポン留置

圧迫止血や焼灼止血を行っても止血困難な場合に行う．抗菌薬軟膏を塗布したコメガーゼを出血点を中心に層状に鼻腔内に挿入する．コメガーゼは 3～5 日間留置して抜去する．コメガーゼの代替としてメロセル®やベスキチンF®など鼻粘膜への擦過刺激の少ない材料を使用してもよい．しかし，メロセル®はコメガーゼより圧迫効果が弱いことや，ベスキチン®はカニアレルギーの症例には使用できないことも考慮する[2)]．

コメガーゼのように抜去が必要な止血材料では，小児においては挿入や抜去の際の痛みで処置が困難な可能性が高く，抜去不要な吸収性止血材料が便利である．吸収性止血材料として，ゼラチン製剤であるスポンゼル®やゼルフォーム®，酸化セルロースであるサージセル®を使用することが多い．ゼラチン製剤は重量の約 30 倍の水分を吸収できるため，血液を吸収し血餅を形成することでフィブリンと同等の止血効果が得られる．また鼻腔内留置後，固形から液体となり 1 ヶ月以内に吸収される[10)]．酸化セルロースはヘモグロビンと強い親和性を持つため，血液凝固を促しフィブリンを形成することによって止血する．約 2 週間で吸収される[10)]．

鼻腔内タンポン留置では留置した材料が咽頭に落下して気道異物にならないよう注意が必要である．また toxic shock syndrome など細菌感染の予防のため，留置中は抗菌薬投与も行う．

2）鼻腔後方からの出血
（1）後鼻孔バルーン留置

鼻腔内後方からの出血が疑われる場合や，鼻腔タンポン留置でも止血困難な場合は，小児用膀胱留置カテーテルを使用して後鼻孔を圧迫止血する．小児では全身麻酔下に施行したほうが安全である．バルーン内には滅菌精製水（注射用水）を注入し，止血具合で注入量を調節する．この際，生理食塩水を注入すると食塩の結晶でバルーンが抜去できなくなることもあるため滅菌精製水を使用する．カテーテルは鼻腔内タンポン留置と同様

3～5 日間留置して抜去する．留置中は急性副鼻腔炎，鼓室内血腫，急性中耳炎，急性咽頭炎を合併する可能性があるので抗菌薬投与も行う[1]．

(2) 外科的止血術

前述した治療でも止血困難な症例では全身麻酔下に外科的止血術を行う．蝶口蓋動脈，顎動脈，外頸動脈，篩骨動脈などの結紮術や選択的動脈塞栓術が施行されるが，小児では非常に稀である．

2．全身療法などの補助療法

全身的要因による鼻出血においても止血の基本治療は局所療法である．しかし，局所治療のみでは止血困難なことがあり，その場合は止血薬の全身投与などの補助療法が必要である．

1）血小板異常による鼻出血

(1) 血小板輸血

血小板は 10 万/μl 以下で外力により紫斑を生じやすくなり，5 万/μl 以下で自然に紫斑や鼻出血をきたし，2 万/μl 以下では臓器出血の危険があるといわれている[6]．止血困難な鼻出血では血小板輸血を行う．

(2) 休　薬

NSAIDs 投与で血小板機能障害を生じることがある．またアスピリンは血小板機能を抑制する．これらを投薬中で止血困難な場合は休薬を検討する．

2）凝固因子異常による鼻出血

(1) トラネキサム酸（トランサミン®）投与[11]

トラネキサム酸は，プラスミンによるフィブリン分解を阻害することで止血に作用する．局所処置と併用すると止血効果が高まる．

(2) 凝固因子補充療法[11]

局所処置とトラネキサム酸投与でも止血困難な場合に行う．

(3) ビタミン K（ケイツー®）投与[6]

ビタミン K は肝臓での第Ⅱ，Ⅶ，Ⅸ，Ⅹ因子の合成を促進し，凝固機能を正常化する．体に必要なビタミン K の半分は食物から，残りは腸内細菌から産生される．ビタミン K 欠乏症は，肝障害や腸管からの吸収障害の他に，抗菌薬の大量・長期投与で細菌叢が抑制されビタミン K の産生障害を生じ発症することがある．鼻出血の再発予防も兼ねてビタミン K 投与を行う場合があるが，肝障害以外での有効性は明らかでない[1]．

またワーファリンはビタミン K に拮抗し，肝臓での凝固因子の産生を抑制する．ワーファリンを休薬しても止血困難な場合はビタミン K 投与を検討する[12]．

(4) 休薬および投薬の変更

ワーファリンを休薬し，必要であればヘパリンへの置換を行う．プロトロンビン時間国際標準比 (prothrombin time international normalized ratio；PT-INR) を 2.5～3.0 の範囲に収めることが止血のコントロールに有効であるとされている[13]．

3）血管病変による鼻出血[14]

Osler 病（遺伝性出血性毛細血管拡張症）は常染色体優性遺伝疾患で，毛細血管や細静脈の拡張，血管の筋層や弾性線維が欠如する．そのため容易に出血しやすいうえに，筋収縮による止血機能が働かないので鼻出血が頻回に生じる．小児では成人と比べて軽症であることが多いが，大量出血を反復する重症例では鼻粘膜皮膚置換術が有効といわれている．

養育者への指導

小児の鼻出血はほとんどが圧迫止血で止血可能であり，養育者への止血指導で再出血が予防できることを説明する．

1．家庭での止血方法

患児に前傾姿勢をとらせ，咽頭に流れた血液を吐き出すよう促し，鼻翼を指でつまみ 5～15 分圧迫止血する．

2．再出血の予防方法

1）鼻いじりを注意する．また鼻いじりの原因はアレルギー性鼻炎や鼻副鼻腔炎のことが多く，原疾患の治療を行う．

2）止血処置後 1 週間は，水泳，激しい運動，強い擤鼻，入浴は避ける[7]．

まとめ

　小児の鼻出血は反復することが多く養育者の不安は大きい．しかし，ほとんどが鼻いじりが原因のキーゼルバッハからの出血であり，圧迫止血で止血可能である．養育者の不安の軽減だけでなく再出血予防のためにも，家庭での止血方法や日常生活での注意点について説明しておく．一方，耳鼻咽喉科医は出血性素因を有する全身疾患など，鼻出血の原因には重篤な疾患の可能性もあることも十分留意して診療にあたる必要がある．

参考文献

1) 切替一郎：鼻科学．加我君孝（編）：248-252, 295-300, 新耳鼻咽喉科学．南山堂, 2013.
2) 井口郁雄，江草憲太郎：鼻出血の病態とその対応は？ JOHNS, **28**：410-412, 2012.
　　Summary　小児の鼻出血の原因と止血方法，養育者への指導について解説．
3) 市村恵一：鼻出血．JOHNS, **28**：119-123, 2011.
4) 井口郁夫：鼻出血．日本小児耳鼻咽喉科学会（編）：168-174, 小児耳鼻咽喉科．金原出版, 2017.
5) 熊本真優子：小児鼻出血への対応．MB ENT, **98**：28-33, 2009.
　　Summary　小児の鼻出血は大部分が軽症であるが全身疾患の可能性も留意する．また養育者への止血指導が再出血予防になる．
6) 鈴木幹男，長谷川昌宏：出血性素因を有する患者の鼻出血処置．MB ENT, **98**：39-44, 2009.
　　Summary　出血性素因を有する鼻出血では局所療法のみでは止血困難なことがあり止血薬の全身投与も考慮する．
7) 後藤友佳子：鼻出血止血法．日本小児耳鼻咽喉科学会（編）：441-445, 小児耳鼻咽喉科．金原出版, 2017.
8) 安岡義人，中島恭子，村田考啓ほか：電子内視鏡で診る小児鼻出血の血管病態と止血法の工夫．小児耳, **36**：374-380, 2015.
9) 南　和彦：鼻出血の診療のポイントは？ JOHNS, **30**：905-908, 2014.
　　Summary　鼻出血の局所療法の方法と鼻出血時に鑑別すべき疾患について解説．
10) 吉川　衛：鼻出血用外用薬．耳喉頭頸, **88**：932-934, 2016.
11) 松下　正：血友病と von Willebrand 病．日内会誌, **98**：58-68, 2009.
12) 堀　正二：循環器病の診断と治療に関するガイドライン（2008 年度合同研究班報告）．循環器疾患における抗凝固・抗血小板療法に関するガイドライン（2009 年改訂版）．
13) 勝木孝明，斎藤宗靖，野田敏剛ほか：抗凝固療法のコントロールレベルと合併症の関連：長期フォローアップ成績の検討．J Cardiol, **24**：203-209, 1994.
　　Summary　抗凝固療法中ではPT-INRを2.5～3.0を目標とすることが出血性合併症の発生予防に重要である．
14) 市村恵一：オスラー病の鼻粘膜皮膚置換術．JOHNS, **27**：859-863, 2011.

小児の睡眠呼吸障害マニュアル

小児の成長障害・注意欠陥など多くの健康問題を生じる睡眠呼吸障害の"最新"かつ"すぐに役立つ"情報を執筆陣に解り易く解説頂き，さらに用語解説や多くのカラー写真・シェーマ・多種多彩なコラムを掲載．睡眠を専門とされない読者の方々にも是非お読み頂きたい内容です．

B5判・248頁
7,000円＋税
2012年4月発行

編集
宮崎総一郎（滋賀医科大学睡眠学講座教授）
千葉伸太郎（東京慈恵会医科大学耳鼻咽喉科講師）
中田　誠一（藤田保健衛生大学坂文種報徳會病院耳鼻咽喉科准教授）

CONTENTS

I　はじめに
小児と睡眠／睡眠呼吸関連の略語・用語解説

II　小児の閉塞性睡眠時無呼吸症候群の overview

III　小児の睡眠呼吸障害の病態

IV　小児の睡眠呼吸障害の疫学
頻　度／学校保健会全国調査

V　小児の睡眠呼吸障害の診断
診断基準／いろいろな簡易診断法／診断機器：新しい簡易モニター／質問紙／問　診／鼻咽頭の診察／画像評価／小児の睡眠ポリグラフィー

VI　乳幼児のマネージメント―ハイリスク SAS 小児の手術―

VII　小児の睡眠呼吸障害の影響
認知機能・発達の問題／身体発育，顎顔面発育／循環器系，夜尿，胸部変形

VIII　先天性疾患と睡眠呼吸障害

IX　中枢性無呼吸

X　鼻と睡眠呼吸障害
鼻と睡眠呼吸障害／鼻と通気性

XI　肥満と睡眠呼吸障害

XII　姿勢と睡眠呼吸障害

XIII　小児の睡眠呼吸障害の治療
アデノイド・口蓋扁桃摘出術／扁桃手術―手術支援機器／麻酔と周術期管理／鼻手術／シーパップ（CPAP）／顎顔面奇形／Rapid maxillary expansion（上顎急速拡大）による小児睡眠呼吸障害への新たな治療／困難手術例／点鼻治療

XIV　小児の閉塞性睡眠時無呼吸症候群における今後の課題

コラム
子どもの睡眠不足症候群／子どものいびき相談／漏斗胸は睡眠時無呼吸症候群が原因？／中学生の夜尿症と睡眠時無呼吸／睡眠時無呼吸症候群は遺伝するか？／夜驚症について／肺性心の例（私の忘れられない小児 SAS の出発点）／鼻茸による重症の睡眠時無呼吸例／眠れない母親と空気清浄機／局麻の口蓋扁桃摘出術／忘れられない子どもの例／手術直後にヒヤリとした一例／いびきがないとものたりない？

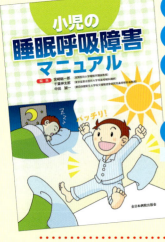

全日本病院出版会
〒113-0033　東京都文京区本郷 3-16-4
Tel：03-5689-5989　　Fax：03-5689-8030

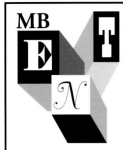

◆特集・耳鼻咽喉科における新生児・乳幼児・小児への投薬—update—
II．症状から処方する薬物
7．嘔吐，摂食嚥下障害

益田　慎[*1]　亀井尚美[*2]

Key words：嘔吐（vomiting），摂食嚥下障害（swallowing disorder），空気嚥下症（aerophagia），胃食道逆流症（gastroesophageal reflux disease：GERD），経管栄養（tube feeding），薬剤性嚥下障害（drug-induced dysphagia）

Abstract　不慮の窒息を防止する観点から，乳幼児では嘔吐と摂食嚥下のコントロールが重要になる．習慣的な嘔吐の誘発要因は空気嚥下症と胃食道逆流症であることが多い．前者に対しては摂食嚥下機能のハビリテーションが必要となるが，対症療法として浣腸療法と大建中湯の内服を用いることもある．胃食道逆流症の治療は Phase 1〜6 に分類され，酸分泌抑制薬，消化管運動改善薬，六君子湯などが組み合わせて用いられる．
　嘔吐や摂食嚥下障害が一定期間に及ぶと小児では成長への影響を考慮して経管栄養が導入される機会が多い．しかし，幼児に市販の液体栄養剤を長期間にわたり用いると必要栄養素が不足するなどの問題が発生することに留意する必要がある．
　薬剤の中には食欲に影響するものもある．また，摂食嚥下機能に直接影響する薬剤として抗てんかん薬と筋弛緩薬があるが，原疾患の病状から薬剤を中止することができないことも多い．

はじめに

　厚生労働省の死因統計から不慮の事故を検索すると，4歳までの乳幼児では不慮の窒息が大きな問題となり（図1），その防止が求められる．乳児では嘔吐のコントロール，幼児では食事中の窒息を防止することが重要である．
　嘔吐や摂食嚥下障害への対応を考える場合，その原因となっている疾患の特性をまず把握する必要がある．原因疾患がはっきりすれば，まず原因疾患の治療を始めることになるが，原因疾患の特定に時間がかかり，症状の軽減や脱水の治療，栄養管理を先行して行わなければならないことも多い．

経管栄養の適応

　年齢が低ければ低いほど，摂食不良や頻回の嘔吐によって，脱水や低血糖などの生命予後を左右する病態に移行しやすい．さらに，摂食不良や頻回の嘔吐が一定期間以上に及ぶと成長への影響も考慮しなければならなくなり，経管栄養の導入を躊躇できないことも多々ある．
　乳児では母乳やミルクをそのまま経管栄養として利用することができるが，幼児において液体栄養剤を用いるときには注意を要する．市販されている液体栄養剤は成人の平均的な摂取栄養の分析からその内容が設計されている．そのため，そのまま幼小児に利用したのでは脱水，高カリウム負荷，高窒素負荷，エネルギーとしての脂肪不足などの問題が起きてしまう[1)2)]（表1）．

空気嚥下症による嘔吐・腹部膨満

　乳幼児が習慣的に嘔吐する理由の1つに空気嚥下症がある．空気嚥下が多量になると，腹部膨満を引き起こすだけでなく，腸管の蠕動運動を妨げ

[*1] Masuda Shin，〒734-8530 広島市南区宇品神田 1-5-57　県立広島病院小児感覚器科，主任部長
[*2] Kamei Naomi，同病院小児外科，部長

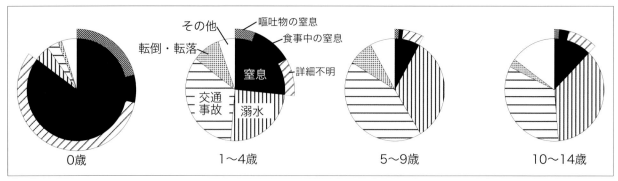

図 1. 不慮の事故における原因別死亡数(厚生労働省の統計より作成)

表 1. 標準的な 3 歳児(体重 14 kg)を例にとり,推奨される摂食内容と液体栄養剤の成分比較

	1日必要量(推奨量)	栄養剤A	栄養剤B	栄養剤C
栄養量(kcal)	1,040	1,000	1,000	1,000
水分量(ml)	1,300〜1,700	1,000	676	1,000
脂質/エネルギー	30.0%	32.0%	29.0%	20.0%
NPC/N*	>200	157	116	119
ω-6/ω-3**	5.4	44.0	4.4	3.0
食塩(g)	<4.0	2.0	1.9	1.9
カリウム(mg)	<1,000	1,480	1,000	1,380
鉄(mg)	>5.0, <25	9.00	14.66	6.25
銅(mg)	>0.3	1.00	1.60	1.25
亜鉛(mg)	>3	1.5	15	6.4

＊NPC/N：非タンパクカロリー/窒素比.腎機能が弱い幼少児では成人よりも高いことが推奨される

＊＊ω-6/ω-3：必須脂肪酸のうち ω-6 と ω-3 の比率.いずれも成長に欠かせないが,特に免疫応答の安定と神経系の成長のために小児では ω-6/ω-3 が成人よりも低い値が推奨されている

栄養吸収障害も引き起こされてしまう.

乳児の場合,母親の授乳法に関する知識不足(頻回母乳,母乳分泌不足,哺乳瓶の孔が乳児の口の大きさに合わない,授乳時の体位,曖気不足)が原因であることが多く,哺乳指導や曖気指導で改善する場合が多い.

一方,耳鼻咽喉科医が関与する病態としては,口蓋裂や粘膜下口蓋裂などによる鼻咽腔閉鎖不全症から起きる空気嚥下症がある.明らかな鼻咽腔閉鎖不全症がなくても,高口蓋や頸部の過伸展でも空気嚥下症は引き起こされる.高口蓋は低出生体重児に多く,脳性麻痺児の多くが頸部を過伸展位にしている.いずれの場合も舌背を口蓋に押し当てることが不十分となり,咽頭に送り込む食塊に空気が混入してしまうことに加えて,舌根の挙上不足から嚥下中に鼻咽腔閉鎖が緩んでしまうことに問題がある.

空気嚥下症に有効な薬物療法はなく,舌背および舌根の挙上を誘導するような言語聴覚士によるハビリテーションが必要となる.当科では小児歯科の協力を得て,幼児には舌接触補助床を積極的に適応している(図2).

空気嚥下症により引き起こされる腹部膨満感や便秘などに対する対症療法として,排ガスを目的とした浣腸処置や,下剤や大建中湯などの便秘治療に準じた内服を追加することも有用である.大建中湯は成人の術後イレウスに対して広く使用されており,小児の慢性便秘症例に対しても有意な改善を認めるとされている[3)4).腸管血流促進作用と腸管蠕動促進作用を有し,腹が冷えて痛み,腹部膨満感のある場合に使用される.おなかが張って便が出ない,いわゆる腹部全体にガスが多い便秘の患児に適応がある.

それでも収まらない嘔吐・摂食嚥下障害

哺乳指導や摂食嚥下指導を行い,空気嚥下症をコントロールしても,嘔吐が治まらず,摂食嚥下障害が続く場合には,次に胃食道逆流症の存在を疑う.

胃食道逆流症を疑わせる嘔吐以外の兆候としては,① 消化器症状として吐下血・哺乳不良・反芻運動,② 呼吸器症状として慢性咳嗽・喘鳴[5)・反復性呼吸器感染症・ALTE(apparent life threatening events：乳幼児突発性危急事態)[6)7)・無呼吸,③ その他の症状として胸腹痛・貧血・体重増加不良・不機嫌・咽頭痛・姿勢異常(首を横に傾けたよ

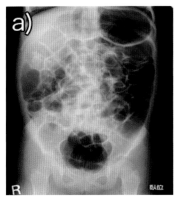 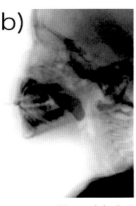 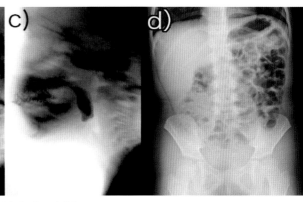

図 2. 空気嚥下症(5 歳,女児)

a：著明な空気嚥下症を認める
b：初診から 2 週間後．嚥下造影検査により舌背が口蓋に届かず，形成食塊(図中では薄く色づけをして強調している)に空気が混じっている
c：b と同日．舌接触補助床を使用することで，舌背と舌根が挙上でき，形成食塊に混じる空気を減らすことができた
d：初診から 10 ヶ月後．舌接触補助床を使用しなくても食事中の空気嚥下を減らすことができている

うな姿勢をとる：Sandifer 症候群[8])が挙げられる．

胃食道逆流症を疑った場合には，エコー検査，上部消化管造影検査，24 時間 pH モニタリング，食道内視鏡検査，食道内圧検査などの検査を行い，その程度や病態を把握し，治療法を選択する必要がある．

治療は phase 1〜5 に分けることができる[9)10]．薬物療法は，酸分泌抑制剤(H_2 受容体拮抗薬やプロトンポンプ阻害薬)，消化管運動改善薬(モサプリド)，六君子湯を組み合わせて行う．酸分泌抑制剤として，まずは H_2 受容体拮抗薬を使用し，症状の強い場合や H_2 受容体拮抗薬無効例にはプロトンポンプ阻害薬を使用する．

消化管運動改善薬は，副交感神経に存在するセロトニン受容体の 5-HT4 受容体に結合することによりアセチルコリン分泌を促進し消化管運動を高めるとされている．一方，六君子湯は，消化管運動亢進作用や胃粘膜保護作用を有し，慢性胃炎や上部消化管運動機能異常に用いられてきた．最近では運動不全型の機能性胃腸障害(ディスペプシア)における上腹部愁訴を改善するとの報告[11]もある．その薬理作用としては，胃排出促進作用と胃適応性弛緩作用，胃粘膜保護作用が挙げられている．

胃食道逆流症以外の疾患を想定することが必要

表 2. 胃食道逆流症以外の疾患を想定すべき症状・症候と鑑別すべき疾患

特徴的症状・症候	鑑別すべき疾患
・2 歳以上まで続く頻回嘔吐	・感染症
・生後 6 ヶ月以降に発症した頻回嘔吐	・尿路感染症
・胆汁性嘔吐	・イレウス
・噴水状嘔吐	・腸閉塞
・下痢・便秘がある	・幽門狭窄症
・腹部圧痛・腹部膨満	・水腎症
・発熱	・てんかん
・傾眠	・アレルギー疾患
・肝脾腫	・脳腫瘍
・大泉門膨隆	・脳炎
・巨頭症・小頭症	・代謝性疾患
・痙攣を伴っている	・被虐待児
・染色体異常・遺伝子異常を有している	など
・その他の慢性疾患(HIV 感染症)の合併	

となる症状・症候および鑑別すべき疾患の一覧を表 2 に示す．

薬物による摂食嚥下への影響

小児の食欲を亢進させ，肥満を誘発する薬剤としてシプロヘプタジン(ペリアクチン®)はあまりにも有名である．20 年ほど前までは効能・効果に「食欲増進効果」が記載されていたほどである．セロトニン 2c 受容体遮断作用とヒスタミン H_1 受容体遮断作用によって摂食を中止する信号を遮断することが作用機序として考えられている[12]．

ステロイド薬も食欲を増進させ，その長期投与

で肥満を誘発することがあることには留意する必要がある．前述の六君子湯やモサプリドも消化管の蠕動運動を刺激することで食欲を増進させる．

薬剤によって直接引き起こされる摂食嚥下障害にも留意する必要がある．特に小児に頻繁に用いられる薬としては，抗アレルギー薬と気管支拡張薬がある．いずれも副作用として唾液分泌を抑制し，味覚障害を引き起こし，乳幼児の摂食意欲を阻害する可能性がある[13]．特に抗コリン作用が強い抗アレルギー薬を処方する際には注意が必要となる．

一方，抗てんかん薬や筋弛緩薬は嚥下機能そのものを低下させる可能性がある[14]．しかし，てんかんを抑えなければ食事中の窒息のリスクを軽減することはできない．脳性麻痺児に筋弛緩薬を投与することで至適体位を維持することが可能となり，摂食嚥下機能が改善することもある．そもそもいずれの薬剤も使用しなければならなくなった状況から薬剤を中止すること自体が難しい例がほとんどである．

文 献

1) 曺 英樹：小児の静脈経腸栄養ガイドライン．静脈経腸栄養，28：1239-1243, 2013.
2) 厚生労働省「日本人の食事摂取基準（2015年版）」策定検討会：乳児・小児．菱田 明ほか（監）：354-372, 日本人の食事摂取基準（2015年版）．大日本法令印刷，2014.
3) 佐々木康成，岩井直躬，古川泰三ほか：小児漢方のアドバンスコースへようこそ 慢性便秘．小児外科，43：876-877, 2011.
   Summary 大建中湯が腹部膨満を伴い治療に難渋する便秘を有意に改善する．
4) 松村俊範：日常診療に活かす小児の漢方 大建中湯．小児科診療，77：1059-1063, 2014.
5) 吉田之範，亀田 誠，錦戸知喜ほか：乳幼児気管支喘息における胃食道逆流症の頻度とファモチジンの効果の検討．アレルギー，57：529-535, 2008.
   Summary 抗炎症治療でも症状をコントロールできない難治性の乳幼児喘息では，積極的に胃食道逆流症を疑い，その治療を行うことが適切である．
6) 戸苅 創，市川光太郎，横田俊平ほか：平成24年度厚生労働科学研究費補助金（成育疾患克服等次世代育成基盤研究事業）「乳幼児突然死症候群（SIDS）および乳幼児突発性危急事態（ALTE）の病態解明および予防法開発に向けた複数領域専門家による統合的研究」総括研究報告書．日本SIDS・乳幼児突然死予防学会雑誌，13：22-30, 2013.
7) 乳幼児突発性危急事態（ALTE：アルテ）診断ガイドライン：http://www.jaam.jp/html/info/2016/pdf/info-20160823_ALTE.pdf
8) 位田 忍：消化管 Sandifer 症候群．小児科診療，79増刊：209, 2016.
9) 大浜用克，鈴木則夫，生野 猛ほか：日本小児消化管機能研究会小児胃食道逆流症診断治療指針．日小外会誌，42：299-306, 2006.
   Summary 胃食道逆流症は，病態が複雑であり，患児によって様々な症状を示す．胃食道逆流症診断治療指針に基づき，様々な治療法を選択し，組み合わせて行う必要がある．
10) 漆原直人，矢野正幸：小児胃食道逆流症をめぐって 小児の胃食道逆流症に対する診断・治療方針と治療経験．小児耳鼻，35：207-211, 2014.
11) 橋詰直樹，八木 実，石井信二ほか：漢方療法が奏効した小児感染後機能性ディスペプシアの1例．日小外会誌，51：1093-1099, 2015.
12) 野原幹司：食欲を低下・改善させる薬剤．月刊薬事，59：1801-1805, 2017.
13) 薬物性味覚障害：http://www.mhlw.go.jp/topics/2006/11/dl/tp1122-1s01.pdf
14) 深津ひかり：嚥下機能を低下・改善させる薬剤．月刊薬事，59：1806-1810, 2017.

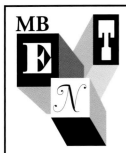

◆特集・耳鼻咽喉科における新生児・乳幼児・小児への投薬—update—

Ⅲ．耳鼻咽喉科疾患に対する薬物療法
1．急性中耳炎

工 穣*

Key words：診療ガイドライン(medical guideline)，インフルエンザ菌(*Haemophilus influenzae*)，肺炎球菌(*Streptococcus pneumoniae*)，モラキセラカタラーリス(*Moraxella catarrhalis*)，13価肺炎球菌結合型ワクチン(PCV-13)，十全大補湯(Juzentaihoto)

Abstract 2006年に初めて小児急性中耳炎の診療ガイドラインが発表されてから，2009年版を経て現在の2013年版ができあがっている．起炎菌の変化や難治化，重症度判定基準の見直し，肺炎球菌ワクチンによる予防など，その変化に対応してガイドラインが作成・改訂されてきている．鼓膜の所見と臨床症状による重症度分類に基づいて軽症，中等症，重症に分類されており，それぞれ推奨される抗菌薬や投与期間が記載されている．臨床現場において，医療側として役立つばかりではなく，患児家族に対してどのような治療が一般的であるのかを説明する際にも役立つフローチャートになっている．

急性中耳炎の三大起因菌はインフルエンザ菌，肺炎球菌，モラキセラカタラーリスであり，それぞれ良好な抗菌活性を示す薬剤は異なっている．できる限り上咽頭や耳漏の細菌検査を施行して感受性の高い抗菌薬を選択し，また耐性菌増加を防ぐために同じ薬剤を漫然と投与することがないよう注意が必要である．

また，13価肺炎球菌結合型ワクチン(PCV-13)による急性中耳炎予防や，十全大補湯による免疫賦活効果による反復性中耳炎減少なども重要である．

診断と治療(フローチャート)

本邦において，2006年に初めて小児急性中耳炎の診療ガイドラインが発表されてから，2009年版を経て現在の2013年版ができあがっている．起炎菌の変化や難治化，重症度判定基準の見直し，肺炎球菌ワクチンによる予防など，その変化に対応したガイドライン作成・改訂は，担当された先生方の多大なる作業のうえに成り立っていることを忘れてはならない．当然ながら今後も数年ごとの改訂作業が行われると考えられるが，現時点でのガイドラインに基づいた治療法について述べる．

急性中耳炎は呼吸器ウイルス感染が多くなる秋・冬に増加する．RSウイルスやインフルエンザウイルス，アデノウイルスなどの感染をきっかけに粘膜免疫が崩れ，細菌感染が進行する．全国サーベイランスデータではインフルエンザ菌，肺炎球菌，モラキセラカタラーリスが三大起因菌として検出されている(図1)．

多施設間臨床研究の解析によると，インフルエンザ菌の抗菌活性は，ABPCやCVA/AMPC(1：14製剤)に関しては必ずしも良好ではない．一方，CDTR-PIやCTRXの抗菌活性は良好である．小児適応となっているニューキノロン系薬のTFLXは極めて高い抗菌活性がある(図2)．

肺炎球菌の抗菌活性は，AMPCやCVA/AMPC(1：14製剤)は比較的良好であり，TBPM-

---

* Takumi Yutaka，〒390-8621 長野県松本市旭3-1-1 信州大学医学部耳鼻咽喉科学教室，准教授

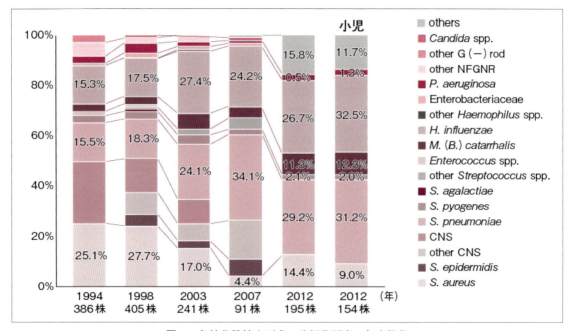

図 1. 急性化膿性中耳炎の分類菌頻度の年次推移
(全国サーベイランス，2012年のデータは3学会合同抗菌薬感受性サーベイランスデータより改変)

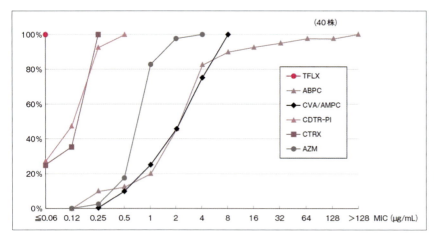

図 2.
インフルエンザ菌の薬剤感受性
(山中ほか：耳鼻臨床，2012より)

PI に対しては極めて良好な感受性を示している．また CDTR-PI, CFPN-PI の抗菌活性も良好である．小児適応となっている TFLX も良好な抗菌活性がある(図 3)．

モラキセラカタラーリスは，β-ラクタマーゼ産生株が大半を占めるため，β-ラクタム系薬を不活化する間接起炎菌となる．よって ABPC, AMPC, PIPC, CPR, FOM 以外はいずれも使用可能であり，CVA/AMPC(1:14 製剤)，CDTR-PI, CFPN-PI, CTRX は有効な抗菌活性を示している．小児に使用可能な TFLX も良好な抗菌活性を示している．

急性中耳炎の治療は，鼓膜の所見と臨床症状による重症度分類に基づいて軽症，中等症，重症に分類される(図 4, 5)．

これら重症度に応じて，図 6 のような治療法(抗菌薬の選択)が推奨されている．

症 例

1. 症例 1

8 歳，男児．特に誘因なく昨夜より左耳痛あり．微熱はあるが，その他上気道の症状なし(体重 25 kg)．

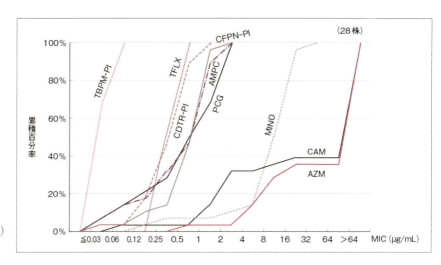

図 3.
肺炎球菌の薬剤感受性
(山中ほか：耳鼻臨床, 2012 より)

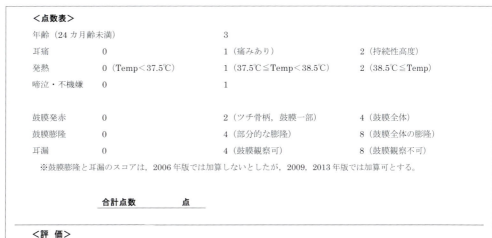

図 4.
急性中耳炎診療スコア
シート(2013 年版)

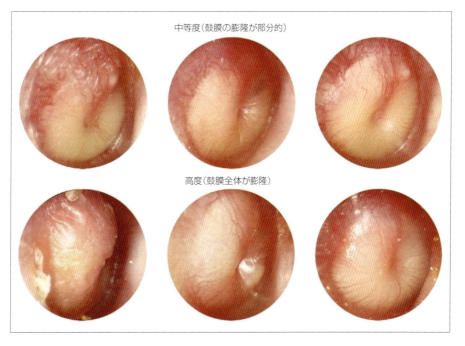

図 5.
鼓膜所見(膨隆)の重症度分類

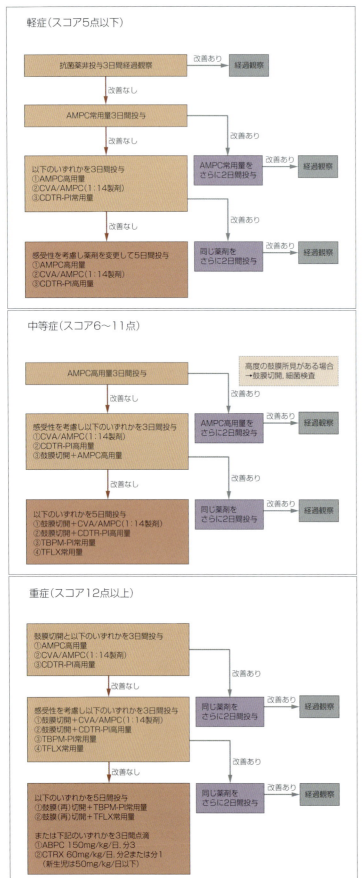

図 6.
小児急性中耳炎症例の治療アルゴリズム

【重症度分類】
・耳痛：1（痛みあり）
・発熱（腋窩）：0（37.5℃未満）
・啼泣・不機嫌：0（なし）
・鼓膜発赤：2（ツチ骨柄あるいは鼓膜の一部の発赤）
・鼓膜の膨隆：0（なし）
・耳漏：0（なし）　　　→3点（軽症）

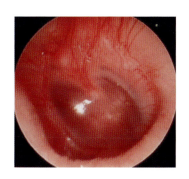

【治　療】
#1　カロナール®などのみ投薬（抗菌薬非投与）
　　　→改善あれば経過観察
↓
改善なければ，
#2　アモキシシリン（サワシリン®など）
　　500 mg（分3），3日
　　（適宜，カロナール®など追加）
　　　→改善あれば同薬継続
↓
改善なければ，
#3　アモキシシリン（サワシリン®など）
　　1,000 mg（分3），3日
　　　→改善あれば同薬継続
↓
改善なければ，
#4　アモキシシリン・クラブラン酸（クラバモックス®）2,410 mg（分包は4.04 g）（分2），5日

2．症例2
3歳，男児．風邪で昨日より39℃台の発熱あり，鼻汁，鼻閉，咳，のどの痛みなど著明．今朝より右耳疼痛あり受診（体重15 kg）．

【重症度分類】
・耳痛：2（持続性の高度疼痛）
・発熱（腋窩）：2（38.5℃以上）
・啼泣・不機嫌：1（あり）
・鼓膜発赤：4（鼓膜全体の発赤）
・鼓膜の膨隆：8（鼓膜全体の膨隆）
・耳漏：4（外耳道に膿汁あるが鼓膜観察可能）
　　　→21点（重症）

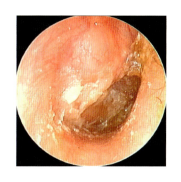

【治　療】
#1　鼓膜切開・排膿・鼓室洗浄など
#2　アモキシシリン（サワシリン®など）
　　600 mg（分3），3日
　　（適宜，カロナール®，ムコダイン®など追加）
　　　→改善あれば同薬継続
↓
改善なければ，
#3　再度鼓膜切開・排膿・鼓室洗浄など
#4　セフジトレンピボキシル（メイアクト®）
　　270 mg（分3），3日
　　　→改善あれば同薬継続
↓
改善なければ，
#5　再度鼓膜切開・排膿・鼓室洗浄など
#6　トスフロキサシン（オゼックス®）180 mg（分2），5日
　　（下痢防止にミヤBM®を併用）

これらはガイドラインに基づいた処方例であるが，できる限り上咽頭や耳漏の細菌検査も同時に

施行して感受性の高い抗菌薬を選択し，また耐性菌増加を防ぐために同じ薬剤を漫然と投与することがないよう注意が必要である．

ワクチンによる予防

2013年版のガイドラインでは，血清型の肺炎球菌性急性中耳炎を予防する効果がある7価肺炎球菌結合型ワクチン(PCV7)を推奨している．

本邦の小児急性中耳炎中耳貯留液より分離された肺炎球菌の血清型の62.9％，薬剤耐性菌の78.0％をカバーしており，肺炎球菌に対しては34.4〜62.5％，薬剤耐性肺炎球菌に対しては39.8〜49.1％の予防効果が期待されている．

現在は，カバー率を高めた13価のPCV-13に切り替わり，定期接種に組み込まれており，また米国の急性中耳炎ガイドラインでも接種が強く推奨されている．

漢方薬による免疫賦活効果

急性中耳炎を繰り返す反復性中耳炎は2歳未満の免疫能の低い乳幼児に高頻度に認められ，このような乳幼児に免疫賦活・栄養状態改善作用のある十全大補湯の有効性が報告されている．多施設共同非盲検ランダム化比較試験が施行された結果，十全大補湯の投与により急性中耳炎の罹患頻度の減少，鼻風邪罹患頻度の減少，抗菌薬使用量の減少がみられている．また，反復性中耳炎の中でも，特に① 頻回に急性中耳炎を繰り返す重症例，② 2歳未満児，③ 集団保育通園児，④ 家庭内受動喫煙曝露児などのハイリスク群において，有効性がより高いという結果であった．保険診療上の適応症を理解のうえで，該当例には用いてみるべき薬剤である．

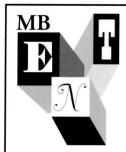

◆特集・耳鼻咽喉科における新生児・乳幼児・小児への投薬—update—
Ⅲ．耳鼻咽喉科疾患に対する薬物療法
2．滲出性中耳炎

伊藤真人*

Key words：小児滲出性中耳炎（pediatric otitis media with effusion），薬物治療（pharmacotherapy），ガイドライン（guideline），鼻副鼻腔炎（sinusitis），急性中耳炎（acute otitis media），アレルギー性鼻炎（allergic rhinitis）

Abstract ガイドラインでは発症初期の3ヶ月間は「経過観察」が推奨されている．これは発症3ヶ月以内には滲出性中耳炎に対する治療をするのではなく，合併する周辺器官の病変の治療を行うべきであるとの考えに基づいている．つまり初期の3ヶ月間は，小児滲出性中耳炎の全例に対して薬剤などの保存加療を行うのではなく，鼻副鼻腔炎やアレルギー性鼻炎などの周辺器官の病変を合併する症例を選んで，それぞれの病変に対する保存治療を行うことを推奨している．

小児滲出性中耳炎には鼻副鼻腔炎，急性中耳炎，アレルギー性鼻炎，アデノイドなどが併存する割合が高い．滲出性中耳炎そのものに対する保存的治療のエビデンスは乏しいが，こうした周辺器官の感染・炎症は小児滲出性中耳炎の慢性化につながることから，早期からそれらに対する治療を行うことは重要である．

はじめに

小児滲出性中耳炎は，就学前に90％が一度は罹患する中耳疾患であり[1]，小児に難聴を引き起こす最大の原因である．本邦ではこれまで，諸家の間で小児滲出性中耳炎の診断や治療法など臨床管理の方法に幅があったことから，「医療機関によって治療方針が全く異なっている」かのように受け止められがちな疾患であった．これを受けて，2015年1月に日本耳科学会，日本小児耳鼻咽喉科学会によって「小児滲出性中耳炎診療ガイドライン2015年版」が発刊された[2]．これは本邦の小児滲出性中耳炎ガイドラインの初版であり，欧米とは医療環境が異なる本邦の現状をふまえて，その実情に即した臨床管理の指針を示している．本邦のガイドラインは欧米のガイドラインとは次のような点で異なっている．欧米のガイドラインでは，プライマリケアを担当する家庭医や小児科医に対して，「いつ，どの時点で鼓膜換気チューブ留置手術のために耳鼻咽喉科専門医へ紹介するか」が主要な論点である．一方で本邦のガイドラインでは，中耳貯留液や鼓膜の病的変化などの滲出性中耳炎そのものへの対応だけではなく，その遷延化因子ともなりうる周辺器官の病変に対する治療を積極的に行うことを推奨している．そのため薬物療法や，その他の保存的治療についても言及している．本稿では特に薬物療法について解説する．

小児滲出性中耳炎の病態

かつては，小児においても滲出性中耳炎の主な原因と病態は，耳管機能障害による中耳の陰圧化とそれに伴う粘膜からの滲出液の漏出と考えられてきた．つまり，上咽頭と中耳腔との連絡管である耳管の，主として耳管狭窄症によって中耳腔が外界との交通を断たれると，腔内の気体が吸収されて陰圧が生じ，結果として中耳腔内の粘膜から

---

* Ito Makoto，〒329-0498 栃木県下野市薬師寺3311-1 自治医科大学とちぎ子ども医療センター小児耳鼻咽喉科，教授

滲出液が漏出して滲出性中耳炎となるとする説である．しかし近年，小児滲出性中耳炎の病因は急性中耳炎と同様に各種の感染であることがわかってきた．中耳貯留液からは，免疫複合体や菌体内毒素，ライノウイルスや RS（respiratory syncytial）ウイルスなどのウイルス，肺炎球菌，インフルエンザ菌，モラキセラ・カタラーリスなど急性中耳炎と同様の細菌群が高率に検出される．乳幼児の滲出性中耳炎の約 50％は急性中耳炎に引き続いて発症，もしくは元々あったものが発見されることが知られている[3]．特に低年齢児は反復性急性中耳炎の危険因子であり，急性炎症の緩解期に中耳貯留液を認めても単に滲出性中耳炎としての対応でなく，急性中耳炎としての感染症に対する治療が求められる場合も多い．

一方，小児において耳管機能障害は滲出性中耳炎の原因というよりは，遷延化・難治化につながる因子となる[4)5]．特に耳管狭窄症があると中耳にたまった貯留液は排出されにくくなり慢性化へとつながる．反対の病態である耳管閉鎖障害（開放症）においても，「鼻すすり癖」のために耳管閉鎖状態となり特に難治例への関与が大きい[6)7]．

小児滲出性中耳炎の治療方針

我が国の「小児滲出性中耳炎診療ガイドライン 2015 年版」における治療のポイントは，以下の 3 点である．

- 本ガイドラインのコンセプトは「中耳貯留液や鼓膜の病的変化などの滲出性中耳炎そのものへの治療ばかりではなく，周辺器官の炎症病変に対する配慮」を求めていることである．
- 滲出性中耳炎では，原則発症から 3 ヶ月間は経過観察（watchful waiting）が推奨されており，その後も改善がみられない時には外科的治療（主として鼓膜チューブ留置術）を検討する．特に，言語発達や構音の異常がみられたり，難聴によって起きる様々な QOL の低下が観察される場合には，より積極的な外科的治療を検討すべきである．
- 経過観察中には，周辺器官の炎症病変に対する治療が推奨される．すなわち，合併する鼻副鼻腔炎やアレルギー性鼻炎，繰り返す急性中耳炎などの感染・炎症に対する積極的な保存的治療を行うべきである．しかし，周辺器官の感染・炎症を合併していない場合には，抗菌薬をはじめとした薬剤の投与は行うべきではない．

本邦ガイドライン添付の診療アルゴリズム（図1）で示されているのは，主に急性中耳炎を契機に発見された滲出性中耳炎症例に対する手術治療の積極的適応であり，実際の診療にあたってはこのアルゴリズムでは明示されない症例が数多く存在することを忘れてはならない．ガイドラインでは鼓膜の病的変化がなければ，発症から 3 ヶ月間は手術加療を行わないとされている．しかし，小児滲出性中耳炎は周辺器官の炎症病変との関連性の中でとらえるべきであり，周囲の炎症病変に対する保存的加療を積極的に行うべきである（図 2）．米国ガイドライン 2016 年改訂版では，滲出性中耳炎に対する薬物を含む保存的治療は原則否定されているが，例外項目として合併する周辺器官の病変に対する薬物治療を推奨しており[8]，実際の治療における薬物治療の取り扱いは我が国と米国のガイドラインとでは大きな差はないといえる．

急性中耳炎後にみられる無症候性中耳貯留液（ASMEE）は，発症 3 ヶ月以内に 75〜90％が自然消失する．一方で，新たに診断された小児滲出性中耳炎の 25％がその後 3 ヶ月以内に自然寛解するが，その後はさらに長期に観察を行っても自然治癒は得られにくい[3]．これらのことから，特に自然治癒の傾向が強い急性中耳炎後に見つかった小児滲出性中耳炎では，発症から 3 ヶ月以内は経過観察（watchful waiting）が推奨される[8]．

しかし欧米のガイドラインが推奨する「3 ヶ月間の watchful waiting」と異なる点は，保存治療の考え方である．米国 2016 年改訂版を除き，欧米では小児滲出性中耳炎そのものに有効な保存治療のエビデンスがないことから，この期間は治療を全く行わずに中耳貯留液の自然経過を観察するの

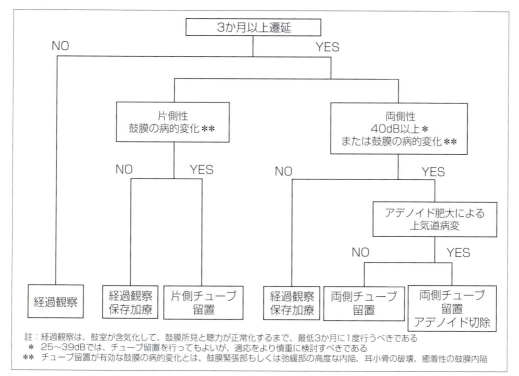

図1. 小児滲出性中耳炎の診療アルゴリズム
（文献2より引用）

図2. 治療に関するクリニカルクエッション（CQ）

クリニカルクエッション（CQ）	推奨
CQ1：経過観察期間はどのくらいが適切か？	3か月間
CQ2：抗菌薬投与は有効か？	一部有効
CQ3：抗菌薬以外の薬物療法は有効か？	一部有効
CQ4：薬物以外の保存的治療（局所処置や自己通気）は有効か？	一部有効
CQ5：鼓膜換気チューブ留置術はどのような症例に適応となるか？	難聴を伴う場合と病的鼓膜 その他、滲出性中耳炎が原因とも考えられる言語や発達の問題がみられる時
CQ6：鼓膜換気チューブの術後管理はどのように行うか？	最長4-6か月に1度、およびトラブル発生時
CQ7：鼓膜換気チューブはいつまで留置すべきか？	2-3年以内が目安
CQ8：アデノイド切除術の適応は？	アデノイドによる上気道病変合併例 チューブ脱落後の再発症例
CQ9：鼓膜切開術、口蓋扁桃摘出術は有効か？	慢性期の治療としては推奨しない

みであるのに対して，本邦では発症初期の期間内（発症3ヶ月未満）にも患児が鼻副鼻腔炎やアレルギー性鼻炎を合併している時には，それらに対する適切な治療を行うことを推奨しているのである．ただし，鼓膜のアテレクタシスや癒着などの病的所見がみられる場合や難聴の程度が強い場合には，3ヶ月以内でもより積極的な手術加療が必要となることもある．なぜなら，鼓膜の病的所見がみられる症例では自然治癒が得られにくいし，難聴の程度が強い場合には難聴が滲出性中耳炎以外の要因（先天性真珠腫や，耳小骨・内耳奇形，感音難聴）の関与がある可能性があるからである．

表1. 実際の薬物療法は，合併する周辺病変の診療ガイドラインに準拠する

〈初診時の治療〉
・合併する急性鼻副鼻腔炎に対して
　ガイドラインに沿って，重症度に応じて変更
　アモキシシリン常用量(30 mg/kg)～高用量
　カルボシステイン(30 mg/kg)
　　毎食後5～10日間投与
〈その後の治療〉
・鼻副鼻腔炎を合併する滲出性中耳炎に対して
　クラリスロマイシン少量投与(6～7 mg/kg)
　カルボシステイン(30 mg/kg)
　　毎食後
・アレルギー性鼻炎に対して
　鼻噴霧用ステロイド，第2世代抗ヒスタミン薬
・急性中耳炎に対して
　アモキシシリン常用量(30 mg/kg)から開始

本邦ガイドラインのアルゴリズム(図1)では，発症初期の3ヶ月間は「経過観察」のみとなっているが，この期間には滲出性中耳炎に対する治療ではなく合併する周囲病変の治療を行うべきであるとの考えに基づいている．つまり初期の3ヶ月間において，すべての滲出性中耳炎症例に対して薬剤などの保存加療を行うのではなく，鼻副鼻腔炎やアレルギー性鼻炎などの周辺器官の病変を合併する症例を選んで，それぞれの病変に対して，各診療ガイドラインに準じた保存治療を行うわけである．

小児滲出性中耳炎の薬物療法の実際(表1)

1．抗菌薬治療

小児滲出性中耳炎の貯留液からは高率に細菌が検出されることから[9]，抗菌薬の効果は短期的には期待できるが，抗菌薬による副作用と，耐性菌増加という害を引き起こすことが危惧される．したがって，周辺臓器に細菌感染を伴わない場合，小児滲出性中耳炎に対する抗菌薬の投与は害が利益より大きく，治療として提供しないように推奨される[10)11)]．しかし，抗菌薬は小児滲出性中耳炎の増悪因子である鼻副鼻腔炎などの周辺器官の細菌感染症に対する有効性により，結果として小児滲出性中耳炎の治療につながる可能性がある．

鼻副鼻腔炎を合併している症例では，急性鼻副鼻腔炎ガイドライン[12]に沿った抗菌薬治療を行うのが原則である．軽症例では最初の5日間は抗菌薬を使用せず，5日目に改善が得られなければAMPC常用量投与を開始する．中等症ではAMPC常用量を5日間投与し，5日目に改善がみられなければ次に述べる重症例の初期投与に準じて高用量の抗菌薬に変更する．重症例では最初の5日間はAMPC高用量，もしくはCDTR，CFPN，CFTMの高用量投与が推奨され，5日後に改善が得られない時にはオラペネム常用量もしくは感受性検査の結果を参考にして，初期投与で使用した薬剤をスイッチして使用する．

一方，滲出性中耳炎ガイドラインにおいては，鼻副鼻腔炎を合併している症例では小児滲出性中耳炎に対する有効性があることから，マクロライド療法(クラリスロマイシン(CAM)少量長期投与療法)を選択肢の1つとして推奨している(表1)．発症から3ヶ月以内の小児滲出性中耳炎に対するマクロライド少量投与(1週目は常用量投与)と鼻噴霧用ステロイドで，鼻噴霧用ステロイドのみと比較して有意な改善効果を認めたとの報告もある[13]．CAM少量投与群55例96耳と，セフェム系抗菌薬投与群19例31耳の治療成績を比較した研究では，治癒率は各々65.6％と16.1％であり有意にCAM投与群の有効性が高く，特に副鼻腔炎合併例で有効性は高かったが，2歳以下の低年齢児や，アデノイド増殖症を合併している例では効果が少ないとの報告もある[14]．CAMは小児滲出性中耳炎の増悪因子である鼻副鼻腔炎などの周辺器官の細菌感染症に対する有効性により，結果として小児滲出性中耳炎の治療につながる可能性がある．しかしマクロライドには少量長期投与の保険適用はなく，またあくまで小児鼻副鼻腔炎の治療である．

しかし，滲出性中耳炎において，周辺器官に細菌感染を伴わない場合には，漫然とした抗菌薬の投与は抗菌薬による副作用と耐性菌増加という害を引き起こすことから行うべきではない．また，急性中耳炎を起こしやすい2～3歳未満の乳幼児では，急性中耳炎の炎症活動期には急性中耳炎ガ

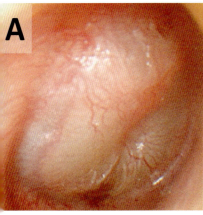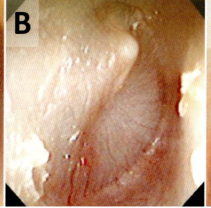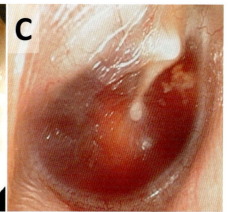

図 3.
A：急性中耳炎
B：急性中耳炎後の無症候性中耳貯留液
C：滲出性中耳炎

イドラインに沿った抗菌薬治療をすべきである．小児滲出性中耳炎の診断にあたっては，特に低年齢児では，鼓膜所見のみによって急性中耳炎や急性炎症消退後の遷延する中耳貯留液との鑑別が難しいことがある(図3)．その鑑別は急性炎症症状(耳痛，耳をよく触る，発熱など)があるかどうかで判定することになる．低年齢児は反復性中耳炎を起こしやすく，中耳貯留液を認めても単に小児滲出性中耳炎としてではなく，急性中耳炎の間欠期としての対応が必要なことが多い．むしろ3歳未満の小児滲出性中耳炎症例では，明らかな聴力障害を伴う症例や鼓膜の病的変化の強い症例について，先天性真珠腫や感音難聴など他の原因疾患の合併がないか，鑑別診断を進めるべきである．

2．抗菌薬以外の薬物治療

カルボシステインは小児滲出性中耳炎の適応症を持つ唯一の薬剤であり有効と考えられる．アレルギー性鼻炎が合併する場合には，第2世代抗ヒスタミン薬や鼻噴霧用ステロイドを治療の選択肢として検討すべきであるが，これらの薬剤は小児滲出性中耳炎そのものに対する有効性のエビデンスは得られていない．一方で，副腎皮質ステロイドの全身投与や第1世代抗ヒスタミン薬は，小児滲出性中耳炎に対して使用すべきではない．全身投与の副腎皮質ステロイドは短期的には貯留液の消失効果がみられるものの長期の有効性はなく，全身的な副作用もある．第1世代抗ヒスタミン薬は小児滲出性中耳炎に対する有効性は認められず，さらに副作用の発生率は約10％である．これらの薬剤は害が利益を上回ることから，使用すべきではない．

薬物療法の留意点

本邦ガイドラインでは，滲出性中耳炎そのものへの対応だけではなく，周辺器官の感染・炎症病変に対する治療を積極的に行うことを推奨している．しかしながら保存的治療の限界を考慮して，3ヶ月以上改善しない小児滲出性中耳炎で，明らかな難聴や鼓膜の病的変化を認める場合には手術治療(主に鼓膜チューブ留置術とアデノイド切除術)の適応を検討すべきである．

滲出性中耳炎は自然治癒の傾向もある疾患であるが，決して放置しておいてもよい疾患ではなく，適切な対処を行わないと後遺症や合併症の危険があることを保護者に対して説明すべきである．

小児の滲出性中耳炎には鼻副鼻腔炎，アレルギー性鼻炎，アデノイドなどが併存している割合が高く，特に鼻副鼻腔炎は70％に合併する．滲出性中耳炎そのものに対する保存的治療のエビデンスには乏しいが，こうした周辺器官の感染・炎症は小児滲出性中耳炎の慢性化につながることから，早期からそれらに対する治療を行うことは重要である．しかし，それでも滲出性中耳炎が遷延する場合や，鼓膜の癒着などがみられる場合は外

科的治療を検討すべきである．軽度といえども患児の難聴をいつまでも放置すべきではないこと，さらに病的鼓膜からはじまる後遺症・合併症を予防することが重要であることを保護者に説明すべきである．

参考文献

1) Tos M：Epidemiology and natural history of secretory otitis. Am J Otol, **5**：459-462, 1984.
2) 日本耳科学会，日本小児耳鼻咽喉科学会（編）：小児滲出性中耳炎診療ガイドライン2015年版．金原出版, 2015.
   Summary 我が国のガイドライン初版である．
3) Rosenfeld RM, Kay D：Natural history of untreated otitis media. Laryngoscope, **113**(10)：1645-1657, 2003.
4) Takahashi H, Fujita A, Lee SH, et al：Experimental conditions for the development of persistent otitis media with effusion. Eur Arch Otorhinolaryngol, **247**：89-92, 1990.
5) Mandel EM, Swarts JD, Casselbrant ML, et al：Eustachian Tube Function as a Predictor of the Recurrence of Middle-Ear Effusion in Children. Laryngoscope, **123**(9)：2285-2290, 2013.
6) 小林俊光：耳管閉鎖障害の臨床．第106回日本耳鼻咽喉科学会総会宿題報告：115-132, 笹氣出版印刷, 2005.
7) Ikeda R, Oshima T, Oshima H, et al：Management of patulous eustachain tube with habitual sniffing. Otol Neurotol, **32**(5)：790-793, 2011.
8) Rosenfeld RM, Shin JJ, Schwartz SR, et al：Clinical practice guideline：Otitis media with effusion (Update). Otolaryngol Head Neck Surg. 2016；**154**(1 Suppl)：S1-S41. doi：10.1177/0194599815623467.(http://oto.sagepub.com/content/130/5_suppl/S95)
   Summary 滲出性中耳炎ガイドライン米国改訂版保存的治療の実際は我が国のガイドラインと同等である．
9) Ford-Jones EL, Friedberg J, McGeer A, et al；Members of the Toronto Antibiotic Resistance at Myringotomy Study Group：Microbiologic findings and risk factors for antimicrobial resistance at myringotomy for tympanostomy tube placement—a prospective study of 601 children in Toronto. Int J Pediatr Otorhinolaryngol, **66**(3)：227-242, 2002.
10) Williamson I：Otitis media with effusion in children. Clin Evid(Online). Jan 12, 2011.
11) van Zon A, van der Heijden GJ, van Dongen TMA, et al：Antibiotics for otitis media with effusion in children (Review) Cochrane Database Syst Rev. 2012(9).
12) 日本鼻科学会（編）：急性鼻副鼻腔炎診療ガイドライン2010年版　追補版．日鼻誌, **53**(2)：28-84, 2014.
13) Chen K, Wu X, Jiang G, et al：Low dose macrolide administration for long term is effective for otitis media with effusion in children. Auris Nasus Larynx, **40**(1)：46-50, 2013.
    Summary 発症3ヶ月以内の小児滲出性中耳炎に対するマクロライド少量投与と鼻噴霧用ステロイドの有用性を比較した研究．ステロイド単独と比較してマクロライド内服を併用した群では有意な改善効果がみられた．
14) 飯野ゆき子，宮澤哲夫，今村祐佳子：小児滲出性中耳炎に対するマクロライド療法．耳展, **42**：585-590, 1999.
    Summary 小児滲出性中耳炎に対するクラリスロマイシン（CAM）少量投与群とセフェム系抗菌薬投与群を比較した研究．特に副鼻腔炎合併例でCAM投与群の有効性が高かった．

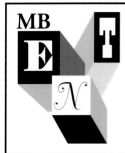

◆特集・耳鼻咽喉科における新生児・乳幼児・小児への投薬—update—
Ⅲ．耳鼻咽喉科疾患に対する薬物療法
3．慢性中耳炎

松澤真吾[*1]　新鍋晶浩[*2]

Key words：慢性中耳炎(chronic otitis media)，真珠腫性中耳炎(chronic otitis media with cholesteatoma)，鼓膜換気チューブ(transtympanic ventilation tube)，鼓膜穿孔(tympanic membrane perforation)，保存的治療(conservative medical treatment)

Abstract 慢性中耳炎は中耳腔が持続的に炎症をきたしている状態であり，耳漏や難聴を引き起こす．
　鼓膜穿孔は鼓膜換気チューブ留置後，反復性中耳炎による鼓膜穿孔などが原因となる．耳漏培養検査によって検出される細菌は黄色ブドウ球菌や緑膿菌，MRSA など，急性中耳炎の主な起炎菌とはやや異なる細菌像を呈する．真珠腫性中耳炎，癒着性中耳炎などを含めて慢性中耳炎の保存的治療は，種々の合併症の予防や聴力改善のための手術加療を前提とした消炎治療としての位置づけと捉えている．耳漏が多量である場合は洗浄・耳処置とともに点耳薬や経口抗菌薬，ときに経静脈抗菌薬投与を要する．しかし，漫然とした持続投与や安易な高スペクトラムの抗菌薬の使用は，起炎菌の耐性化を助長するため慎む必要がある．チューブ留置例は鼓膜穿孔が続いている点で，慢性穿孔性中耳炎と共通しているところもあり，その取り扱いについても併記する．

はじめに

　慢性中耳炎の病態を呈する小児は昔と比べて近年は少なくなった．しかし，保育施設での集団感染，PRSP，BLNAR，MRSA といった抗菌薬に対する耐性菌の増加もあり，今後も引き続き医療者を悩ませるであろう疾患であると考える．慢性中耳炎は鼓室および乳突洞に持続する炎症をきたしている状態と定義づけられているが，慢性穿孔性中耳炎，癒着性中耳炎，真珠腫性中耳炎などがこれらに含まれる．

診療・検査

　中耳炎の発症時期や急性増悪する頻度，過去の治療歴，また社会的なリスクファクターとしての集団保育や兄弟の有無など，問診で詳細に聴取する．診察時はモニター・鼓膜写真・画像所見を供覧するなどできる限り可視化しつつ，保護者・患児に丁寧に所見を説明する．患児からの病態の理解を得ることは難しいことがほとんどだが，本人にもしっかりと語りかけてあげることで，ある程度本人の不安を和らげられるのではないかと考える．

　検査としては設備上可能であれば BOA，COR，playaudiometry といった乳幼児聴力検査とともに OAE，ABR，ASSR などの他覚的治療検査を行う．患児の理解力が良好である場合は，成人と同じく標準純音聴力検査を試みる．その他，ティンパノメトリー，アブミ骨筋反射と組み合わせて聴力域値を測定する．診察時に耳漏がある場合は細菌培養検査を行う．また乳突蜂巣の発育程度の確認のため，さらに真珠腫を合併している場合は

[*1] Matsuzawa Shingo, 〒330-8503 さいたま市大宮区天沼町1-847　自治医科大学附属さいたま医療センター耳鼻咽喉科，助教
[*2] Shinnabe Akihiro, 行田総合病院耳鼻咽喉科，部長

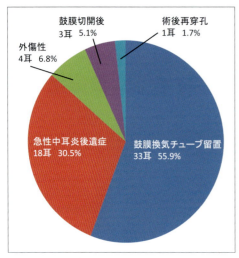

図1. 鼓膜穿孔の原因（51症例59耳）

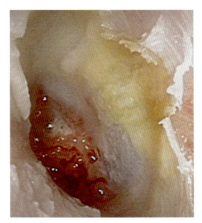

図2. 鼓膜炎・肉芽増生を併発した鼓膜所見（左耳）

その進展範囲，骨融解像の有無などをみるため画像検査も検討する．側頭骨CT検査については検査被曝の問題から，施行には慎重な検討を要するうえに患児・保護者に十分な理解を得る必要があるが，手術を検討している症例や進行が疑われる真珠腫例には必須であると考える．また中耳炎の増悪要因となる鼻・副鼻腔炎，アデノイド増殖症やアレルギー性鼻炎の有無を確認するため，症状に応じて経鼻内視鏡，Xp撮影検査，アレルギー検査の併施も検討する．

慢性穿孔性中耳炎

小児の穿孔性慢性中耳炎は，主に反復性中耳炎による鼓膜穿孔や鼓膜換気チューブ留置後の穿孔の残存，外傷性鼓膜穿孔が原因となる．当科の自験例では鼓膜穿孔の原因は鼓膜換気チューブ留置後の症例が最も多く 55.9% を占め，以下の急性中耳炎後遺症が 30.5%，外傷性が 6.8%，鼓膜切開後および術後再穿孔が 6.8% の結果であった[1]（図1）．

発生した原因にもよるが，症例によって耳漏を伴う例，それに伴い混合性難聴や瘙痒感に悩まされる例などがある一方で，長期的に目立ったトラブルなく経過する例など，様々な臨床像を呈する．

粘性耳漏が続くものの，膿性でなく細菌感染の印象に乏しい場合は，耳管機能障害や上鼓室・乳突洞の通気性不良によるコレステリン肉芽腫を鑑別に挙げる必要がある．また外耳道が慢性的な湿潤環境におかれていると真菌症を続発する可能性もある．その他に先天性免疫異常症や先天性真珠腫などの合併がないか注意を払う必要がある（図2）．

保存的治療

長期的な鼓膜穿孔を伴い，保存的治療では自然閉鎖を期待できない場合，小児は手術によって聴力改善を望める場合がほとんどで，また合併症予防のため手術加療を選択することが原則と考える．2007〜11年の当科自験例では鼓室形成術Ⅰ型44例の穿孔閉鎖率は100%，接着法による鼓膜形成術15例では穿孔閉鎖率は66.7%，総じて91.8%の成績であった．手術時期は年齢，耳管機能に配慮して決定し[2]，鼓膜穿孔の位置や大きさによって術式を検討するが，その間に感染のコントロールを良好にしておくことは患児のQOL向上や手術合併症のリスク軽減のみならず，患児・保護者との信頼関係の構築にもつながる．

まず，生活指導として普段から上気道感染予防やプールへの対策などを患児・保護者に指導する．副鼻腔炎やアデノイド増殖症など，中耳炎・耳管通気障害を惹起しやすくする因子があれば同時に加療にあたる．耳漏が多く鼓膜炎も併発し肉芽が形成されている場合など（図3），炎症所見が強い場合には耳洗浄・処置とともに細菌検査を施行し，その結果を参照しつつ点耳薬，内服薬投与を考慮する．しかし，漫然とした持続投与や安易な高ス

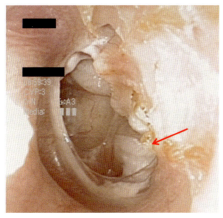

図 3. 穿孔後縁から2次性に真珠腫が生じている（左耳）

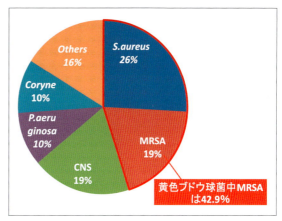

図 4. 慢性中耳炎の耳漏培養結果（19症例19耳）

ペクトラムの抗菌薬の使用は起炎菌の耐性化を助長するため慎む必要がある．急性中耳炎では周知のごとく，インフルエンザ菌，肺炎球菌，モラキセラ・カタラーリスなどが代表的な起炎菌として挙げられるが，慢性穿孔性中耳では黄色ブドウ球菌，緑膿菌などの細菌群が耳漏を引き起こす場合がある．当科の自験例では2009年1月～2014年12月に慢性中耳炎（真珠腫性中耳炎を除く）で鼓室形成術を行った小児68症例72耳中，入院時に耳漏を認めた17症例19耳を対象とした術前の培養検査の結果，検出された細菌は黄色ブドウ球菌が5例，MRSAが4例，CNSが4例，緑膿菌が3例の順で多かった（図4）．一定の期間，医療施設で中耳炎に対して治療されてきた症例がほとんどであるが，MRSAが約20％の症例で検出された結果となった．

MRSAが起炎菌となると，外来通院での処置や投薬では感染のコントロールがつかないことも多く，入院のうえ連日の耳処置とともにバンコマイシン点滴投与を要する場合がある．抗菌薬を投与するにあたり，成人においても個々の患者の差を考慮して投与設計を行うが，小児は成人以上に個体差があり，加えて成長に伴う変動も考慮しなければならない．その際の目安に用いられるのが年齢であるが，「小児」とひとことでいっても，様々な年齢区分が用いられている[3]．実際のところ，耳鼻科医が小児に対してバンコマイシンのような抗菌薬を投与する機会はそれほど多くなく，当科は院内の薬剤部や小児科のアドバイスを受けながら投与量・期間の調整を行っている．無論，入院のうえでの治療は患児・本人にとっても大きな負担となり，可能な限り避けなければならない事態である．

長期に感染状態が続けば，たとえ起炎菌が耐性菌でなくともバイオフィルムが形成され，治療抵抗性となる．投薬治療とともに耳洗浄，耳漏吸引などの局所処置も感染コントロールの大事な役割を担っていると考える．

当科では患者や本人の理解が得られれば，通院での耳処置以外にもシリンジを用いて自宅での温生食水による耳洗浄も指導している．

チューブ留置中に繰り返される耳漏について

反復性中耳炎や長期的な滲出性中耳炎による難聴の改善のため，鼓膜換気チューブ留置を迫られることがしばしばある．

チューブ留置を行うことによって，中耳腔からの排膿経路確保や含気化が得られる．それにより急性炎症時の発熱・疼痛を緩和や混合難聴の改善を図ったり，鼓膜の中耳腔への接着・癒着の予防が期待できるが，時に耳漏を繰り返しその対処に悩まされることもある．

先に述べた慢性穿孔性中耳炎や後に述べる真珠腫性中耳炎は基本的に手術加療を行うことを前提として，その間の消炎治療としての位置づけであると捉えている．しかしチューブ留置例では，抜

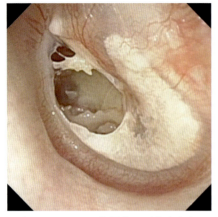

図 5. チューブ留置後に硬化病変をきたした鼓膜所見(左耳)

去後に再び反復性中耳炎や滲出性中耳炎を引き起こす可能性が低いと見込まれるまでの一定の期間，耳漏など感染徴候があれば保存的治療にて状態改善を図らなければならない．

チューブ留置後の耳漏は全体の約30％の症例でみられたという報告がある[4]．チューブ留置中の耳漏は急性中耳炎と同様2歳以下の低年齢であるほど，引き起こす可能性が高い[5]．慢性穿孔性中耳炎と同様に上気道感染予防ならびに川や海での遊泳や，プールへの対策について指導する．小川ら[6]は鼓膜換気チューブ留置中における水泳では，潜水せず表面で泳ぐ分には水泳しない場合と比較して，耳漏発生の割合に統計学的有意差はないが，潜水する場合は耳漏発生のリスクを高める傾向があると報告している．

耳漏が出現し1週間以上経っても続いてしまう場合，中耳炎所見のみの場合は5～7日程度の期間で点耳薬を使用している．反復性中耳炎に対して鼓膜換気チューブを留置された耳漏のある症例に，ciprofloxacin(CPFX0.3％)/dexamethasone(0.1％)を4滴，1日2回7日間点耳と，経口のAMPC/CVAを1日2回10日間投与の比較の報告では，点耳により有意に短い治癒が得られ，点耳は鼓膜換気チューブ中の耳漏の早期停止に有効と述べられている[7]．しかしながら点耳薬を高頻度で使用されている児に対して，細菌検査を行うと耐性菌がしばしば検出される．先述の通り，使用の際は常に薬剤耐性化の可能性を念頭におくべきである．また耳漏の量が多い場合はしっかりと

中耳腔に到達するように，頻回に耳漏を吸引し鼓室洗浄を行う必要がある．鼻副鼻腔炎，扁桃炎などを同時罹患している場合や点耳薬では耳漏のコントロールがつかない場合は経口抗菌薬投与併用を考慮する．

耳漏とともに鼓膜炎を起こし，チューブ周囲に肉芽増生をきたした時などは一度チューブを抜去し消炎を図る場合もある．また，換気チューブ留置後に永久穿孔をきたすのは全体の2～6％程度といわれているが，永久穿孔の原因として最も多くを占め，また穿孔以外にも鼓室硬化のリスクを高めるともいわれている[4)8]．チューブの穿孔炎に硬化病変が生じた場合，穿孔治癒の妨げとなり自然閉鎖は期待しがたくなる(図5)．

チューブ留置期間中は感染のコントロールとともに永久穿孔の可能性に十分に留意し，慎重に経過をみる必要がある．

真珠腫を合併した場合

真珠腫性中耳炎は真珠腫自体を摘出しない限り，保存的治療ではほとんどのケースで感染を繰り返し，治療抵抗性となる．周囲の骨破壊が進行し，感音難聴，内耳障害，顔面神経麻痺，頭蓋内合併症が生じる可能性が高まるため，早期の手術加療が原則であると考える．

しかし，感染・炎症が著しい状態で手術を行うと，出血が多いうえに肥厚中耳粘膜や炎症性肉芽と真珠腫母膜との見分けが難しく，取り残しによる再発のリスクが高まる．また手術時の内耳炎や頭蓋内合併症，神経障害などの合併症の危険も増える．

手術待機中，特に手術直前は治療成績の向上・周術期合併症ならびに術後2次感染予防のため，できる限りの消炎を施す必要がある．当科では感染が持続する例での手術が決定した場合は数日～1週間前に入院として，外来で事前に検査しておいた細菌培養の結果に応じて経静脈的に抗菌薬の点滴投与を行うとともに連日の耳内清掃を行っている．

漢方の併用について

　生活指導，局所処置，抗菌薬治療を施しても耳漏が繰り返したり，持続する場合に，水様鼻汁を伴う場合は葛根湯加川芎辛夷，膿性鼻漏や皮膚に化膿性皮疹を伴う場合は十味敗毒湯，排膿散及湯は膿が排出されきらない際に用いられる[9]．

　その他に，十全大補湯や補中益気湯は食細胞の貪食活性の亢進，NK 細胞活性の増強作用，MRSA 感染防御効果などが報告されており，宿主の免疫賦活作用，生体防御機能の向上，感染症に対する有効性が証明されつつある[10]．

　しかしながら多くの患児が漢方薬の味に慣れず，なかなか服薬コンプライアンスが向上せず苦労することがしばしばある．患児が嫌がる場合はチョコレートやシロップなどに混ぜて飲ませるように指導しているが，患児・保護者ともに服薬行為自体を嫌になってしまわないように配慮する必要がある．

文　献

1) 原　真理子，吉田尚弘，飯野ゆき子ほか：小児穿孔性中耳炎手術施行症例の臨牀検討．Otol Jpn, **23**(2)：85-91, 2013.
   Summary　手術を施行した小児慢性穿孔性中耳炎症例を対象とし，鼓膜穿孔の原因，鼓室硬化症の合併の有無，穿孔閉鎖率に関して検討した．

2) 伊藤真人：小児中耳炎の手術適応と問題点．小児耳, **34**(3)：279-282, 2013.
   Summary　小児中耳炎では，成人にはない問題点がいくつか挙げられる．小児特有の注意点に配慮しながら，中耳炎の手術適応について考察する．

3) 西　圭史：小児領域における抗菌薬投与について―抗菌薬 TDM ガイドライン 2016 を中心に―．小児科臨床, **70**(6)：988-994, 2017.

4) 仲野敦子，有本友季子，工藤典代：小児における鼓膜換気チューブ留置後の後遺症に関する検討．Otol Jpn, **19**(5)：649-653, 2009.
   Summary　6ヶ月以上経過観察を行えた3歳以下の鼓膜喚起チューブ留置例を対象として，耳漏や石灰化病変の発生の有無などを検討した．

5) Giebink GS, Daly K, Buran DJ, et al：Predictors for postoperative otorrhea following tympanostomy tube insertion. Arch Otolaryngol Head Neck Surg, **118**：491, 1992.

6) 小川恭生，河野　淳，鈴木　衞：鼓膜換気チューブ留置時と水泳．JOHNS, **24**(1)：82-84, 2008.

7) Dohar J, Giles W, Roland P, et al：Topical ciprofloxacin/dexamethasone superior to oral amoxicillin/clavulanic acid in acute otitis media with otorrhea through tympanostomy tubes. Pediatrics, **118**(3)：e561-569, 2006. Epub 2006 Jul 31.

8) De Beer BA, Schilder AG, Zielhuis GA, et al：Natural course of tympanic membrane pathology related to otitis media and ventilation tubes between ages 8 and 18 years. Otol Neurotol, **26**(5)：1016-1021, 2005.

9) 伊藤真人：漢方を使いこなす・中耳炎．耳喉頭頸, **87**(13)：12, 2015.

10) 丸山裕美子：反復性中耳炎　病態と対策―ワクチンで予防できる？　漢方は？　小児科診療, **77**(7)：897, 2014.
    Summary　診療に難渋する反復性中耳炎への対策としてワクチンによる予防，全身および局所管理や漢方補剤併用を含めた「宿主のサポート」の観点からの対応の実際，観血治療について紹介する．

耳鼻咽喉科における乳幼児診療Q&A

編集企画 市村恵一（自治医科大学副学長/教授）

MB ENTONI No. 152　2013年4月増大号　定価 5,040円

耳鼻咽喉科医が日々の乳幼児診療にて思う19の疑問を，小児耳鼻咽喉科領域で活躍されている先生方に多くの経験を交え，分かりやすく回答頂いた1冊!!

CONTENTS

Q 1	NICUで相談される耳鼻咽喉科疾患にはどのようなものがありますか？	笹村 佳美
Q 2	乳幼児の難聴にどう対応したら良いですか？	坂田 英明
Q 3	急性中耳炎や急性鼻副鼻腔炎のガイドラインはどう活用したら良いですか？	伊藤 真人
Q 4	滲出性中耳炎や反復性中耳炎の治療法をお教え下さい ①滲出性中耳炎/②反復性中耳炎	星野 志織ほか
Q 5	新生児は口呼吸ができないですか？	市村 恵一
Q 6	持続する粘膜性鼻漏にどう対処したら良いですか？	阪本 浩一
Q 7	アレルギー性鼻炎の治療法は成人と同じで良いですか？	岡野 光博
Q 8	乳幼児のOSASの定義は成人とは違いますか？また，手術適応はどうですか？	鈴木 雅明ほか
Q 9	乳幼児でも扁桃病巣疾患はありますか？	小笠原徳子ほか
Q10	先天性上気道狭窄の病因・病態別治療方針を示して下さい	安岡 義人ほか
Q11	急性喉頭蓋炎の診断法と治療法を成人との違いを中心にお教え下さい	小河原 昇
Q12	気道・食道異物は減っていますか？最近の対処法はどうなっていますか？	家根 旦有ほか
Q13	リンパ管腫と血管腫の治療はいまどうなっていますか？	守本 倫子
Q14	乳幼児での気管切開に特別なコツはありますか？また，術後管理はどうしますか？	浅沼 聡
Q15	乳幼児の頭頸部悪性腫瘍にはどう対応したら良いですか？	得丸 貴夫ほか
Q16	耳鼻咽喉科医として知っておくべき症候群にはどんなものがありますか？	中井麻佐子
Q17	薬剤の使い方で知っておくべきことはありますか？	工藤 典代
Q18	乳幼児医療からみて耳鼻咽喉科医に望むことは何ですか？	五十嵐 隆
Q19	どのような病態を耳鼻咽喉科医に紹介しますか？	松本 志郎ほか

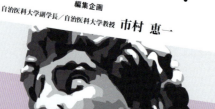

❶ 各Qごとに"ポイント"を掲載！
❷ 各専門分野の豪華な執筆陣！
❸ すぐに使える実践書！

(株)全日本病院出版会

〒113-0033　東京都文京区本郷 3-16-4
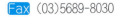
Tel（03）5689-5989　　Fax（03）5689-8030

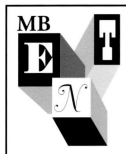

◆特集・耳鼻咽喉科における新生児・乳幼児・小児への投薬―update―
Ⅲ．耳鼻咽喉科疾患に対する薬物療法
4．外耳道炎

有本友季子*

Key words：急性外耳道炎(acute otitis externa)，慢性外耳道炎(chronic otitis externa)，小児(children)，耳真菌症(otomycosis)，ランゲルハンス細胞組織球症(Langerhans cell histiocytosis；LCH)，魚鱗癬(ichthyosis)

Abstract 外耳道炎は日常診療でよく遭遇し，急性限局性外耳炎が最も多く，他にびまん性外耳炎，接触性皮膚炎による外耳炎，外耳道真菌症が代表的である．頻回な耳掃除や慢性中耳炎，補聴器やイヤホンの接触，化学療法や放射線治療などが誘因となる．いずれも丁寧な局所治療が重要である．また小児で難治性外耳炎の場合，特殊疾患が根本的原因となっていることがあり注意が必要である．易出血性肉芽を伴う難治性外耳炎では，ランゲルハンス細胞組織球症が疑われる．先天性疾患の魚鱗癬では対症療法が治療の主体で堆積する落屑物を除去するのが肝要である．各外耳炎の特徴や診断，治療について述べる．

はじめに

外耳道は，内側の骨部，外側の軟骨部とで構成されており，骨部外耳道のほうが軟骨部外耳道よりやや長い．骨部外耳道皮膚は非常に薄く 0.1 mm 程度で耳毛，皮脂腺は存在せず，耳道腺もほとんどみられないのに対し，軟骨部皮膚は 10～15 mm と比較的厚く，耳毛，皮脂腺，耳道腺（耳垢腺）が存在する[1]．耳垢は外耳道皮膚の落屑に耳垢腺と皮脂腺からの分泌物や毛髪・異物・塵埃などが混ざったものであり，外耳道の洗浄化，潤滑化，抗菌化の働きがあると考えられている[2]．耳垢の過度な除去や，様々な外的要因（シャワーや水泳，石鹸の使用，イヤホンや補聴器装用による外耳道皮膚への接触および多湿化や，急性中耳炎や慢性中耳炎による耳漏の付着や長期的な抗菌薬やステロイド薬の使用，化学療法や放射線治療など）により，様々な外耳炎を生じる．また，小児における難治性の外耳道炎には特殊疾患が背景にある場合があり注意を要する．

急性限局性外耳炎

日常診療でよく遭遇する外耳炎である．毛包，皮脂腺，耳垢腺に細菌感染が生じて起こるもので耳癤ともいう．毛包，皮脂腺，耳垢腺が存在する軟骨部外耳道に生じる[3]．耳垢は弱酸性で細菌や真菌の繁殖を抑制しているが，毎日のように綿棒などで耳掃除をするなど，過度に耳垢除去を行うことが誘因になりやすい．他には，中耳炎の耳漏が外耳道に付着するなどして感染契機の増加がみられる場合や，水泳やシャワー・イヤホン挿入・補聴器装用などによる外耳道皮膚への刺激が要因となりやすい．黄色ブドウ球菌が起炎菌のことが多い．主な症状は耳痛や耳漏であるが，重症例では開口障害や咀嚼時の疼痛が出現し，外耳道皮膚の腫脹が高度となると外耳道が閉塞し難聴を呈することがある．耳介を牽引した際に強い疼痛がある例や耳珠に圧痛がある例では外耳炎であること

---

* Arimoto Yukiko，〒266-0007 千葉市緑区辺田町 579-1 千葉県こども病院耳鼻咽喉科，部長

が多く，中耳炎などの耳痛を生じる他疾患と鑑別できる[3]．治療は，耳漏や耳垢がある場合には吸引を使用し，生理食塩水で洗浄を行うなど，丁寧な耳処置を行うことが第一である．状態に応じて抗菌薬やステロイドの点耳液の点耳，耳浴を行う．自宅では耳掃除はせず（可能な場合はイヤホンの使用や補聴器装用を休止するなど）外耳道への刺激を生じないように説明し，点耳液の耳浴を施行し，多くの症例は約1週間程度で治癒もしくは改善傾向がみられる．外耳道の発赤や腫脹が高度な場合，排膿が多い場合，それに伴う疼痛が強い場合，熱感がある場合などの重症例では，必要に応じて抗菌薬の内服も追加する．その場合は，黄色ブドウ球菌が起炎菌であることが多いことを念頭におきAMPCを第一選択として抗菌薬を選択し，最初に提出した耳漏の細菌培養の起炎菌や抗菌薬の感受性を確認したうえで必要がある場合には抗菌薬の変更を行う．

びまん性外耳炎

外耳道奥の骨部外耳道の炎症である．慢性中耳炎などで耳漏が付着したのを契機に生じることが多い[3]．治療は，耳洗浄などの処置が重要である．顕微鏡下に，耳用の細径吸引管を用いて耳漏の吸引を行い，生理的食塩水や，刺激に堪えうる場合にはオキシフル（原液もしくは生理食塩水にて2〜3倍希釈したもの）で洗浄を行う．洗浄の反復のみでも改善が期待できるが，耳漏が多い場合や外耳道骨部の発赤腫脹が高度な場合などでは状態に応じて，抗菌薬の点耳薬やステロイドの点耳薬を使用する．その際，漫然と長期的に使用すると外耳道真菌症の原因になることがあるので観察を行いながら必要時のみ注意して使用する．なお，外用薬については，骨部外耳道は深部であり塗布の際に損傷のリスクもあるため，自宅での塗布は推奨しない．

接触性皮膚炎による外耳炎

補聴器装用例やイヤホン使用例などでは，外耳道にイヤーモールドが密着し接触性皮膚炎を生じやすい．軽症の時には軽い瘙痒感のみであるが，瘙痒があるため，綿棒などで外耳道を擦ることが続くと，やがて疼痛や耳漏が出現する．外耳道皮膚の腫脹が高度になると，耳閉感や難聴を自覚するようになる．基本的には外耳道に刺激を与えないことが改善につながるため，休止できる場合には，補聴器装用やイヤホンの使用を一旦やめて，状態に応じて点耳液を併用する．瘙痒と外耳道の発赤のみであれば，リンデロン液の点耳を約1週間程度行い改善に向かうことが多い．膿性の耳漏まで伴う場合には，タリビット®などの抗菌薬の点耳液を併用すると効果的である．耳漏を認める場合には，細菌培養を提出し，起炎菌を確認し，抗菌薬使用の際には感受性の結果に基づき選択することが望ましい．外耳道腫脹が高度な場合や，顕著な膿性耳漏を認める場合には，抗菌薬の内服を追加するか検討する．

外耳道真菌症

外耳道皮膚は深部から外耳道入口部に皮膚角層の落屑物が移動し自浄作用があるといわれ，通常の状態では真菌は増殖できずに常在菌として留まっている．軟骨部外耳道は耳垢腺がありpH4〜5と弱酸性で感染を生じにくい[4]．それに対し，骨部外耳道は耳垢腺がなく皮膚も薄く，ひとたび感染を生じると感染防御能の低下をきたしやすいことから，外耳道真菌症は骨部外耳道に多い．頻回な耳掻きや慢性中耳炎，抗菌薬やステロイド薬の長期使用，化学療法や放射線療法などが誘因となる．原因菌は，アスペルギルスが8割を占め，次にカンジダが多い．顕微鏡下に胞子が観察され真菌症を疑う例が多いが，胞子はみられず湿性落屑物のみで培養検査で明らかとなる例もある（図1）．アスペルギルスの特徴としては，黒色や白色の粉を吹いた所見，菌糸，落屑物を認めることが多く，カンジダでは湿性落屑物や膿汁がみられることが多いとの報告がある[5]．治療は，丁寧な耳処置で真菌を除去することが重要である．顕微鏡

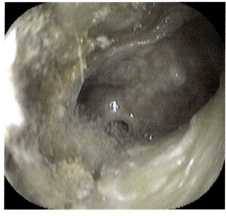
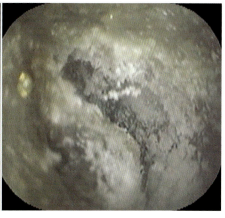

図 1. 外耳道真菌症
　a：鼓膜穿孔例で湿潤な外耳道に真菌塊を認める
　b：鼓膜上から外耳道に真菌を認める

下に，耳用の細径吸引管で胞子などを吸引除去し，生理食塩水やオキシフル（生理食塩水にて2倍希釈）で洗浄を反復する．当科では，洗浄の反復と外耳道へのピオクタニン塗布でほぼ全例治癒に到っている．一般的には，イミダゾール系外用抗真菌薬がカンジダによる外耳道真菌症に適応となっており，アスペルギルスによる外耳道真菌症には適応はないが有効とされる．他にアリルアミン型外用抗真菌薬（ラミシール®）もある．

特殊な外耳炎

1．ランゲルハンス細胞組織球症（Langerhans cell histiocytosis；LCH）

抗原提示細胞であるランゲルハンス細胞（LC）が，骨，皮膚，リンパ節などの全身臓器に単クローン性に増殖する原因不明の疾患で，腫瘍性疾患と免疫異常による反応性疾患の中間，ないしは両方の性質を兼ね備えていると考えられている．0～3歳の小児に好発する．難治性外耳炎の中には本疾患である症例があるため注意する．難治性の外耳炎で，易出血性の肉芽を伴っている場合には，本疾患を疑って生検を行い，病理学的組織診断にて確定診断となる．頭頸部は好発部位で耳鼻咽喉科領域に病変を認める症例は20％と報告されている．骨病変が最も多く，CTにて骨融解像を認めることが多い．皮膚症状は多彩であるが，難治性外耳炎，易出血性肉芽，出血性丘疹などを耳鼻咽喉科医は周知しておく必要がある．治療は化学療法でJLSG-02（（日本ランゲルハンス細胞組織球症研究グループ）プロトコールによる標準的寛解

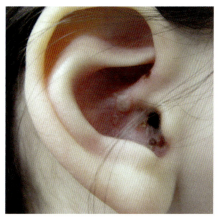

図 2．Ramsey-Hunt 症候群に特有な耳介から外耳道にかけての発疹

導入および維持療法）に従って行われる[6]．抗菌薬の点耳液など，通常の治療では難治な外耳炎であるが，化学療法は著効なことが多い．当科でも0～2歳までの乳幼児例を複数経験しており，難治性の外耳炎に遭遇した場合，重要な鑑別疾患となる．

2．Ramsey-Hunt 症候群による耳介帯状疱疹

ヘルペスウイルス科の水痘帯状疱疹ウイルス（varicella zoster virus；VZV）による感染症で，水疱を耳介や外耳道に生じ（図2），強い疼痛を伴うことが多い．同側の顔面神経麻痺や感音難聴，平衡障害などを合併する．症候から疑うことは容易なことが多いが，顔面神経麻痺に先行して発疹が出現することが多く，血液検査でウイルス抗体価を確認し診断する．発疹部位には，ゾビラックス®やアラセナA®などの抗ヘルペス薬の外用薬塗布を行う[3]．他に顔面神経麻痺や感音難聴などの合併もあるので，ステロイド薬や抗ウイルス薬などの全身投与（内服もしくは静脈注射）を行う．発疹

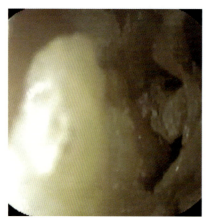

図 3. 先天性魚鱗癬の児の外耳道
うろこ状の耳垢が外耳道に堆積している

表 1. 耳垢水の組成

炭酸水素ナトリウム	5 g
グリセリン	25 ml
注射用水	100 ml

これを 5 ml の点耳用の容器に
分注し処方する

については，最初は発赤のみで徐々に丘疹が水疱化し，やがて自壊して痂皮形成し治癒に向かう過程をとり，約 3 週間～1 ヶ月程度で水疱は治癒することが多い．顔面神経麻痺については高度な例や遷延化する例などでは予後不良が多いとされるが，当科では幼児例で約 11 ヶ月の経過で最終的には治癒した症例を経験している．

3．魚鱗癬

遺伝性角化症で複数の病型に分かれる[7]が，表皮剝離した落屑が鱗のように付着する．外耳道内にも落屑が堆積してしまう(図3)ことから，定期的な耳処置が必要となる．耳垢水の耳浴を数日施行してきてもらい診察時に吸引などを用いて落屑物を除去するのが効率的である．当科では院内で作成した耳垢水を使用しており，点耳薬と同様に耳浴を家庭で数日行ってから再来してもらうと処置が容易になる．市販のジオクチルソジウムスルホサクシネート耳科用液 5%®を使用する場合には使い方に注意が必要である．界面活性剤であるので点耳後に生理食塩水などで洗浄することが必須であり，耳浴のみ連続してしまうと除去したい落屑物が外耳道内で固まり外耳道の皮膚の発赤や腫脹を生じる危険がある．小児の場合は自宅で洗い流すことが難しいことが多く，耳垢水(表1)のほうが用いやすい．魚鱗癬の小児は乾燥肌になりやすいが，さらにアトピー性皮膚炎を合併する例もあり，瘙痒を伴うことがある．皮膚の乾燥がみられる場合には，落屑物を除去した後に軟膏などの塗布を行う．保湿のみでよい場合には，外耳道入口部には薄く白色ワセリン，ヘパリン類似物質などを塗布する．発赤腫脹を伴う場合，瘙痒感が強い場合にはステロイド軟膏(ロコイド®やリンデロン VG 軟膏®など)を塗布する[7]．

参考文献

1) 菊地 茂：外耳道．加我君孝ほか(編)：28，新臨床耳鼻咽喉科学〈1 巻〉基礎編．中外医学社，2001．

2) 原 誠：耳垢栓塞．加我君孝ほか(編)：127，新臨床耳鼻咽喉科学〈2 巻〉耳．中外医学社，2002．

3) 原 誠：感染症．加我君孝ほか(編)：127-132，新臨床耳鼻咽喉科学〈2 巻〉耳．中外医学社，2002．

4) 海江田 哲：皮膚真菌症以外の表在性真菌症―種類，起炎菌種，病態および治療―．日本臨床，66(12)：2290-2293, 2008．

5) 吉田尚弘，飯野ゆき子：外耳道真菌症．MB ENT，150：6-10, 2013．
   Summary 外耳道真菌症は外耳道炎の 10% を占め，アスペルギルス，カンジダ，マラセチアが主な原因で，丁寧な耳処置に薬物療法を加え治療を行う．

6) 中村真美子，深美 悟，春名眞一ほか：側頭骨病変を伴ったランゲルハンス細胞組織球症の 4 症例―自験例での非側頭骨症例との比較―．Otol Jpn，24(5)：779-784, 2014．
   Summary ランゲルハンス細胞組織球症では，鼓膜正常な外耳道肉芽と側頭骨の破壊性病変，全身の多発性丘疹が高頻度にみられ，小児で認めた場合には本疾患を強く疑い精査を進める．

7) 馬場直子：魚鱗癬．小児科診療，78(11)：1579-1582, 2015．
   Summary 魚鱗癬には複数の病型があるが，治療は対症療法が主体で乾燥肌を呈するものが多く，アトピー性皮膚炎との鑑別を要すこともあるが合併例もあり，皮膚の清潔と保湿を行う．

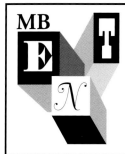

Ⅲ. 耳鼻咽喉科疾患に対する薬物療法
5. めまい(小児)薬物治療

五島史行*

Key words：めまい(vertigo)，片頭痛(migraine)，抗うつ薬(antidepressant)，起立性調節障害(orthostatic dysregulation)，良性発作性めまい症(benign paroxysmal vertigo)

Abstract 小児では，成人に比較してめまいの頻度はおよそ1/100程度と報告されている．3歳前後から訴えとしてみられるようになる．従来は起立性調節障害の頻度が高いといわれていた．国立成育医療研究センター病院の統計では片頭痛関連めまい，良性発作性めまい症，片側前庭障害，心因性めまいの4疾患で74%を占めた．全例に薬物治療が必須ではないが発作性のめまいでは発作が頻発し，発作に対する予期不安が強くなると不登校の原因となることがある．片頭痛関連めまい，良性発作性めまい症，前庭障害，心因性めまいと起立性調節障害についての薬物治療について概説する．片頭痛関連めまいではシプロヘプタジンが第一選択となる．良性発作性めまい症では経過観察が基本であるが必要に応じ片頭痛関連めまいと同様の治療を行う．小児のめまいで全般的に投与しやすいのは漢方薬の小建中湯である．本剤は苦みも少なく内服しやすい．

はじめに

耳鼻咽喉科においてめまいは一般的なものであるが，小児のめまいを目にする機会はあまり多くない．海外の報告では成人および小児においてなんらかの原因で起きるめまいの有病率は23%および0.4%，前庭性のめまいは5%および0.05%と報告されており，成人に比較しておよそその頻度は1/100程度と考えられる[1]．小児専門病院であってもそれほど頻度が高いものではない．頻度が低いだけに診断にも苦慮することが多い[2]．さらに，小児では診断に必要なすべての臨床検査を行うことが成人に比較し困難である．また小児にかかる負担を考えると可能な限り，不必要な検査を避けることが好ましい．正確な診断のためには世代ごとにどのような症例が多いのかを知ることは重要である．成人のめまいで最も頻度が高い良性発作性頭位めまい症(benign paroxysmal positional vertigo；BPPV)は小児ではほとんどみられず，一方，良性発作性めまい症(benign paroxysmal vertigo；BPV)，前庭性片頭痛(vestibular migraine；VM)(本稿では片頭痛関連めまいとする)は小児で高頻度にみられる疾患である[3)4)]．この2疾患については近年国際頭痛分類より診断基準が提案されている．良性発作性めまい症は従来は小児良性発作性めまい症(benign paroxysmal vertigo of childhood；BPVC)と呼ばれていた．本稿ではまず小児専門病院の耳鼻咽喉科における，小児めまいの臨床統計を明らかにそれぞれの疾患の薬物治療について説明する．

疾患統計

国立成育医療研究センター病院を2009年10月〜2014年4月までの間受診した15歳以下の77例のめまい患者(表1)を対象とした．男児42例，女児35例(平均年齢8.7±3.4歳)である．起立性調節障害の診断は小児起立性調節障害診断・治療ガイドライン2005[5]に，良性発作性めまい症，片

---

* Goto Fumiyuki, 〒152-8902 東京都目黒区東が丘2-5-1 独立行政法人国立病院機構東京医療センター平衡覚研究室, 室長

表 1. 疾患名

疾患名	全体	7歳未満	7歳以上
片頭痛関連めまい	21	1	20
良性発作性めまい症(BPV)	16	14	2
前庭障害(前庭神経炎など)	12	3	9
心因性めまい	8		8
遅発性内リンパ水腫	4		4
習慣性嘔吐	2		2
頭部外傷後めまい	2		2
起立性調節障害	2		2
変性疾患	2	1	1
メニエール病	1		1
先天性眼振	1		1
腹部型片頭痛	1		1
滲出性中耳炎	1		1
ADHD(注意欠如・多動性障害)	1		1
脳腫瘍	1	1	
脳炎	1	1	
ペンドレッド症候群	1	1	
合計	77	22	55

頭痛関連めまいの診断は国際頭痛学会の前庭性片頭痛の診断基準[6]に基づいて行った．77例のうち既に診断が確定しており，その評価のための依頼であった脳腫瘍，脳炎，ペンドレッド症候群，先天性眼振，変性疾患，の6例と，主訴がめまいではなく嘔吐や頭痛であった習慣性嘔吐，腹部型片頭痛の3例を除くと68例であった．表1に疾患の頻度を示した．全体では片頭痛関連めまい，良性発作性めまい症，前庭障害，心因性めまいの割合が高かった．この4疾患で68例中57例と83％をしめた．これらと起立性調節障害についての薬物治療について概説する．

薬物治療

1. 片頭痛関連めまい

片頭痛関連めまいに対して特異的な薬物治療は存在しない．片頭痛の予防的薬物治療が本疾患にも有効であることが報告されている．一方で非薬物治療としてのリハビリテーションの有効性も報告されている[7)8)]．まずは病態について十分説明し，発作時の頓服薬(トラベルミン®など)を処方し，前庭リハビリテーションを指導，継続させることで一定の効果を上げている．病態についての説明のポイントは片頭痛と関連が深いこと，スト レスや睡眠不足などの生活習慣で発症すること，成長とともに改善することが多く過度な心配は不要なことである．これらの治療の有効性については今後症例を蓄積し，検討し報告する必要がある．

薬物治療を行う場合には急性期の薬物と慢性期の薬物治療がある．表2に小児の片頭痛関連めまいに用いられる薬剤を示した．予防薬の第一選択としてはシプロヘプタジンが用いられる．本剤は抗ヒスタミン薬であるが小児においては片頭痛の予防効果が報告されている．強い眠気が出る場合には適宜減量をする．急性期治療に用いられるトラベルミンは処方薬では小児には内服しにくいためOTCのチュアブル錠の購入を勧めるとよい．保護者が投薬に対する不安が高い場合でも漢方薬は比較的抵抗なく内服できることが多い．

2. 良性発作性めまい症

薬物治療の報告[9]もあるが自然緩解することも多く現時点では必ずしも投薬治療は必要ではなく，保護者との相談で投与を決めている．一部の症例では片頭痛関連めまいに移行していくことが知られている．その場合は片頭痛関連めまいに準じて治療を行う(表2)．

良性発作性めまい症の責任病巣についてはChangらが温度刺激検査とVEMPの結果から脳幹の上下両部の関与を報告している[10]．めまいの機序としてCGRP(calcitonin gene-related peptide：カルシトニン遺伝子関連ペプチド)，substancePなどの神経ペプチドが，内耳血管系三叉神経を介して前庭神経系に作用する機序が考えられている．発作期間が短いため治療が必要な場合は少ないが，頭痛が出現した場合に鎮痛薬を使用し，また抗セロトニン薬を使用した報告がある[11]．他には塩酸ロメリジンなどが用いられている．本剤は片頭痛の予防薬であるが小児良性発作性めまいを防止する効果がある．効果発現には即効性はなく，2～4週間を要する．そのため投薬時にはすぐに効果が認められなくてもしばらく内服を継続する必要があることを説明し，しばらく経過観察する必要がある．

表 2. 片頭痛関連めまいに対する薬物

優先順位	予防治療	年齢 3～6 歳 投与量	年齢 7～12 歳 投与量	年齢 13 歳以上 投与量	投与目安	主な副作用
1	シプロヘプタジン	1 mg 1×就寝前	2 mg 1×就寝前	2 mg 1×就寝前	第一選択	眠気
2	塩酸ロメリジン	使用せず	5 mg 2×	10 mg 2×		特になし
3	アミトリプチリン	使用せず	使用せず	5 mg 1×就寝前	睡眠障害	眠気
4	バルプロ酸	100 mg	100 mg	200～400 mg		眠気
漢方	小建中湯	2.5 g 2×	5 g 2×	7.5 g 2×	投与しやすい	特になし
漢方	抑肝散または抑肝散加陳皮半夏	使用せず	2.5 g 2×	5 g 2×		苦み

急性期治療（発作時）

トラベルミン	OTC	OTC か 0.5 錠	0.5 錠		苦み
ナウゼリン	使用せず	5 mg OD	10 mg OD		

表 3. 起立性調節障害の治療に用いられる主な薬剤

1. **塩酸ミドドリン（メトリジン，メトリジン D 錠など）**
血管を収縮さえ血圧を上げる働きがあり，起立性低血圧に広く用いられる．起立直後性低血圧や体位性頻脈症候群などでは第一選択である．効果発現は緩やかである．副作用は稀に頭痛，動悸．

2. **プロプラノロール（インデラルなど）**
もともと高血圧や不整脈のための薬．心拍数を減らし血管を収縮させる．体位性頻脈症候群に処方される．副作用は，だるさ，めまい，除脈，低血圧，手足の冷え，稀に喘息発作や心不全があり，気管支喘息には禁忌．

3. **メシル酸ジヒドロエルゴタミン（ジヒデルゴットなど）**
血管を収縮させ，起立時に血液が下半身に貯留するのを防止し症状を緩和する．起立直後性低血圧に対して第一選択の塩酸ミドドリンが無効の場合処方する．副作用は，吐き気，嘔吐，食欲不振．

4. **メチル硫酸アメジニウム（リズミックなど）**
交感神経の機能を促進させ，血圧を上昇させる．起立直後性低血圧に対して第一選択の塩酸ミドドリンが無効な場合に処方される．副作用は，動悸や頭痛．

3. 前庭障害

前庭リハビリテーションが基本となるが投薬を行う場合には成人と同様に，抗めまい薬を用いるが長期的に処方することがないようにする．ベタヒスチン 12 mg 2×や発作時にはトラベルミン 1T あるいは OTC のトラベルミンが用いられる．前庭障害のうちメニエール病の可能性が高い場合にはイソソルビド，苓桂朮甘湯，柴苓湯が処方される．投与量は適宜調節する．

4. 心因性

小児の心因性めまいでは積極的な薬物治療の適応はない[12)13)]．抑肝散や抑肝散加陳皮半夏の報告がある[14)]．

5. 起立性調節障害

起立性調節障害は耳鼻咽喉科のみでの治療は限界があるので重症例の場合には小児科との連携が必須である[15)16)]．起立性調節障害の薬物療法は，非薬物療法を行った後の治療法である．症状を和らげるために，日常生活を工夫したり，症状の出にくい動作を身に付けたりしたうえで，薬による治療を考える．特に，水分や塩分を十分に摂らなければ，薬の効果が十分に発揮できない．薬物療法は，即効性はなく比較的長期間の内服が必要となる．

起立性調節障害の治療に用いられる主な薬剤を表 3 にまとめた．

まとめ

小児のめまいでは発作が頻発し，苦痛が強い場合，あるいは発作に対する予期不安が強くなると不登校の原因となることがある．そのため早期に正確な診断，治療を行う必要がある．多くの場合薬物治療のみで解決することはなく，めまいの悪化因子となる不安に対する対応が重要である．どの薬剤を使うかよりも患児，保護者の不安を和らげることが最も大切である．耳鼻咽喉科を初診することは少ないが起立性調節障害は心因が関与すると難治化し慢性のめまいを訴え不登校の原因と

なることが多い．小児のめまいで難治性の場合には，心因の関与も考え心因性疾患に対して専門的な加療を行える施設との連携が必要である．

謝　辞

本論文の一部は平成29年度メンタルヘルス岡本記念財団の補助を受けた．

参考文献

1) O'Reilly RC, Greywoode J, Morlet T, et al：Comprehensive vestibular and balance testing in the dizzy pediatric population. Otolaryngol Head Neck Surg, **144**：142-148, 2011.

2) 五島史行：小児のめまい．小児耳鼻, **32**：305-309, 2011.
　Summary　小児良性発作性めまい症についての総説．小児のめまいで最も頻度が高いものであった．片頭痛または家族歴に片頭痛を認め起立性調節障害との合併も多く認めた．診断にあたっては診断基準を熟知したうえで，めまい発作の際の状況や片頭痛の有無など本疾患の臨床的特徴を熟知し問診を行うことが重要である．

3) Batu ED, Anlar B, Topcu M, et al：Vertigo in childhood：a retrospective series of 100 children. Eur J Paediatr Neurol, **19**：226-232, 2015.
　Summary　100例にもわたる小児のめまいの統計的データを示した．そして頻度の高い物から順に良性発作性めまい症(39%)，心因性(21%)，てんかん性(15%)，片頭痛関連(11%)としている．起立性調節障害は挙げられていない．

4) Jahn K, Langhagen T, Schroeder AS, et al：Vertigo and dizziness in childhood- update on diagnosis and treatment. Neuropediatrics, **42**：129-134, 2011.
　Summary　小児のめまいで最も多いのは片頭痛関連めまいであり40%であるとしている．

5) 田中英高：小児起立性調節障害診断・治療ガイドライン2005．子どもの心とからだ, **15**：89-143, 2007.

6) 国際頭痛学会・頭痛分類委員会（著）：小児良性発作性めまい．医学書院, 2004.

7) 中村伸太郎，五島史行：前庭リハビリテーションが有効であった小児の片頭痛関連めまいの一例．Equilibrium Res, **73**：427, 2014.

8) 五島史行，木原彩子，守本倫子：小児良性発作性めまい症の急性期眼球所見．Equilibrium Res, **73**：380, 2014.

9) 五島史行，守本倫子，大原卓哉ほか：小児良性発作性めまい症の臨床的特徴．日耳鼻会誌, **114**：562-567, 2011.

10) Chang CH, Young YH：Caloric and vestibular evoked myogenic potential tests in evaluating children with benign paroxysmal vertigo. Int J Pediatr Otorhinolaryngol, **71**：495-459, 2007.

11) Lanzi G, Balottin U, Fazzi E, et al：Benign paroxysmal vertigo of childhood：a long-term follow-up. Cephalalgia, **14**：458-460, 1994.

12) 五島史行，守本倫子，泰地秀信：めまいや歩行・起立障害を訴えた小児の転換性障害の2例．日耳鼻会誌, **116**：91-96, 2013.

13) 守本倫子，五島史行：小児の心因性めまい．MB ENT, **158**：54-58, 2013.

14) Goto F, Morimoto N, Taiji H, et al：Treating pediatric psychogenic dizziness with a Japanese herbal medicine. Explore (NY), **9**：41-43, 2013.

15) 呉　宗：「とりあえず昇圧薬」からの卒業　起立性調節障害の診方．子どもの心とからだ, **25**：394-396, 2017.

16) 吉田明生，五島史行，永井　章：起立性調節障害に合併した片頭痛関連めまいの1例．子どもの心とからだ, **24**：289-292, 2015.

◆特集・耳鼻咽喉科における新生児・乳幼児・小児への投薬—update—

III. 耳鼻咽喉科疾患に対する薬物療法
6. 顔面神経麻痺

馬場信太郎*

Key words：Bell 麻痺（Bell's palsy），Ramsay Hunt 症候群（Ramsay Hunt syndrome），無疱疹性帯状疱疹（zoster sine herpete），electroneurography（ENoG），ステロイド療法（steroid therapy），抗ウイルス薬併用療法（combination antiviral therapy）

Abstract 小児の顔面神経麻痺は予後良好とする報告が多いが，予後不良症例も少なからず経験する．早期の重症度判定が重要であり，激しく泣かせた時に眼裂が閉じずに結膜がみえれば完全麻痺とみてよいが，それでもわかりにくい場合は表情筋電図において，啼泣時の眼輪筋の筋電図は完全麻痺，不全麻痺の鑑別のよい指標となる．患側の眼輪筋電位が検出されない場合は完全麻痺，すなわち重症例として治療するべきである．予後判定には小児症例でも electroneurography（ENoG）が有用であり，同程度の ENoG 値の小児と成人を比較しても小児のほうが早期に治癒に至る傾向にあった．重症例にはステロイド投与が推奨される．また，小児で Bell 麻痺と診断された症例にも無疱疹性帯状疱疹（ZSH）が少なからず存在するため，発症後 3 日以内の抗ウイルス薬の併用が有用であると考えられる．

はじめに

小児における顔面神経麻痺の場合，成人の場合と異なりその診断および治療に際してはいくつかの問題点が存在する．まず，顔面運動評価が容易でなく，顔面運動のスコアリングが困難な例が多い．また，電気生理学的検査の施行にも苦慮し，信頼性に欠ける部分がある．小児の Bell 麻痺や Ramsay Hunt 症候群（以下，Hunt 症候群）などの後天性顔面神経麻痺の予後は成人と比較して良好であるが，その治療方針については，ステロイド，抗ウイルス薬の使用の是非を含めて様々な報告があるのが現状である．

本稿では，小児における顔面神経麻痺について，主に薬物治療について解説する．

小児における顔面神経麻痺の分類

我が国において柳原らが 15 歳以下 302 例を分

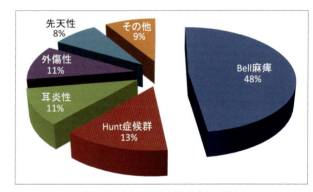

図 1．小児顔面神経麻痺の分類
（文献 1 より）

類した報告[1]によると，Bell 麻痺 48%，Hunt 症候群 14%，耳炎性 11%，外傷性 11%，先天性 8% であった．その他の報告でも Bell 麻痺が最も多く（48〜71%），ついで Hunt 症候群（4〜17%），先天性，外傷性，耳炎性が 10% 前後であった（図 1）．

柳原ら[1]によると，全顔面神経麻痺中 Hunt 症

---

* Baba Shintaro，〒183-8561 東京都府中市武蔵台 2-8-29 東京都立小児総合医療センター耳鼻咽喉科，医長

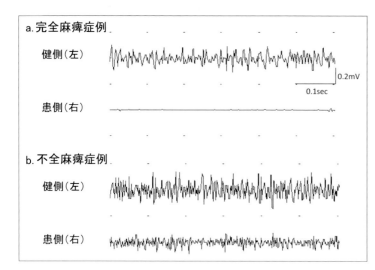

図 2.
自発筋電図（眼輪筋）．発症後 10 日目
 a：完全麻痺症例．患側の眼輪筋電位は検出されていない
 b：不全麻痺症例．患側の眼輪筋電位は健側と比較し振幅は低下しているが検出されている

候群の比率は，全年齢でも小児でも 14％ と同率であったが，5歳以下を対象とするとその比率は 6％ に減少した．一方，耳炎性は全年齢で 4％ と少なかったが，15歳以下の小児では 11％，さらに1歳以下では 32％ と増加し，耳炎性はさらに低年齢で多いことが示された．まとめると，先天性と耳炎性は乳幼児に，Hunt 症候群は学童に多い特徴があった．

麻痺の評価と検査

小児顔面神経麻痺では麻痺の評価に難渋することが多い．石井ら[2]は乳幼児において柳原法全項目の顔面運動採点が可能であったものは 0～6歳で 46.9％ であったが，3歳以下では 35.3％ であり，低年齢になるほど採点は困難であったと報告している．学童においては特殊な場合を除いてはほぼ全例でスコアリング可能である．

表情運動のみでは麻痺の重症度の評価において信頼性にかける部分が多いため，当科では原則として顔面筋電図を施行している．激しく泣かせた時に眼裂が閉じずに結膜がみえれば完全麻痺とみてよいが，それでもわかりにくい場合は表情筋電図において，啼泣時の眼輪筋の筋電図は完全麻痺，不全麻痺の鑑別のよい指標となる．患側の眼輪筋電位が検出されない場合は完全麻痺（図 2），すなわち重症例として治療するべきである．

成人においては electroneurography（ENoG），神経興奮性検査（neuroexcitability test；NET），瞬目反射（blink reflex；BR）を施行しているが，乳幼児では NET，BR は困難なため，ENoG のみを施行することが多い．ENoG は特に鎮静の必要がなく，原則として左右 1 回ずつの電気刺激にて誘発電位が記録可能であるため，外来でも比較的短時間で測定することができる．一般的に乳幼児の急性発症顔面神経麻痺の予後は無治療でも良好であり，全例に誘発筋電図検査が必要とはいえない．しかし乳幼児の予後不良症例を経験することもあるため，特に完全麻痺例や顔面運動評価が困難な症例については，乳幼児でも積極的に ENoG を行うべきと考える．

電気生理学的検査と予後について

急性発症顔面神経麻痺の ENoG 値は顔面神経の Waller 変性がほぼ完成する第 7 病日以降ほぼ一定の値を示すため，第 7 病日から発症 1 ヶ月以内に得られた値が予後推定のよい指標となる．東京大学顔面神経外来における検討では，成人 Bell 麻痺症例においては ENoG 値 40％ 以上であれば 2 ヶ月以内に全例治癒，20～40％ であれば 3 ヶ月以内に全例治癒，10～19％ であれば治癒率 80％ 程度，1～9％ では 50％ 程度，0％ すなわち完全脱神経ではすべての症例が非治癒に終わり，後遺症は必発であった（図 3）[3]．小児 Bell 麻痺症例においては ENoG 値 20％ 以上であれば 2 ヶ月以内に全例治癒，10～19％ で 3 ヶ月以内に全例治癒，1～9％ でも 8 ヶ月以内に全例治癒，0％ の症例は治癒率

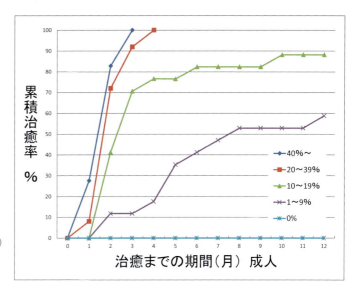

図 3.
ENoG 値と累積治癒率（成人）
（文献 3 より改変引用）

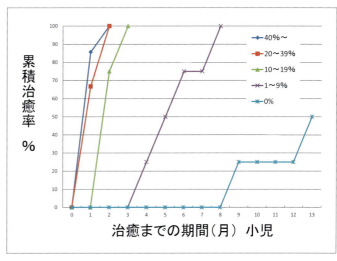

図 4.
ENoG 値と累積治癒率（小児）
（文献 3 より改変引用）

50％であった．すなわち，患側で ENoG の波形が出た症例は全例治癒に至った（図 4）[3]．なお，治癒の判定は House-Brackmann 法（H-B）grade Ⅱ 以上，かつ後遺症が軽微なものとした．Bell 麻痺症例で小児においては成人と比較し予後が良い傾向にあり，また同程度の ENoG 値の小児と成人を比較しても小児の方が早期に治癒に至る傾向にあった．ただし，以上の検討は顔面運動に対しての予後であり，小児でも ENoG 値悪化例，とくに 10％未満の症例では，顔面神経麻痺後の後遺症である顔面筋の拘縮や病的共同運動を認めるため，長期間の経過観察が必要となる．

ステロイド，抗ウイルス薬使用の是非について

小児顔面神経麻痺の保存的治療については，特にステロイド使用については様々な意見があるが，我々の検討では，ENoG 10％以上の乳幼児はステロイド使用の有無にかかわらず全例早期治癒となっており[3]，基本的には乳幼児において不全麻痺の場合ステロイド投与は不要であると考える．乳幼児においても，前述のように ENoG 0％の症例では麻痺の予後不良症例もあるため，ご両親によく病状を説明したうえで臨機応変に対応すべきである．発症早期に完全麻痺となった症例では予後判定のための ENoG は発症後 8 日目以降に行われるため，結果を待たずにステロイド治療を開始するべきであると考える．ステロイドの投与量についてコンセンサスはないが，我々は成人同様，プレドニゾロン（PSL）0.5～1.0 mg/kg の漸減投与としている．

Hunt症候群はBell麻痺に比べ予後が悪いが，ステロイド大量投与と抗ウイルス薬の併用療法による治癒率は70%程度と報告されている[4]．Murakamiらはアシクロビル（ACV，内服または点滴静注）とPSL（1 mg/kg/日からの漸減）の併用療法が施行された80例をretrospectiveに解析し，麻痺発症3日以内に治療を始めた群では完全治癒率（H-B grade Iに改善）が75%であったが，発症4〜7日目に治療を開始した群では48%，発症7日以降では30%と有意に低くなり，発症早期における併用療法が有用であることを報告している[5]．最近ではBell麻痺も多くは単純ヘルペスウイルス（HSV）再活性化によるウイルス性神経炎との考え方に従ってBell麻痺にも抗ウイルス薬を併用する治療法が一般化しており，小児でもBell麻痺症例にPSL内服に抗ウイルス薬の併用を行うことが推奨されている[6]．抗ウイルス薬の副作用として，稀に「アシクロビル（ACV）脳症」と称される興奮，振戦，錯乱，幻覚，ミオクローヌスなどの症状を呈する精神神経症状や急性腎不全を起こすことがある．腎障害のある患者または腎機能の低下している患者，高齢者では，精神神経系の副作用が現れやすいので，腎機能に応じて投与間隔を延長するなどの調整を要する[7]が，小児においては抗ウイルス薬を投与するにあたり問題となる症例は少ないと考えられる．

小児における無疱疹性帯状疱疹（zoster sine herpete）

Hunt症候群と同様に水痘帯状疱疹ウイルス（varicella-zoster virus；VZV）再活性化によるが，疱疹を伴わない顔面神経麻痺も存在し，無疱疹性帯状疱疹（zoster sine herpete；以下，ZSH）と呼ばれてきた．ZSHは血清抗VZV抗体価測定，またはPolymerase chain reaction（PCR）法によるVZV-DNA同定などにより診断可能である．無疱疹であるため，ZSHの多くが初診時はBell麻痺として扱われている．VZV再活性化によるZSHはHunt症候群と同様にBell麻痺と比較して，麻痺の回復が不良である[8)9)]．成人においてBell麻痺におけるZSHの割合について，山河らは183例中18例（10%）[10]，Ogitaらは21例中6例（29%）[11]，Abdel-Azizらは30例中11例（37%）[8]と報告しており，小児においてもOgitaらは24例中9例（38%）[11]，Furutaらは30例中11例（37%）[9]，鋪野らは14例中4例（29%）[12]と報告している．

ZSHは血清抗VZV抗体価測定やPCR法以外でBell麻痺と鑑別することは困難である．血清抗VZV抗体価の判定は，ペア血清での比較でなければ診断できないこともあるため，結果が判明するまでには一定の時間を要することがある．このため，検査結果を待ってZSHと診断し，抗ウイルス薬投与を開始するのでは治療開始の適切なタイミングを逃してしまう．PCR法によるVZV-DNAの同定は血清抗VZV抗体価測定に比べ，より迅速に結果を得られるものの，保険適用上の問題も含めると一般臨床の現場で全例に行うことは限界がある．以上より，少なくとも水痘の既往歴のある顔面神経麻痺に対しては，VZV関与症例である可能性を考慮し抗ウイルス薬投与の検討を行うべきと考える．抗ウイルス薬の投与量は，HSVとVZVに対しては用量が異なり，バラシクロビル（VCV）ではHSVに対しては50 mg/kg/日（成人では1000 mg/日），VZVに対しては75 mg/kg/日（成人では3000 mg/日）である．

以上を鑑みると，小児において臨床的にベル麻痺と診断しても，初診時に血清抗VZV抗体価を提出し，ステロイドに加えて抗ウイルス薬をVZVに用いる用量で併用して早期に治療を開始するべきである．

まとめ

小児の顔面神経麻痺は予後良好とする報告が多いが，全例治癒しているわけではない．早期の重症度判定が重要であり，激しく泣かせた時に眼裂が閉じずに結膜がみえれば完全麻痺とみてよいが，それでもわかりにくい場合は表情筋電図にお

いて，啼泣時の眼輪筋の筋電図は完全麻痺，不全麻痺の鑑別のよい指標となる．患側の眼輪筋電位が検出されない場合は完全麻痺，すなわち重症例として治療するべきである．重症例にはステロイド投与が推奨される．また，小児においても ZSH が少なからず存在するため，発症後 3 日以内の抗ウイルス薬の併用が有用であると考えられる．

参考文献

1) 柳原尚明：小児の顔面神経麻痺の特徴 臨床統計的観察．小児耳鼻，**15**(2)：23-27, 1994.
2) 石井健一，稲村博雄，川口和浩ほか：小児顔面神経麻痺症例の検討．Facial Nerve Res, **29**：84-86, 2010.
3) Baba S, Kondo K, Kanaya K, et al：Bell's palsy in children：relationship between electroneurography findings and prognosis in comparison with adults. Otol Neurotol, **32**(9)：1554-1558, 2011.
   Summary Bell 麻痺症例において同程度の ENoG 値の小児と成人を比較すると，小児のほうが治癒率も高く，早期に治癒に至る傾向にあった．
4) Hato N, Kisaki H, Honda N, et al：Ramsay Hunt syndrome in children. Ann Neurol, **48**(2)：254-256, 2000.
5) Murakami S, Hato N, Horiuchi J, et al：Treatment of Ramsay Hunt syndrome with acyclovir-prednisone：significance of early diagnosis and treatment. Ann Neurol, **41**(3)：353-357, 1997.
   Summary ステロイド，抗ウイルス薬の併用療法が施行された 80 例を retrospective に解析し，発症早期における併用療法が有用であることを報告した．
6) 戸島　均：顔面神経麻痺　末梢性顔面神経麻痺に対するステロイド治療の有効性について．小児科臨床，**59**(12)：2621-2626, 2006.
7) 古田　康：顔面神経麻痺に対する保存的治療．MB ENT, **198**：11-17, 2016.
8) Abdel-Aziz M, Azab NA, Khalifa B, et al：The association of Varicella zoster virus reactivation with Bell's palsy in children. Int J Pediatr Otorhinolaryngol, **79**(3)：328-331, 2015.
   Summary 小児で臨床的に Bell 麻痺と診断された症例のうち，36.6％で VZV IgM の上昇を認めた．VZV 抗体上昇している症例は，上昇していない症例より治癒率も有意に悪かった．
9) Furuta Y, Ohtani F, Aizawa H, et al：Varicella-zoster virus reactivation is an important cause of acute peripheral facial paralysis in children. Pediat Infect Dis J, **24**(2)：97-101, 2005.
10) 山河和博，濱田昌史：Ramsay Hunt 症候群のマネージメント Hunt 症候群の診断のピットフォール．Facial Nerve Res, **27**：33-36, 2008.
11) Ogita S, Terada K, Niizuma T, et al：Characteristics of facial nerve palsy during childhood in Japan：frequency of varicella-zoster virus association. Pediatr Int, **48**(3)：245-249, 2006.
12) 鋪野　歩，橋本祐至，地引利昭ほか：小児顔面神経麻痺における水痘帯状疱疹ウイルス関与の多様性とアシクロビルの効果．小児臨床，**70**：245-251, 2017.
   Summary 小児顔面神経麻痺では VZV が関与する割合が高い．初期治療でステロイドと抗ウイルス薬を併用することで VZV 関与症例の麻痺の改善が良好となる．

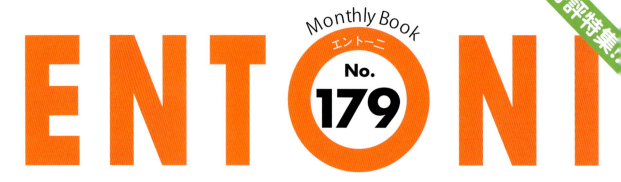

好評特集!

Monthly Book ENTONI エントーニ No.179

2015年4月増刊号

診断・治療に必要な耳鼻咽喉科臨床検査
―活用のpointとpitfall―

■編集企画　村上信五（名古屋市立大学教授）
190頁，定価5,400円＋税

日常診療でよく遭遇する疾患の鑑別や治療方法の選択に必要な検査をピックアップし，その症例を提示し，実践的な活用法，検査方法，解釈のpointとpitfallについて解説！！

☆ CONTENTS ☆

乳幼児・小児難聴の早期診断と鑑別 up to date ……………………………………………増田佐和子	耳管機能検査の使い分け……………………大島　猛史
混合性難聴の鑑別……………………渡辺　知緒ほか	顔面神経麻痺の重症度と予後診断…………萩森　伸一
内耳性難聴と後迷路性難聴の鑑別…………吉田　尚弘	味覚障害の診断………………………………任　智美
詐聴，機能性難聴を如何にして見抜くか………和田　哲郎ほか	嗅覚障害の診断………………………………小林　正佳
変動する感音難聴の鑑別……………………神崎　晶	睡眠時無呼吸症候群…………………………澤井　理華ほか
耳鳴の重症度診断と治療に必要な検査………高橋真理子	声帯麻痺のない嗄声の診断…………………田口　亜紀
めまいの病巣診断……………………………岩﨑　真一	一側性声帯麻痺の原因診断…………………片田　彰博
赤外線フレンツェル眼鏡とENGの使い分け…北原　糺	経口摂取判断のための嚥下機能検査………兵頭　政光
良性発作性頭位めまい症（BPPV）の 病変部位診断………………………池宮城芙由子ほか	慢性咳嗽の鑑別………………………………内藤　健晴
蝸牛水腫および内リンパ水腫の診断…………曾根三千彦	唾液腺水腫の鑑別……………………………野村　一顕ほか
肉芽性中耳炎の鑑別…………………………岸部　幹	咽喉頭炎の鑑別………………………………余田　敬子
	口腔・咽頭・喉頭の表在癌の早期診断……杉本　太郎ほか
	頭頸部腫瘍の穿刺細胞診……………………花井　信広

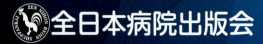

全日本病院出版会　〒113-0033　東京都文京区本郷3-16-4
Tel：03-5689-5989　　Fax：03-5689-8030

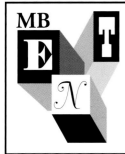

◆特集・耳鼻咽喉科における新生児・乳幼児・小児への投薬—update—

Ⅲ. 耳鼻咽喉科疾患に対する薬物療法
7. 急性難聴

藤岡正人*

Key words：小児(children)，急性難聴(acute hearing loss)，急性感音難聴(acute sensorineural hearing loss)，突発性難聴(sudden hearing loss)，ステロイド(steroid)，前庭水管拡大症(enlarged vestibular aqueducts)，心因性難聴(psychogenic deafness)

Abstract 医療現場において EBM の概念が普及するようになって久しいが，急性感音難聴の薬物療法には成人，小児ともにエビデンスの集積が不十分なことが，近年指摘されている．そのため，各々の治療法に関するリスクとベネフィットを理解し，保護者と本人に十分な説明をしたうえで，症例ごとに適切な治療法を選択することが重要である．小児においても，ステロイドの有効性を指摘する報告があり，その他にも循環改善薬やビタミン B_{12} 製剤が用いられる．発症早期の治療が望まれるが，小児では問診から発症時期の同定が難しいことが多い．また，小児では機能性難聴・心因性難聴の頻度が高いため，薬物療法の効果が期待されない症例に無駄な投薬をしてしまわないよう，他覚的検査を組み合わせた鑑別を常に念頭におく必要がある．

はじめに

成人の難聴診療では，難聴の発症時期，それに伴う耳閉感や耳鳴，めまい感の有無などの聴取を手がかりに，その鑑別診断が展開される．しかしながら小児の場合は自覚症状の表現がはっきりしないことが多く，また小児の純音聴力検査や遊戯聴力検査は信憑性が必ずしも担保されない．さらに，小児では時系列の聴取がときに困難であり，急性，陳旧性，あるいは先天性かを明確に判断できないことが少なからずある．そのため，小児の急性難聴の鑑別診断としては，耳垢栓塞や滲出性中耳炎などの伝音難聴から，前庭水管拡大症，Pendred 症候群のような変動性難聴の急性増悪，軽度の先天性難聴，あるいは川崎病など全身疾患に附随する難聴まで幅広く念頭におく必要がある．これらを的確に鑑別するには，丁寧な鼓膜所見の観察や，ティンパノメトリー，耳音響反射，耳小骨筋反射，聴性脳幹反応などの他覚的検査の

表 1. 急性感音難聴の原因疾患

中耳炎（急性中耳炎，慢性中耳炎，真珠腫性中耳炎）
ムンプス難聴（不顕性感染のこともある）
髄膜炎
薬剤性難聴
先天性内耳奇形（前庭水管拡大症など）
遺伝性難聴
全身疾患の合併

施行を組み合わせて診断することが必要な場合も多い．機能性難聴や心因性難聴も多いため，薬剤治療開始に際しては無駄な投薬にならないように注意を要する．

小児急性感音難聴の特殊性

小児の急性感音難聴は，原因が特定されるものが多いとされており[1)2)]（表1），急性感音難聴において原因がある疾患の除外診断としてなされる突発性難聴の頻度は，成人と比して低い．その一方で 15 歳以下での発症は突発性難聴の予後不良因

* Fujioka Masato，〒160-8582 東京都新宿区信濃町 35 慶應義塾大学医学部耳鼻咽喉科，専任講師

表 2. 突発性難聴の診断基準(案)
(厚生労働省特定疾患急性高度難聴調査研究班, 2012年)

主症状
1. 突然発症
2. 高度感音難聴
3. 原因不明

参考事項
1. 難聴(参考：隣り合う3周波数で各30 dB以上の難聴が72時間以内に生じた)
    (1) 文字どおり即時的な難聴または朝, 目が覚めて気づくような難聴が多いが, 数日をかけて悪化する例もある
    (2) 難聴の改善・悪化の繰り返しはない
    (3) 一側性の場合が多いが, 両側性に同時罹患する例もある
2. 耳鳴
    難聴の発生と前後して耳鳴を生ずることがある
3. めまい, および吐気・嘔吐
    難聴の発生と前後してめまい, および吐気・嘔吐を伴うことがあるが, めまい発作を繰り返すことはない
4. 第8脳神経以外に顕著な神経症状を伴うことはない
    診断の基準：主症状の全事項をみたすもの

表 3. 急性低音障害型感音難聴の診断基準(案)
(厚生労働省特定疾患急性高度難聴調査研究班, 2012年)

主症状
1. 急性あるいは突発性に耳症状(耳閉塞感, 耳鳴, 難聴など)が発症
2. 低音障害型感音難聴
3. めまいは伴わない
4. 原因不明

参考事項
1. 難聴
    ① 低音域3周波数(0.125 kHz, 0.25 kHz, 0.5 kHz)の聴力レベルの合計が70 dB以上
    ② 高音域3周波数(2 kHz, 4 kHz, 8 kHz)の聴力レベルの合計が60 dB以下
2. 蝸牛症状が反復する例がある
3. 反復発作時に聴力レベルが診断基準に合致しない例がある
4. メニエール病に移行する例がある
5. 軽いめまい感を訴える例がある
6. 時に両側性の例がある

確実例：主症状のすべて, および難聴基準①, ②をみたすもの
準確実例：主症状のすべて, および難聴基準①をみたし, かつ高音域3周波数の聴力レベルが健側と同程度のもの

子と知られており[3)4)], 治療が必要な症例を見逃さないよう注意が必要である.

また, 小児期, とくに学童期においては, 心因性難聴を含めた機能性難聴の頻度が高いとされる. 泰地らは突発性難聴疑い20例中13例が心因性難聴であったと報告している[5)]. 家族関係や外傷など何らかの心理的要因が発症時にみられる患児では特に注意が必要であり, これらの症例では, 他覚的検査との組み合わせによる感音難聴の確定診断が必須である. さらに, 小児では発症時期や症状の変化に関する表現が不十分なことから, 先天性難聴や, 変動性進行性難聴の初期症状として受診している場合もあり得る. この場合は, 前庭水管拡大症やPendred症候群なども鑑別診断に, 画像検査を考慮する.

突発性難聴に対するエビデンスとガイドライン

急性難聴の中でも, 突発性難聴は急性期に治療を要する疾患であることから重要である. 突発性難聴は ① 突然発症, ② 高度感音難聴, ③ 原因不明を3主症状とする, 急性発症で一度きりの疾患として本邦の診断基準では定義される(厚生労働省特定疾患急性高度難聴調査研究班, 表2). 他方, 低音部に限局した難聴は聴力予後がよいことが知られているため, 本邦ではこれを低音障害型感音難聴として区別する(同研究班, 表3).

急性感音難聴に対する治療法としては古くから数々提唱されてきたが，十分なエビデンスが示された治療法は依然として乏しい．医療現場においてEBM(evidence based medicine)の概念が普及するようになって久しいものの，世界的にも最も汎用されているステロイド療法[7)~9)]でさえ，質の高いランダム化試験は少なく，その結果は相反している．このことについてエビデンスを集積したCochraneレビューの最新の報告では，「それぞれの研究における患者数が少なすぎるためであろう」と記されている[10)]．この現状を踏まえ，米国アカデミー耳鼻咽喉科頭頸部外科学会(AAO-HNS)の提唱する突発性難聴診療ガイドラインによれば「勧めなくてもよい」とされている[8)]．

小児における急性感音難聴の治療

小児突発性難聴においても，発症から治療開始のタイミングが治療の必要性・有効性を左右する[4)5)]．成人例においても上述のような状況である中，さらに数が少ない小児においては，確立した治療法は，当然存在しない．したがって，治療法選択に際しては，十分なエビデンスの集積がない中での意思決定がしばしば要求される．EBMの概念は，必ずしもエビデンスレベルの低い治療を否定するものではない．重要なのは，治療を行う時点での最善の根拠に基づいた判断，すなわち各々の治療法に関するリスクとベネフィットを理解し，症例ごとに適切な治療法を選択することである．

このことを踏まえたうえで，小児急性感音難聴において一般的に用いられることの多い治療を処方例とともに以下に列記する(表4)．

1．ステロイド

小児においても，ステロイドの有効性を指摘する報告はあり[5)10)]，発症から2週間以内に治療を開始すると効果が高いとされる[4)]．外来治療ではプレドニゾロン1 mg/kg/day 分2を内服処方する．重症例で入院治療を行う際は点滴を行い，デキサメタゾン0.1 mg/kg/day ないしメチルプレ

表 4．小児急性感音難聴における代表的な薬物療法
(処方例：守本2010)

```
内服
 1) プレドニゾロン：1 mg/kg/day 分2
 2) ビタミンB₁₂：30 μg/kg/day
 3) ATP(アデホス顆粒)：30 mg/kg/day
点滴
 1) デキサメタゾン：0.1 mg/kg/day または
    メチルプレドニゾロン：1~2 mg/kg/day
 2) プロスタグランジンE₁：20 μg/day
 3) ビタミンB₁₂：500 μg/day
 4) ATP(アデホス-L)：20 mg/day
```

ドニゾロン1~2 mg/kg/day を投与する[1)]．

2．循環改善薬：ATP製剤(アデホス顆粒®)，プロスタグランジンE₁，ビタミンB₁₂

本邦で突発性難聴に用いられてきた薬剤の単剤投与における有効性の比較が高度難聴研究班による多施設臨床試験として検討されたが，各薬剤間では有意な差は得られていない[11)]．小児においてもこれらの薬剤は併用され，外来治療ではATP 30 mg/kg/day，ビタミンB₁₂ 30 μg/kg/day を分2~3で内服処方する．入院治療ではプロスタグランジンE₁を20 μg/day，ビタミンB₁₂を500 μg/day 点滴にて投与する[1)]．

なお，急性感音難聴のうちで原因を明らかにできるものに，不顕性感染を含むムンプス感染[12)13)]や前庭水管拡大などの奇形に伴う難聴の進行例がある．これらについても突発性難聴に準じた治療が行われることが多いが，その治療効果に関する確立したエビデンスは存在しない[14)]．リスクとベネフィットについて，両親と本人に十分説明したうえでの治療開始が重要である．

機能性難聴の鑑別

臨床の現場では症例に応じてエビデンスに乏しい治療法を選択する場合もあり得るが，病態生理からも効果が期待できない治療を選択することは厳に慎まなければならない．前述のように，小児急性難聴の中には機能性難聴が一定の割合で存在し，その多くに心因的な要素の関与が認められる．これらの症例では上述の投薬加療は効果が期待されないので，リスク・ベネフィットの観点から用いるべきではない．それゆえに，小児例では機能

性難聴を常に念頭においた鑑別が特に重要となる．

前庭水管拡大症，Pendred 症候群／DFNB4 に対する薬物療法

先天奇形である前庭水管拡大症や，遺伝性疾患の Pendred 症候群の初期では，著しい変動性感音難聴を呈し得る．この場合は急性感音難聴として受診するので，鑑別疾患としてこれらを念頭におく必要がある．とくに Pendred 症候群の変動性難聴は短期的には難聴発作前の聴力まで戻ることも多いが，長い経過でみると難聴は進行する．これらの急性増悪時の治療に関する十分なエビデンスは存在しないものの，発症早期においては，一般的にステロイド療法が選択されることが多い[14]．

外リンパ瘻

鼻かみや飛行機，ダイビングなど耳に圧力がかかる行為をきっかけに外リンパ液が外腔へ漏出し，めまいと変動性進行性難聴を生じる疾患である．本疾患においても，保存的治療としては自然閉鎖を期待しての安静とともに，薬物療法として突発性難聴に準じたステロイド療法を行う．なお，保存的治療への抵抗例や難聴が変動する例では試験的鼓室開放により瘻孔を確認し，内耳窓を閉鎖する[15]．この際，小児の場合，とくに内耳奇形を伴って骨迷路の脆弱部から漏出している可能性を念頭において術操作に臨む必要がある[9]．

おわりに

過去 10 年での医療現場における最大の変化は遺伝子診断技術の急速な進歩であり，多岐の疾患で診断・治療のアプローチが目まぐるしく変化している[16]．急性感音難聴においても例外ではなく，そのリスクとなる遺伝子多型の報告[17]や，遺伝性難聴の急性増悪に関する報告が散見されるようになってきた[18]．現状では症例数やその病態生理研究の不足から，これらの疾患にも経験的（empir-ic）にステロイド療法が行われるが，新しい知見を元に，将来的には許容される治療が変容していくであろう．一方，実地臨床においては無駄な治療は慎むべきであり，伝音難聴や心因性難聴など投薬の効果が期待できない疾患に処方をすることがないよう，特に小児においては十分な鑑別が肝要である．

文　献

1) 守本倫子：急性感音難聴の診断と治療-幼児から小児．耳鼻・頭頸外科，**82**(1)：125-132，2010．
2) Chen S, Emmerling O, Ilgner J, et al：Idiopathic sudden sensorineural hearing loss in children. Int J pediatric Otorhinolaryngol, **69**：817-821, 2005.
3) Stachler RJ, Chandrasekhar SS, Archer SM, et al：Clinical practice guideline：sudden hearing loss. Otolaryngol Head Neck Surg, **146**：S1-S35, 2012.
4) 平出文久，渡部一雄：小児の突発性難聴．JOHNS，**10**：887-896，1994．
5) 泰地秀信，守本倫子：小児突発難聴の臨床像についての検討．日耳鼻，**115**：676-681，2012．
   Summary 小児突発難聴 20 例の臨床像を検討し，13 例に心因性難聴，5 例に前庭水管拡大を認めたことを報告している．
6) 小島原典子，中山健夫，森實敏夫ほか（編）：Minds 診療ガイドライン作成マニュアル Ver 2.0．，公益財団法人日本医療機能評価機構，2016．
7) Wilson WR, Byl FM, Laird N：The efficacy of steroids in the treatment of idiopathic sudden hearing loss. A double-blind clinical study. Arch Otolaryngol, **106**(12)：772-776, 1980.
   Summary ステロイド療法の突発性難聴に対する有効性を二重盲検試験で示した，有名な論文．
8) Stachler RJ, Chandrasekhar SS, Archer SM, et al：Clinical practice guideline：sudden hearing loss. Otolaryngol Head Neck Surg, **146**：S1-S35, 2012.
9) 泰地秀信，川城信子，守本倫子：小児の突発性難聴．MB ENT，**54**：34-38，2005．
10) Bennett MH, Kertesz T, Perleth M, et al：Hyperbaric oxygen for idiopathic sudden

sensorineural hearing loss and tinnitus. Cochrane Database Syst Rev, **10**：1-32, 2012.
　Summary　システマティックレビューの集積であるコクランデータベースでの最新の報告．突発性難聴に対する治療の有効性としては，信頼性は高くはないが，高圧酸素療法が最もエビデンスが高いと報告している．

11) Kanzaki J, Inoue Y, Ogawa K, et al：Effect of single-drug treatment on idiopathic sudden sensorineural hearing loss. Auris Nasus Larynx, **30**(2)：123-127, 2003.
　Summary　本邦の急性高度感音難聴研究班で行われた，単剤の比較試験．ATP や循環改善薬などを比較したが，本邦で現在用いることのできる内服治療薬については，統計上明らかな差を認めなかった．

12) Hashimoto H, Fujioka M, Kinumaki H, et al：An office-based prospective study of deafness in mumps. Pediatr Infect Dis J, **28**：173-175, 2009.

13) 井上泰宏：ムンプス難聴．Audiol Jpn, **51**：617-623, 2008.
　Summary　ムンプス難聴に関する報告．その30～40％は不顕性感染であり，耳下腺腫脹を伴わずに難聴のみが生じ得ることを報告している．

14) 土橋奈々，守本倫子：小児の急性感音難聴・突発性難聴の診断および治療．MB ENT, **183**：24-30, 2015.

15) 池園哲郎：聴力改善手術　外リンパ瘻．耳喉頭頸, **77**(5)：162-173, 2005.

16) Lu JT, Campeau PM, Lee BH：Genotype-phenotype correlation--promiscuity in the era of next-generation sequencing. N Engl J Med, **371**(7)：593-596, 2014.

17) Kitoh R, Nishio SY, Usami S, et al：SOD1 gene polymorphisms in sudden sensorineural hearing loss. Acta Otolaryngol, **136**(5)：465-469, 2016.

18) Kitano T, Nishio SY, Usami SI, et al：POU4F3 mutation screening in Japanese hearing loss patients：Massively parallel DNA sequencing-based analysis identified novel variants associated with autosomal dominant hearing loss. PLoS One, 2017 May 17：**12**(5)：e0177636.

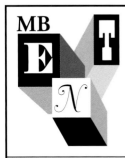

◆特集・耳鼻咽喉科における新生児・乳幼児・小児への投薬—update—

Ⅲ．耳鼻咽喉科疾患に対する薬物療法
8．化膿性耳下腺炎・流行性耳下腺炎

樫尾明憲*

Key words：ムンプス（mumps），反復性耳下腺炎（recurrent parotitis），小児（pediatrics），診断（diagnosis），治療（therapy），ウイルス感染（virus infection），細菌感染（bacterial infection）

Abstract 乳幼児・小児に耳下腺腫脹のほとんどは炎症性疾患である．炎症性疾患にはウイルス感染と細菌感染によるものがある．ウイルス性の代表は流行性耳下腺炎で，口腔内ステノン管からの排膿はない点が細菌感染との鑑別の1つの手掛かりになる．確定診断は免疫酵素抗体法による抗体の検出で行う．治療は安静と対症療法が基本であり，経過中内耳炎，無菌性髄膜炎，睾丸炎など合併症発症に注意しなければならない．さらに流行予防のためにはワクチンの定期接種化が望まれる．細菌感染としては反復性耳下腺炎が多い．反復することが特徴であるが，一般に9歳頃までに自然治癒する．ステノン管開口部から膿性分泌液を認めることが多い．診断にはMRIシアログラフィーや超音波検査が有用である．治療法は主にペニシリン系抗菌薬の投与を行い，口腔内保清などにより再発の予防をする．急性化膿性耳下腺炎では膿瘍形成など重症化する可能性があり，疑いがある場合には造影CTにて精査を行う必要がある．治療では抗菌薬の静脈投与や穿刺・切開排膿などを要することもある．

はじめに

乳幼児・小児に耳下腺腫脹をきたした場合，一部に血管腫・耳下腺腫瘍といった非炎症疾患を考慮する必要もあるが，日常的に遭遇するほとんどは炎症性疾患である．炎症性疾患には細菌感染によって起こるもの（急性化膿性耳下腺炎・反復性耳下腺炎）とウイルス感染（主に流行性耳下腺炎）によって起こるものに大別され，治療方法・予後が大きく異なる．今回，これら耳下腺炎症性疾患についての鑑別診断・対処・治療法について簡潔に述べる．

ウイルス性耳下腺炎

ウイルス性耳下腺炎の中で最も多いのがムンプスウイルスによって起こる流行性耳下腺炎である．ムンプスウイルスはモノネガウイルス目パラミクソウイルス科パラミクソウイルス亜科ルブラウイルス属に分類され，接触または飛沫感染によって伝播するといわれている．当初，自然宿主はヒトノミと考えられてきたが，近年コウモリから極めて相同性の高いウイルスが検出されたことから，その起源はコウモリに由来する可能性が示唆されている[1]．本邦においては現在も4～5年の周期で全国的な流行が繰り返されている[2]（図1）．好発年齢は4～10歳といわれており，15歳以下の小児が大半を占めるが，親世代にあたる20～40歳でも発症しうる[3]．感染は上気道から起こり，所属リンパ節で増殖し，腺組織へ移行する．その後，耳下腺腫脹をきたす．潜伏期は2～3週間といわれている[4]．約30％の患者は不顕性感染に終わるが，顕性感染の場合，前駆期の症状として食欲不振・筋肉痛・全身倦怠感などの感冒様症状をきたし数日中に発熱を伴った有痛性の唾液腺腫長を

---

* Kashio Akinori, 〒113-8655 東京都文京区本郷7-3-1 東京大学耳鼻咽喉科，医局長／同大学健康・保健管理センター，助教

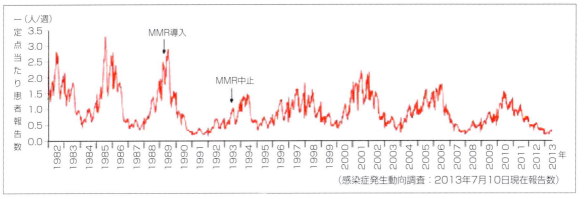

図 1．流行性耳下腺炎の発生状況
MMR ワクチン接種中止後 4〜5 年に一度流行が繰り返されていることがわかる
国立感染症研究所 HP（https://www.niid.go.jp/niid/ja/mumps-m/mumps-iasrtpc/3834-tpc402-j.html）より改変

きたす．発熱は 38℃ 台までで，発熱のない症例も 20％ 程度存在する[5]．咀嚼・開口・嚥下時や唾液分泌刺激の際に疼痛が強いといわれる．唾液腺の腫張はびまん性腫張で全体的に緊満性に腫脹する．典型的には両側耳下腺・顎下腺の腫張をきたし鑑別に労を要しない．しかしながら，約 25％ では片側性の腫張であり，顎下腺腫張をきたさない症例も半数存在し，その場合，他疾患との鑑別が問題となる．口腔内ステノン管開口部の発赤を認めるが，排膿を認めることはなく，鑑別の手がかりの 1 つとなる．一般的な予後は良好で耳下腺の腫張が 1〜3 日でピークに達し，その後は解熱し 1 週間程度で腫張が消失する．思春期以降の発症では回復するまで 2〜3 週間かかる場合もある[6]．ムンプスウイルスは唾液腺以外に膵臓・精巣・卵巣・甲状腺などの腺組織・中枢神経系組織・腎臓・蝸牛などの組織への伝播も起こる．このため，耳下腺炎以外に脳炎，無菌性髄膜炎，睾丸炎，副睾丸炎，膵炎，甲状腺炎，卵巣炎，内耳炎など多彩な合併症をきたすことがあるため注意が必要である．無菌性髄膜炎は発症者の 1〜10％ と比較的高く，頭痛，嘔吐，項部硬直，耳下腺腫脹消失後の二峰性発熱などの臨床症状を呈し入院加療を要することもある．内耳炎をきたした場合は難聴をきたす．国内の報告では発症者の 0.1％ 程度に難聴をきたす[7]といわれており注意が必要である．難聴の多くは一側性で永続的重度の感音難聴となる．時には両側の重度難聴を呈する場合がある．

炎症が前庭まで波及した場合は平衡障害をきたすが，症状は一過性である[8]．通常一度感染すると終生免疫が獲得されるといわれているが，再罹患することも報告されている[9]．

1）診断と検査

地域での流行・患者との接触歴の有無は重要な情報となる．ムンプス罹患歴・予防接種歴があれば通常否定的であるが，再罹患の可能性も念頭におく必要がある．顎下腺までに及ぶ腫張・両側性は本症を強く疑う材料となる．確定診断は血清診断により可能であり，急性期および回復期におけるペア血清において 4 倍以上の抗体価上昇をもって診断を行う．もしくは免疫酵素抗体法（EIA）を用いることも可能である．IgM 抗体は発症時には上昇しており約 3ヶ月は高値であるため，IgM 高値であれば診断が可能である．一方で IgG 抗体が高値であれば既感染であることを示す．ただ，再罹患の場合は IgM 低値，IgG 高値となるため，1〜3 週間後とされる回復期 IgG のペア血清測定も同時に行い感染の有無を判断するべきである．唾液・尿中からのウイルスの分離・遺伝子検出も診断に有用である[9]．ムンプスウイルス以外にサイトメガロウイルス・コクサッキーウイルス・エコーウイルス・EB ウイルス・HIV ウイルスなどにおいても耳下腺炎をきたすこともあり[10]，ムンプスウイルス感染が否定された場合でもウイルス性耳下腺炎が完全に否定されるわけではないことも注意しなければならない．

2）治療・対処方法

ウイルス性疾患のため安静と対症療法が基本である．主たる症状の発熱と頭痛に対して，鎮痛解熱薬の投与が適応となる．小児に対してはアミノアセトフェン（10 mg/kg/回）1日3回までが基本である．学童であればイブプロフェンの内服を行ってもよい．夜間の対応などで，市販薬の使用も想定される．その際，小児用バファリンの主成分はアセトアミノフェンであり使用は問題ないが，成人用のバファリンはアスピリンが主成分であり投与してはならない．内耳炎・難聴をきたした場合には突発性難聴に準じてステロイドの使用を検討する．ステロイドの使用で聴力が回復したという報告[11]がないわけではないが，特に重度難聴の場合無効であることが多い．両側重度難聴の場合，人工内耳の適応となる．ムンプス難聴の病態は内耳炎が主体といわれ，一般に人工内耳の予後は良好である．当科においてもムンプス罹患後の両側重度難聴症例を4例経験しているが，失聴期間が約10年あり，言語獲得期以前に失聴した1例を除いた3例の術後単音節聴取能は80％を超しており，良好な成績が得られている．

流行性耳下腺炎は感染症法で第5類に属する伝染性疾患である．感染予防・伝染の制御が最も重要である．唾液腺が腫脹する6日前から腫脹後9日までは伝染する可能性があり，特に腫脹3日前から腫脹4日後までが感染性が高い．耳下腺腫脹が消失するまで登校は控えねばならず，感染性の高い時期に接触したものに対する注意喚起も必要である．また，ムンプス生ワクチン接種は唯一かつ，最も有効なムンプスの制御方法である．本邦でも1989年にムンプスワクチンを含んだMMRワクチンが定期接種化されたが，無菌性髄膜炎の発症が問題となり1993年に定期接種は見合わせられるようになった[12]．先進国においてムンプスワクチンの定期接種が行われていない国は本邦だけであり，一刻も早い定期接種化の再開が望まれる．

細菌性感染

1．反復性耳下腺炎

小児期で耳下腺腫脹をきたす疾患として流行性耳下腺炎に次いで多いものが，反復性耳下腺炎である．本症の病因は完全には解明されていないが，小児の免疫力の未熟性が故，口腔内Stenon管を通じて導管内に口腔内常在菌の反復感染をきたし，その炎症反応により導管内圧が上昇し，腺管の囊胞状拡張が生じると考えられている．一方で導管の拡張が規則的，びまん性であること，一歳以下でも初発すること，家族集積性があること，両側性が多いことなどより遺伝性要因を含む先天的な導管拡張あるいは奇形によるものであるという説もある[4]．好発年齢は1～6歳であり，男児にやや多い[6]．ほとんどの症例は9歳以下で自然治癒するが，一部成人してからも耳下腺炎を反復する者もいるので注意しなければならない．疼痛を伴う耳下腺の腫張で，一側のことが多いが交代性に腫張する場合，両側同時に腫脹する場合もあり，流行性耳下腺炎の再発と診断されることもある．耳下腺の腫張は夜間から朝にかけて起こり，起床時に気付くことが多い[4]．腫張は流行性耳下腺炎と比べて，不整で硬いことが多い[6]．発熱は一般に37℃台であることが多い．耳下腺を圧迫するとステノン管開口部からは膿性分泌液の排泄を認めることが多く，流行性耳下腺炎と鑑別される．耳下腺の腫張は3～7日間続く．名称のごとく反復することが多いが，その頻度は年1回～5回程度と様々である．

1）診断と検査

口腔内ステノン管からの排膿があることが流行性耳下腺炎との鑑別となる．確定診断は古典的には耳下腺造影検査において，点状陰影またはapple tree appearanceと呼ばれる末梢導管拡所見により行うが，近年はMRIシアログラフィーや耳下腺超音波検査が行われることが多い．MRIシアログラフィーでは高信号を示す点状領域を耳下腺内に認めることができる．超音波では末梢導管拡

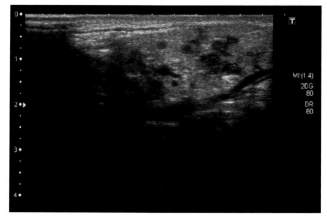

図 2. 反復性耳下腺炎のエコー画像
耳下腺内に囊胞状の低エコー領域を多数認める
(都立小児総合医療センター　馬場信太郎先生より画像提供)

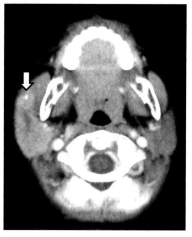

図 3. 急性化膿性耳下腺炎の造影 CT 所見
唾石が原因であった一例．耳下腺内に唾石(矢印)を認めその後方に膿瘍形成が疑われる
(国立成育医療センター　守本倫子先生より画像提供)

張に一致した低エコーの多発性小囊胞状所見が認められる(図2)．シェーグレン症候群も小児期に発生することがあり，耳下腺造影検査で同様な点状陰影を呈し鑑別を要するが，反復性耳下腺炎においては顎下腺に同様の所見をきたすことがないこと，抗 SS-A 抗体や抗 SS-B 抗体など血清学的な検査が陰性であることから判別できる[13]．

2) 治療・対処方法

反復性耳下腺炎による起因菌を調べた報告[5]では，そのほとんどがナイセリア菌およびビリダンス群レンサ球菌であった．通常抗菌薬としてはペニシリン系薬剤の常用量を投与する(ABPC/AMPC 30 mg/kg/日または CVA/AMPC 90 mg/kg/日)．疼痛に対しては流行性耳下腺炎同様アセトアミノフェンを第一選択とする．再発予防には口腔内を清潔に保つよう歯磨きや含嗽を励行する．齲歯の治療も大切である．

難治症例に対しては耳下腺管結紮術，耳下腺交感神経切断術，耳下腺摘出術といった外科的治療を行うといった報告もある[4]．海外においては内視鏡を用いてステノン管の狭窄部位を拡張し，管内にステロイドを注入する唾液腺導管内視鏡治療が有効であるという報告もある[14]．

2. 急性化膿性耳下腺炎

急性化膿性耳下腺炎も主にステノン管からの逆行性細菌感染で起こる点で反復性耳下腺炎と重なる部分はあるが，耳下腺末梢導管の形態異常がない点で別疾患ととらえられることが多い．また，発症の原因として逆行性感染の他に，血行性・リンパ行性・連続性感染も認められる[6]．頻度は高くないが，耳科腺内唾石が原因となり発症することもある[15]．起因菌としては黄色ブドウ球菌・レンサ球菌の他にインフルエンザ菌・緑膿菌・嫌気性菌などが挙げられる[16]．急性化膿性耳下腺炎では，急性の耳下腺の発赤・熱感・腫脹・疼痛をきたす．口腔内ではステノン管開口部の発赤および膿汁の流出をみることが多い．症状が悪化すれば，発熱や開口障害をきたす．膿瘍形成が起こることもあり，その場合耳下腺部に波動を触知する．時に頬部や外耳道に瘻孔を形成することもある[6]．一般に唾液分泌減少をきたす基礎疾患があったり，化学療法例，低栄養状態・術後・産後などの衰弱，糖尿病罹患者，ステロイド長期使用例などの要因がある場合に起こりやすいといわれており，成人特に高齢者の疾患であるが，時に新生児・小児でも認められるので注意する必要がある．

1) 診断と検査

局所の発赤・熱感・疼痛およびステノン管からの排膿所見が手掛かりとなる．反復性耳下腺炎に比べて CRP の上昇が著しいのが特徴である[6]．唾石・膿瘍形成を疑った場合は造影 CT が有用である(図3)．

2）投薬と対処方法

基礎疾患が特にない場合は，起因菌としてブドウ球菌・レンサ球菌を考慮してペニシリン系薬剤（ABPC/AMPC 30 mg/kg/日 または CVA/AMPC 90 mg/kg/日）の投与を行う．無効時は細菌検査の感受性に応じてセフェム系抗生剤への変更（CDTR-PI 9 mg/kg/日）や増量を検討する．基礎疾患があり内服では十分な効果が得られないと予想される症例・重症例または嫌気性菌混合感染が疑われる場合は ABPC/SBT 60～150 mg/kg/day やセフェム系抗生剤に加えてクリンダマイシンの静脈内投与を検討する．膿瘍形成に至った症例では穿刺吸引や膿瘍切開排膿などを行うことも有効である．

まとめ

耳下腺炎症性疾患について概説を行った．ウイルス性および細菌性疾患の鑑別を的確に行い，ムンプスをはじめとするウイルス性疾患の場合は他者への感染予防および難聴などの合併症にも気を配る必要がある．感染性疾患の場合は適切な抗菌薬処方と再発への注意をする必要がある．

謝　辞

本原稿執筆にあたり貴重な写真をご提供いただきました国立成育医療研究センター耳鼻咽喉科の守本倫子先生および東京都立小児総合医療センター耳鼻咽喉科の馬場信太郎先生に深謝いたします．

文　献

1) Drexler JF, Corman VM, Müller MA, et al：Bats host major mammalian paramyxoviruses. Nat Commun, 24(3)：796, 2012.
2) 浅沼　聡：ムンプスウイルス．JOHNS, 31(5)：627-632, 2015.
3) 橋本裕美：ムンプスとムンプスワクチンの歴史，ムンプスの現状と問題点．小児内科, 45(増)：498-506, 2013.
4) 松延　毅，塩谷彰浩：耳下部腫脹の診断と治療．MB ENT, 89：50-57, 2008.
5) 工藤典代：耳下腺炎―化膿性耳下腺炎，流行性耳下腺炎などへの薬―．MB ENT, 79：78-81, 2007.
　Summary　流行性耳下腺炎の対応を述べ，反復性耳下腺炎での細菌検査の結果を示し，抗菌薬の選択などを詳細に述べている．
6) 岩井　大：急性耳下腺炎．MB ENT, 100：122-128, 2009.
7) Hashimoto H, Fujioka M, Kinumaki H：Kinki Ambulatory Pediatrics Study Group：An office-based prospective study of deafness in mumps. Pediatr Infect Dis J, 28(3)：173-175, 2009.
8) 村上嘉彦：感染症　ウイルスと内耳障害．JOHNS, 9(6)：901-907, 1993.
9) 畑中章生，立石優美子，本田圭司ほか：ムンプスウイルス再感染例の頻度と臨床的特徴．日耳鼻会誌, 117(2)：111-115, 2014.
　Summary　大唾液腺腫脹例45例に対してムンプスウイルス血清抗体価を測定し，7例で再感染を認めたと報告している．
10) 吉原俊雄：唾液腺感染症．MB ENT, 131：129-134, 2011.
11) 泰地秀信，守本倫子：小児突発難聴の臨床像についての検討．日耳鼻会誌, 115(7)：676-681, 2012.
12) 木所　稔：おたふくかぜ．小児科臨床, 69(10)：1741-1747, 2016.
13) 吉原俊雄：口腔・咽頭疾患　耳下腺疾患．JOHNS, 23(9)：1354-1358, 2007.
14) Ramakrishna J, Strychowsky J, Gupta M, et al：Sialendoscopy for the management of juvenile recurrent parotitis：a systematic review and meta-analysis. Laryngoscope, 125(6)：1472-1479, 2015.
　Summary　反復性耳下腺炎に対する唾液腺導管内視鏡治療の有効性について論文をレビューしてメタ解析を行っている．
15) 萩野浩子，宇佐美雄司，浅井英明：小児に認められた耳下腺唾石症の2例．Hosp Dent Oral-Maxillofac Surg, 25(1)：57-60, 2013.
16) 川城信子：化膿性耳下腺炎と流行性耳下腺炎．髙橋　姿（編）：140-141, ENT Now No.7 小児耳鼻咽喉科疾患．メジカルビュー社, 2002.

Monthly Book ENTONI No.192

2016年4月増刊号

耳鼻咽喉科診療スキルアップ32
―私のポイント―

■編集企画　髙橋晴雄（長崎大学教授）
206頁，定価5,400円＋税

耳鼻咽喉科領域において日常診療で高いレベルの診療を求められる疾患を取り上げ、最新の診断・治療のポイントを広く詳説！！

☆ CONTENTS ☆

鼓膜炎の病態と対処……大島 英敏ほか	口腔粘膜病変の鑑別……山本 祐三ほか
炭酸ガスレーザー（OtoLAM®）による鼓膜切開……澤田 正一	発熱のない咽頭痛の診断手順は……千年 俊一
外傷性鼓膜穿孔の治療とインフォームドコンセント……三代 康雄	耳鼻咽喉科における嚥下障害のリハビリテーション……鮫島 靖浩
成人急性中耳炎での骨導低下の原因と対処……工田 昌也	外来レベルでのいびき治療……小島 卓朗ほか
急性難聴の問診・随伴症状・経過からの診断フローチャート……隈上 秀高	下咽頭癌を見逃さない診察とは？……杉本 太郎ほか
急性低音障害型感音難聴の治療とインフォームドコンセント……福田 宏治ほか	急性喉頭蓋炎の迅速な治療法と気道確保……大脇 成広
効率的な外来での平衡機能検査……結縁 晃治	急性気道狭窄・閉塞への対応……金谷 洋明
問診からめまいはどこまで診断できるか？……船曳 和雄	頭頸部外傷の初期対応……嶋田 喜允
高齢者の平衡障害……谷口雄一郎ほか	頸部先天性嚢胞・瘻孔……金子 賢一
めまいのリハビリテーション……新井 基洋	最新の頭頸部癌化学療法……安松 隆治ほか
嗅覚障害の的確な診断法……松野 栄雄	頭頸部癌治療後のリハビリテーション……大月 直樹ほか
外来におけるアレルギー性鼻炎の手術治療……鴻 信義	外来レベルでの頸部超音波検査……古川まどか
嗅覚障害の診療……田中 真琴ほか	診療所で使える最先端の内視鏡……野村 文敬ほか
舌痛症……井野千代徳ほか	小児内視鏡検査のコツと注意点……平野 滋
一側性口蓋扁桃肥大……福角 隆仁ほか	外来で可能な穿刺吸引細胞と生検……堀 龍介ほか
	耳鼻咽喉科外来におけるインフルエンザに対するアプローチ……高野 賢一
	耳鼻咽喉科とステロイド薬―適応と禁忌―……神崎 晶

全日本病院出版会
〒113-0033　東京都文京区本郷 3-16-4
Tel:03-5689-5989　Fax:03-5689-8030

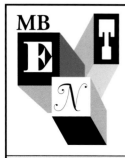

◆特集・耳鼻咽喉科における新生児・乳幼児・小児への投薬—update—

III. 耳鼻咽喉科疾患に対する薬物療法
9. ガマ腫・唾石症

鈴木貴博[*1] 日高浩史[*2] 太田伸男[*3]

Key words：ガマ腫(ranula)，顎下型ガマ腫(plunging ranula)，硬化療法(sclerotherapy)，OK-432，唾石(sialolith)，化膿性顎下腺炎(suppurative submandibular sialadenitis)，唾液腺管内視鏡(sialendoscopy)

Abstract ガマ腫は舌下腺から唾液が周囲間隙に漏出することにより発生する貯留嚢胞と考えられている．好発年齢は10～20歳代の若年者で10歳未満の小児にもしばしばみられる．保存的治療として硬化療法があり，これはOK-432を嚢胞内に局所注入しガマ腫の壁を癒着させることにより貯留腔を消失させるものである．治療後に嚢胞の再増大がみられた場合も本治療を繰り返し行うことで9割以上の症例で治癒が期待できる．

唾石症は顎下腺に発生することが多く，その好発年齢は20～40歳代で小児例は少ない．小児症例では比較的サイズの小さい唾石が多く，ワルトン管開口部付近に局在することが多い．急性化膿性顎下腺炎が生じた場合は，成人例と同様にまず抗菌薬投与により炎症を鎮静化させる．自然排出も期待できるので，唾液腺マッサージや酸味のあるものを摂取してもらい唾液分泌を促すように指導する．保存的治療で排出されない場合は外科的に唾石を摘出する．

ガマ腫

1. 病態

ガマ腫は日常診療で比較的遭遇する機会の多い疾患である．成因としては舌下腺導管が何らかの原因で損傷，破綻し，舌下腺から唾液が周囲間隙に漏出することにより発生する貯留嚢胞と考えられており，病理学的にはガマ腫の嚢胞壁は線維組織や肉芽組織からなり，上皮を持たない偽嚢胞である．好発年齢は10～20歳代の若年者で，10歳未満の小児にもしばしばみられる．男女比については，本邦ではやや女性に多い[1～3]．

2. 症状

唾液貯留による無痛性，嚢胞性の腫脹が主たる症状である．通常左右いずれかに偏在するが，稀に両側に発生することもある．腫脹部位によって，舌下型，顎下型，舌下・顎下型に分類される．舌下型は顎舌骨筋上に限局する(図1)もので，片側の口腔底に透明感のあるやや青みを帯びた隆起病変として認められる．顎下型は顎舌骨筋を越えて下方に進展する(図1)もので，口腔底腫脹を伴わずに顎下部腫脹を呈することが多い．舌下・顎下型は舌下型と顎下型の混合である．

3. 診断

診断にはMRIが有用で，T1強調画像で低信号を，T2強調画像で均一な高信号を呈する．周囲との境界は明瞭で，楕円形もしくは周囲組織の間隙に進展するため凹凸のある形状を示す(図3-b)．穿刺により黄色もしくは赤色調の粘性の高い内容液が引ける．嚢胞内容液は粘度が高いため，測定の際には希釈などの工夫が必要であるが内容液中のアミラーゼ値が上昇していれば唾液由来で

[*1] Suzuki Takahiro，〒983-8512 宮城県仙台市宮城野区福室1-12-1 東北医科薬科大学耳鼻咽喉科，准教授
[*2] Hidaka Hiroshi，東北大学医学部耳鼻咽喉・頭頸部外科，准教授
[*3] Ota Nobuo，東北医科薬科大学耳鼻咽喉科，教授

あることが確認できる.

4. 治療

ガマ腫の治療は手術治療と硬化療法に大別される.

1) 手術治療

開窓術, 嚢胞摘出術, 舌下腺摘出術といった複数の方法がある. 開窓術や嚢胞摘出術は舌下腺からの唾液漏出の阻止を目的としてないため, 術後の再発率は12.5〜66.7%と比較的高い[2]. 一方, 舌下腺摘出術では漏出の発生源が取り除かれるため舌下型, 顎下型を問わず再発がかなり低く抑えられる. 舌下腺摘出術における再発率については, Zhaoら[4]は415例中5例(1.2%), 斉藤ら[5]は18例中1例(5.6%)にのみ再発を認め, また南ら[6]の32例, Hidakaら[7]の2例, 計良ら[2]の4例はいずれも再発がなかったと述べている. 以上の点を踏まえ, 開窓術や嚢胞摘出術に比べて外科的侵襲は大きくなるが, 筆者らは舌下腺摘出術を第一選択としている[7]. 手術の際は, まずワルトン管を確認し, その後方でこれと交叉して走行する舌神経

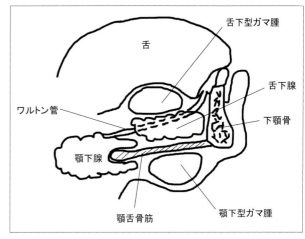

図1. ガマ腫の分類
舌下型ガマ腫は顎舌骨筋より上方に, 顎下型ガマ腫は顎舌骨筋より下方に位置する

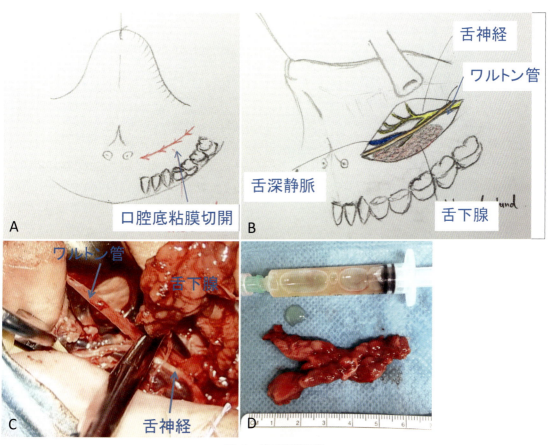

図2. 舌下腺摘出術
A:患側の口腔底粘膜切開
B:舌下腺とワルトン管, 舌神経との位置関係を示す
C:顎下型ガマ腫の術中所見
D:顎下型ガマ腫の内容物(上)と, 摘出した舌下腺を示す(下)

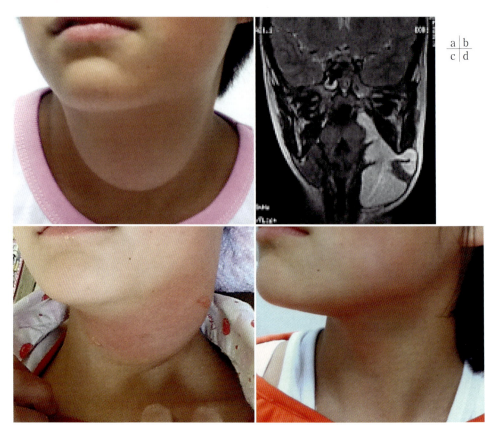

図 3. 舌下・顎下型ガマ腫症例
a：左顎下部に軟らかい隆起病変を認めた
b：T2 強調 MRI 画像（冠状断）．顎下部から副咽頭間隙にかけて囊胞がみられる
c：硬化療法の翌日．左顎下部皮膚の発赤，腫脹を認めた
d：硬化療法を 5 回行い，治癒に至った

が同定できるので，両者を保存しながら舌下腺組織を周囲から剝離摘出する（図 2）．ガマ腫の囊胞壁については舌下腺と同時に摘出してもよいし，舌下腺のみを摘出してガマ腫は切開，排液のみでもかまわない．

2）硬化療法

OK-432 は溶連菌をペニシリンで処理した製剤で，局所注射すると注入部位に強い炎症を起こすため，本薬剤を囊胞内に局所注入しガマ腫の壁を癒着させることにより貯留腔の消失が期待できる．OK-432 の特性上，ペニシリンアレルギーの既往がある場合は本治療の適応から外れる．

硬化療法の対象年齢は生後 6 ヶ月以降とし，乳幼児（1〜4 歳くらいまで）では不安の軽減，体動抑制目的に薬剤鎮静下に施行することが望ましい[8]．年齢，体重による OK-432 の投与量補正は行わず，囊胞のサイズによって投与量を調整する．

すなわち長径 2 cm 未満では 0.5〜1KE を，2 cm 以上では 1〜2KE を目安とする[8)9)]．舌下型ガマ腫に対しては，OK-432 を 0.2 ml 程度の生理食塩水に希釈したものを口腔内から囊胞内腔に注入する．その際，針穴から囊胞内容液が多量に漏出すると薬液の効果が減じてしまうので，27G 針などできるだけ細い針を使用する．顎下型ガマ腫に対しては，経皮的に末梢静脈留置針を囊胞内腔に刺入し内容液を吸引することで内腔に針先が入ったことを確認しておく．囊胞内容液をすべて吸引する必要はなく残っていてもかまわない．針先が囊胞内腔から逸脱せずに残っていることが重要である．留置針の金属針を抜いて外筒を留置しておき，その後，吸引量以下の適量の生理食塩水で希釈した OK-432 を注入する．

治療後 2〜7 日程度は発熱と囊胞周囲の発赤，腫脹，疼痛がみられるが，4〜6 週間経つと囊胞が

表 1. ガマ腫治療法の比較

	舌下腺摘出術	硬化療法(OK-432)
効果	95〜100%	90%以上
長所	・治療期間が短い ・再発は稀	・手術の回避 ・舌下腺温存
短所	・術後合併症，舌神経障害の危険性	・発熱と局所疼痛は必発 ・治療効果発現に数週間を要する ・複数回の治療が必要となることがある

消退する．治療効果判定は少なくとも 6 週間以上間隔をあけて行う．囊胞の再増大がみられた場合も治療を繰り返し行うことで 9 割以上の症例で治癒が期待できる[9]．9 歳女子の舌下・顎下型ガマ腫症例(図 3-a)を示す．顎下部から副咽頭間隙にかけて広範囲に囊胞が広がっており(図 3-b)，OK-432(1KE)による硬化療法を行った．翌日には顎下部皮膚の発赤，腫脹がみられ(図 3-c)，1 ヶ月程度で縮小したがその後再増大を反復した．本治療を計 5 回繰り返し，治癒に至った(図 3-d)．

治療の選択に関して，筆者らは舌下腺摘出術と硬化療法の利点，欠点(表 1)を患者，家族に提示し相談しながら治療方針を決定している．舌下腺摘出術と硬化療法は異なる機序でガマ腫を治癒へと導く．いずれの治療を選択したとしても思うような効果が得られない場合があるが，治療機序が異なるがゆえに両者の特長を引き出した補完的な治療が可能である．すなわち，硬化療法が無効であった際は舌下腺摘出術を行い，また低率ではあるが舌下腺摘出術後に再発した際は硬化療法を行うことで囊胞を消退させる．いずれも有力な治療方法であり，ガマ腫の治療においては双方の治療に習熟しておくことが望ましいであろう．

唾石症

1．病態

唾石は唾液腺内に侵入した小異物や細菌が核となり，これに炭酸カルシウムやリン酸カルシウムなどが同心円状，層状に沈着することにより形成される．唾液腺体内もしくは導管内に発生し，その発生部位としては顎下腺部が 80〜90% 以上で大部分を占める．顎下腺に発生しやすい理由として，ワルトン管が長いこと，唾液が重力に逆らって頭側に向かって流れること，唾液の粘性が高いことが挙げられる．

発症年齢は 20〜40 歳代に多く，性差は少ない．10 歳未満の唾石症症例は全症例の 0.7〜4.0% 程度[10]，15 歳未満で 2.2%[11] と報告されており，小児の唾石症例は少ない．幼小児唾石症が稀である理由として，唾石が形成されて臨床症状が発現するのにある程度の期間が必要であること，幼小児期では唾液の流出速度が速く，唾石形成が起こりにくいこと，幼小児の安静時唾液中のカルシウムイオン，リンイオン濃度が低いこと，異物進入路とされている開口部が狭いことなどが挙げられている[12]．

唾石の局在については，長谷部ら[13]が 10 歳未満の顎下腺唾石症の報告 48 例の集計を行っており，45 例(94%)が開口部で大部分を占め，ワルトン管内唾石は 1 例(2%)，移行部唾石は 2 例(4%)のみであったと述べている．また唾石の大きさについては，小児では 5 mm 未満の小さな唾石が大部分を占めていたと報告している[11]．成人例も含めた唾石の局在は，ワルトン管，移行部ともに 30〜60%，腺内が 10% 程度[14]〜[16] とされているので，それと比較すると小児ではワルトン管内でも特に開口部の唾石が多いといえるが，これは唾石が小さくワルトン管内を移動しやすいためと考えられる．

2．症状

唾石により唾液の流出が阻害されるため，典型的には摂食時の疼痛(唾仙痛)や腫脹(唾液腫瘤)が出現する．小児では開口部が唾石の好発部位であることから，開口部付近の発赤，腫脹，疼痛など

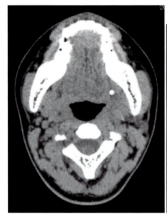
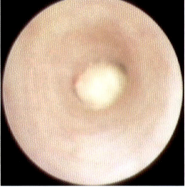
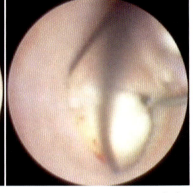

図 4. 顎下腺唾石症例
a：CT で左顎下腺移行部に 3 mm の唾石を認める
b：唾液腺管内視鏡で唾石を確認
c：ワイヤーバスケット鉗子で捕捉した．移行部に嵌頓していたため引き出してくることができず，この後ワイヤーに沿って移行部までワルトン管を切開して摘出した

症状も多い[11]．時に急性化膿性顎下腺炎を引き起こし，さらに重症化すると，稀ではあるが深頸部膿瘍に至ることがある．化膿性唾液腺炎は口腔内から唾液腺管を経由して逆行性に細菌感染が起こることによって生じる唾液腺炎である．一般に顎下腺に比べて耳下腺での発生に多いことが知られており，発熱と唾液腺腫脹，疼痛などの症状をきたす．顎下腺が首座の場合，顎下部腫脹，口腔底粘膜の発赤，浮腫やワルトン管開口部から膿汁の排出を認める．

3．診 断

ワルトン管開口部付近にある場合，粘膜下の黄白色の唾石を透見できることがある．触診は重要で，口腔内外からの双指診により口腔底粘膜下に硬結として確認できる．唾石が小さい場合や腺内唾石，あるいは急性炎症のため口腔底粘膜の浮腫が著明な場合は唾石の触知が難しいため，後述の画像検査で確認する．

画像による評価には単純 X 線検査，超音波検査，CT 検査などがある．単純 X 線撮影は交合法が有用で，唾石は不透過陰影として描出される．超音波検査では，唾石は音響陰影を伴う高エコーの結石像として描出され，健側の顎下腺と比較すると患側の顎下腺実質は腫大し，炎症を反映してエコーレベルが低下する．CT 検査は歯科金属修復物によるアーチファクトの影響を受けやすい難点はあるが，唾石のサイズや形状，個数，位置をほぼ正確に特定することが可能であり，唾石の検出能は最も高い．

4．治 療

急性化膿性顎下腺炎が生じた場合は，まず抗菌薬投与により炎症を鎮静化させる．原因菌としては黄色ブドウ球菌やレンサ球菌が多く，また口腔内に常在している嫌気性菌も起炎菌として重視されており[17)18)]，これらに有効な薬剤を選択する．これらの薬剤に抵抗を示す場合はグラム陰性菌への効果を狙い，第 3 世代セフェムを追加する[17]．唾石が自然排出することもあるので，保存的治療として唾液腺マッサージを指導し酸味のあるものを摂取してもらい唾液分泌を促すようにする．小児に限定するとその頻度については明らかではないが，成人例も含めた自然排出の頻度は 3.5〜9.1％と報告されている[19]．保存的治療で排出されない場合は外科的に唾石を摘出する．摘出の方法は唾石の部位と大きさにより異なる．開口部付近の唾石に対しては口腔内から比較的容易に摘出できるが，移行部〜腺体内にあり経口的摘出が難しい場合には顎下腺摘出を検討する．

近年では，治療支援機器として唾液腺管内視鏡を用いることにより，経口的に唾石を摘出する低侵襲な手術が可能となってきた．本邦でも小児への使用報告が散見される．筆者らが経験した 14

歳女性の顎下腺唾石症例を図4に示す．顎下腺移行部にある3mmの比較的小さな唾石（図4-a, b）で，内視鏡補助下にワイヤーバスケット鉗子で唾石を捕捉した（図4-c）．嵌頓しており引っ掛かりが生じて引き出すことができなかったため，そのワイヤーをたどって移行部までワルトン管切開を延長して唾石を摘出した．とりわけ移行部の唾石に対して内視鏡の威力は発揮されると考えており[20]，今後も症例を蓄積しその適応と限界について検討したい．

参考文献

1) 佐藤美樹, 佐藤孝幸, 天笠光雄：小児にみられたガマ腫の臨床的検討. 日口外誌, **47**：41-44, 2001.
2) 計良 宗, 朝倉光司, 本間 朝ほか：ガマ腫16例の検討. 耳鼻臨床, **103**：743-746, 2010.
3) 山野由紀男, 鵜澤一弘, 小池博文ほか：14歳女児に発生したplunging ranulaの1例. 日赤医学, **64**：439-442, 2013.
4) Zhao YF, Jia Y, Chen XM, et al：Clinical review of 580 ranulas. Oral Surg Oral Med Oral Pathol Oral Radiol Endod, **98**：281-287, 2004.
5) 斉藤輝海, 神野洋輔, 藤原成祥ほか：ガマ腫45例の臨床的検討. 愛知学院大歯会誌, **40**：259-262, 2002.
6) 南 豊彦, 中川のぶ子, 井野千代徳ほか：ガマ腫の治療法としての舌下腺摘出術の位置付け. 頭頸部外科, **11**：49-52, 2001.
7) Hidaka H, Oshima T, Kakehata S, et al：Two cases of plunging ranula managed by the intraoral approach. Tohoku J Exp Med, **200**：59-65, 2003.
   Summary 顎下型ガマ腫が舌下腺摘出後, 2ヶ月以内に消退することを超音波検査とMRI画像で提示.
8) 太田伸男：ガマ腫・リンパ管腫. 耳喉頭頸, **88**：282-283, 2016.
9) 太田伸男：囊胞性疾患に対するOK-432療法—その適応と限界—. 耳鼻免疫アレルギー, **28**：285-289, 2010.
   Summary ガマ腫やリンパ管腫をはじめとした頸部囊胞性疾患に対するOK-432の治療効果について述べている.
10) 酒井博史, 鹿嶋光司, 永田順子ほか：3歳女児に認められた顎下腺唾石症の1例. 小児口腔外科, **22**：163-167, 2012.
11) Sigismund PE, Zenk J, Koch M, et al：Nearly 3,000 salivary stones：some clinical and epidemiologic aspects. Laryngoscope, **125**：1879-1882, 2015.
    Summary 2,959例の唾石症例を対象に, 発生部位, 症状, 病脳期間, 唾石サイズ, 治療内容について解析している.
12) 真泉幸子, 小森康雄, 西原茂昭ほか：小児にみられた唾石症の2症例. 日口外誌, **26**：1598-1602, 1980.
13) 長谷部大地, 五島秀樹, 清水 武ほか：幼小児唾石症の臨床統計的検討. 日口外誌, **59**：41-45, 2013.
    Summary 本邦で報告された小児唾石症例について集積し, 顎下腺では開口部に多く形成され唾石は小さなものが多いと述べている.
14) Kraaij S, Karagozoglu KH, Forouzanfar T, et al：Salivary stones：symptoms, aetiology, biochemical composition and treatment. Br Dent J, **217**：E23, 2014.
15) 楯谷智子, 北村薄之, 高北晋一ほか：顎下腺唾石症例の検討. 耳鼻臨床, **93**：833-837, 2000.
16) 吉原俊雄：唾液腺疾患の臨床. 日本唾液腺学会（編）：138-139, 徹底レクチャー 唾液・唾液腺. 金原出版, 2016.
17) 嶋 晴子, 林 美恵, 本間英和ほか：テイコプラニンが著効した顎下腺炎の1例. 小児科診療, **68**：1352-1355, 2005.
18) 杉田麟也, 藤巻 豊, 小栗豊子ほか：急性化膿性唾液腺炎30例の検出菌. 耳鼻臨床, **80**：905-914, 1987.
19) 福本久郎, 川島清美, 向井 洋ほか：自然排出をみた比較的大きな唾石の2例. 日口外誌, **39**：287-289, 1993.
20) 鈴木貴博, 生島寛享, 角田梨紗子ほか：唾液腺内視鏡を用いた顎下腺唾石手術症例の検討. 仙台市立病院医誌, **36**：3-6, 2016.

◆特集・耳鼻咽喉科における新生児・乳幼児・小児への投薬―update―

Ⅲ. 耳鼻咽喉科疾患に対する薬物療法
10. 口内炎

橋本亜矢子[*1] 峯田周幸[*2]

Key words：口内炎（stomatitis），アフタ性口内炎（aphthous stomatitis），ウイルス性口内炎（viral stomatitis），溶連菌感染（streptococcal infection），手足口病（hand, foot and mouth disease）

Abstract 口の中の粘膜に起こる炎症が口内炎である．
小児でも大人と同様アフタ性口内炎が最も多いが，小児期に特徴的な所見を示すウイルス感染による口内炎があり，注意が必要である．アフタ性口内炎は，ビタミン不足，ストレス，外傷などで起こり，そのほとんどが7日ほどで自然治癒する．口腔内を噛む癖などで繰り返すことがある．ウイルス性口内炎は，原因ウイルスにより口内炎の起こる部位に特徴がある．細菌性口内炎（扁桃炎），その他の口内炎についてそれぞれの疾患の特徴を中心に，薬物療法について述べた．

はじめに

口の中の粘膜に起こる炎症が口内炎である．
小児の口内炎においてはその口内炎のできる部位や併存する他の症状から原因の診断が可能なことが少なくない．それぞれの口内炎の特徴について知っておくことが重要である．

アフタ性口内炎

小型楕円形の浅く，比較的小さな潰瘍性病変である（図1）．原因として，ビタミンなど栄養不足，ストレス，免疫低下，外傷などが挙げられる．小児の場合，外傷をきっかけに発症することも多い．通常約1週間で自然治癒するため，うがいなどで口腔内を清潔に保つなど対症療法で対処する．症状が強い時にはステロイド含有軟膏やパッチの貼付も行う．軟膏などがしみて嫌がることも多い．その場合はうがいなどで口腔内の保清に努める．歯ぎしりや，口の中をかむ癖があり，アフタ性口内炎を繰り返す場合や難治性の場合には，歯科に依頼して咬傷予防のマウスピースを作成すること

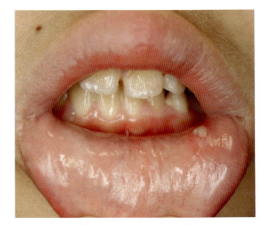

図 1. アフタ性口内炎

もある．難治性の口内炎では，悪性腫瘍の可能性を否定しておく必要がある．

ウイルス性口内炎

1. ヘルペス性口内炎

単純ヘルペスウイルスの初感染によって発症する．接触または飛沫感染である．生後6ヶ月から1～3歳で発症することが多い．口内炎は，口腔前

[*1] Hashimoto Ayako, 〒720-8660 静岡市漆山860 静岡県立こども病院耳鼻咽喉科，科長
[*2] Mineta Hiroyuki, 浜松医科大学耳鼻咽喉科・頭頸部外科，教授

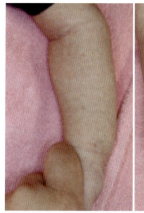
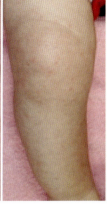
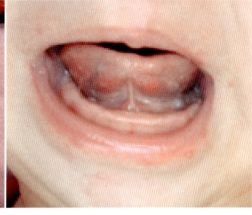

a|b|c

図 2. 手足口病
a：前腕中心に広がる皮疹．小さな水疱性発疹
b：下腿に広がる皮疹
c：口唇，舌中心の口内炎

方を中心に広範囲に出現する．歯肉が発赤腫脹し，容易に出血することが特徴である．頸部リンパ節腫脹がみられる．

高熱を伴うことが多く，口内炎の疼痛が強く，摂食不良となることがあるため，脱水に注意する．水分摂取ができていれば1～2週間で自然治癒する．健常児におけるヘルペス性口内炎に対するアシクロビルの投与の是非については統一した見解はないが，投与する場合は，40 mg/kg/日を分4で7～10日投与する．

2．ヘルパンギーナ

コクサッキーウイルス，エンテロウイルスに感染することで発症する．4歳以下の乳幼児に多い．接触，飛沫感染である．ウイルスの複数の型で生じるため，一度罹患しても他の型のウイルスに再度罹患して発症することがある．夏に流行がみられ，発熱，咽頭痛で発症する．口内炎は軟口蓋の口蓋垂の両脇に出現する．約1週間で自然治癒するが，症状が強い場合には脱水，熱性けいれんに注意が必要である．

3．手足口病

ヘルパンギーナと同様，コクサッキーウイルス，エンテロウイルスに感染し発症する．夏に流行がみられる．口内炎は舌，口唇などに複数形成される．水疱が破れて潰瘍となる．名前の通り，手，足にも水疱が形成される(図2)．通常発熱は軽微で，約1週間で自然治癒する．脱水に注意する．

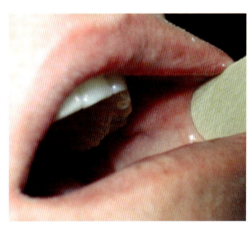

図 3. コプリック斑
(国立国際医療研究センター総合感染症科・国際感染症センター山元先生ご提供)

4．麻 疹

麻疹ウイルスによって全身に発疹をきたす．カタル期，発疹期，回復期を経て治癒する．カタル期に両側臼歯部の頰粘膜に小白斑(コプリック斑)(図3)を生じ，診断上有用である．

5．伝染性単核球症

思春期以降にEBウイルスに初感染することで発症する．唾液，飛沫感染である．38℃以上の発熱が1週間持続し，白苔の付着を伴う扁桃炎，リンパ節腫脹，時に発疹，肝脾腫がみられる．

診断は血液検査で末梢血リンパ球(特に異型リンパ球の上昇)や肝機能障害を認める．FA法でVCA，EBNA，EAに対する抗体価を測定する．

6．プール熱，咽頭結膜炎

アデノウイルス感染で発症する．主に夏に流行がみられる．発熱，咽頭炎，扁桃炎，結膜炎がみられる．結膜炎は咽頭炎の 75% に併発するとされる．

細菌感染

1．溶連菌感染症

主に飛沫感染である．発熱，咽頭痛で発症する．結膜炎や咳嗽など粘膜症状がないことで他のウイルス性上気道炎と鑑別する．発熱から半日ほどでしばしば発疹がみられる．腋窩，頸部，鼠径部などの柔らかい部分にざらざらした紅斑が出現し，全身に拡大し，7 日頃から落屑となる．扁桃は白苔を伴い，発赤する．舌乳頭が発赤してイチゴ舌となる．診断は A 群溶血性レンサ球菌迅速診断キットで咽頭拭い液を検査することにより数分で診断が可能である．その他，咽頭培養，血液検査で白血球数，CRP，ASO，ASK などの抗体価の上昇でも診断可能である．治療はペニシリン系の抗菌薬を約 10～14 日間内服する．

真菌感染

1．鵞口瘡

口腔内常在菌である *Candida albicans* の感染で発症する．免疫力が低下することで現れる．舌，口腔粘膜に粟粒大の白色小斑が現れる．口腔内を清潔に保つことで改善する．重症例には抗真菌薬を使用する．

その他

PFAPA 症候群，自己免疫疾患である天疱瘡，類天疱瘡，ベーチェット病，クローン病，などの症状として口内炎を繰り返すこともあるため，口腔内以外の全身症状も診察しておくことも重要である．

文　献

1) 守本倫子：小児の口内炎．MB ENT，**127**：51-55，2011．
   Summary　小児の口内炎について写真と図式入りで解説．
2) 家根旦有：小児の耳鼻咽喉科 108 の疑問 口内炎の特徴は？　JOHNS，**28**：452-453，2012．
   Summary　小児の口内炎の特徴について表にまとめながら解説．
3) 内藤健晴：こどもの口の中によく口内炎ができます．どうしてでしょうか？．JOHNS，**26**：1476-1477，2010．
   Summary　アフタ性口内炎について中心に小児の口内炎について解説．
4) 澤田雅子：口内炎，口角炎．小児内科，**42**（増刊号）：399-401，2010．
   Summary　口内炎，口角炎に対する薬剤の選び方，使い方，注意について解説．
5) 八木正夫，友田幸一：ウイルス性口腔粘膜疾患．MB ENT，**178**：48-55，2015．
   Summary　ウイルス性口腔粘膜疾患について写真付きで解説．

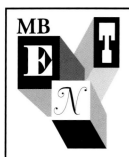

◆特集・耳鼻咽喉科における新生児・乳幼児・小児への投薬―update―

III. 耳鼻咽喉科疾患に対する薬物療法
11. 急性咽頭炎・周期性発熱症候群（PFAPA症候群）

原　真理子*

Key words：咽頭結膜炎(pharyngoconjuctival fever)，手足口病(hand, foot and mouth disease)，ヘルパンギーナ(herpangina)，伝染性単核球症(infectious mononucleosis)，インフルエンザ感染(influenza)，PFAPA症候群(PFAPA syndrome)

Abstract　急性咽頭炎，扁桃炎は小児領域で最も頻度の高い疾患の1つである．原因の多くはウイルス性であり，なかでもアデノウイルス，エンテロウイルス，EBウイルス，インフルエンザウイルスなどの頻度が高い．アデノウイルスは咽頭結膜炎，エンテロウイルスは手足口病やヘルパンギーナ，EBウイルスは伝染性単核球症を引き起こす．ウイルスによって特徴的な咽頭・扁桃所見，また季節性・流行性をもつ．治療は，重症例や細菌感染合併例を除き，基本的に対症療法が主体となる．多くは飛沫・接触感染するため感染対策が必須である．
　咽頭炎・扁桃炎を伴い反復する発熱を認めた場合には，PFAPA症候群を鑑別に挙げる必要がある．本疾患は感染症ではなく抗菌薬は無効である．詳細な病態は分かっていないが，周期性発熱症候群の1つで自己炎症性の免疫異常が原因と考えられている．

はじめに

　小児の急性咽頭炎，扁桃炎は，耳鼻咽喉科の日常診療で遭遇することの多い疾患の1つである．起因微生物の70～90％はウイルス性といわれている．原因となるウイルスは多種類に及び，特定するのは困難なことも多い．しかし頻度の高いウイルスとして，アデノウイルス，エンテロウイルス，EBウイルス，インフルエンザウイルスなどが挙げられる．ウイルスの種類によって，特徴的な咽頭・扁桃所見，臨床症状を示すことがあり，また季節や地域により流行するウイルスが変化するため，流行状況などの問診も診断に重要となる．ウイルス感染症は基本的には self-limiting であり対症療法が主体となる．飛沫・接触感染するウイルスが多く，標準予防策に加えて，飛沫予防策と接触予防策が必要である．
　また，発熱に随伴して咽頭炎・扁桃炎を繰り返す場合，周期性発熱症候群である periodic fever, aphthous stomatitis, pharyngitis, and cervical adenitis(PFAPA)症候群を鑑別に挙げる必要がある．PFAPA症候群はウイルスも含めた感染性疾患ではなく，自己炎症の免疫異常が原因と考えられており，本疾患の治療法に関しても述べる．

アデノウイルス

　アデノウイルスは複数の型をもち，型によって感染症を起こしやすい臓器や年齢が異なる[1]．乳幼児の急性気道感染症のうちアデノウイルス感染は約10％を占めるといわれている．アデノウイルス全体として季節性はないが，型によっては地域的な流行がみられる．小児の咽頭炎の起因となるのは，主に1～7型である．中でも3, 4, 7型は咽頭結膜炎の原因となる．潜伏期間は2日～2週間と幅がある．多くは軽症であるが，稀に重症化することもある．

---

* Hara Mariko, 〒157-8535　東京都世田谷区大蔵 2-10-1　国立成育医療研究センター研究所免疫アレルギー感染研究部

1. 急性咽頭炎／扁桃炎

発熱，咽頭痛，鼻汁，頭痛，倦怠感などを呈する．発熱は3～5日間のことが多いが，39℃以上の高熱が1週間前後続くことも稀ではない．咽頭所見は，典型例では咽頭後壁のリンパ濾胞の腫脹や，口蓋扁桃に比較的大きい白苔付着を伴うが，強い発赤のみの場合もある．他に，頸部リンパ節炎や中耳炎の合併も認める．

2. 咽頭結膜炎

急性咽頭炎症状に結膜充血，眼脂，流涙など結膜炎症状を合併した場合，咽頭結膜炎となる．夏季にプールを介して感染する機会が多いことからプール熱とも呼ばれるが，プールに入らなくとも同型のウイルスに感染すれば発症する．

3. 診断，治療

他のウイルス感染症と比較してCRPなどの炎症反応が高値を示す傾向にあり，細菌感染症との鑑別を要する．診断は，流行性と症状から臨床診断することも多いが，ウイルス抗原を検出する迅速診断キットが普及している．感度は70～80%であるが特異度はほぼ100%である[2]．検査適応は主治医の判断によるところが大きく，利点としては，細菌感染との鑑別による不要な抗菌薬投与の回避，感染管理，病状の予測などが挙げられる．臨床診断と組み合わせて施行是非の判断が求められる[1]．

治療は対症療法が中心となる．発熱時の対応としては，こまめな水分摂取，クーリング，安静が基本となる．高熱のため，水分がとりにくく安眠が妨げられるなど症状が重い場合には，アセトアミノフェンを使用する．細菌感染の合併が疑われる場合のみ，抗菌薬投与を行う．眼症状が強い場合には眼科的治療を要することもある．新生児に感染した場合には全身症状をきたしやすく，7型は乳幼児や心肺機能低下，免疫機能低下などの基礎疾患を有する患者では重症化することがあるが，ほとんどの症例は後遺症なく治癒する．

4. 予防

感染経路は飛沫・接触感染である．型により局地的に流行がみられ，保育園・幼稚園や学校，家庭内で水平感染する．主にヒト-ヒト感染であるが，乾燥に強く環境表面でも1週間以上感染力を保持できる．タオル，ドアノブ，手すりなどから感染する場合もあり，接触予防策が必須である．アルコール消毒には抵抗性が強く，0.1%次亜塩素酸が有効である．また，患者やウイルス汚染物に接触した可能性がある場合には，十分な手洗いやうがいによりウイルス量を減らすことが基本となる．プールを介しての感染に対しては，塩素濃度を適正に維持することが対策となる．

学校保健安全法により，主要症状が消退してから2日経過するまでは出席停止とされている．ただし，伝染の恐れがないと認められた場合にはこの限りではない．

エンテロウイルス

エンテロウイルスは遺伝子型によって，コクサッキーA群，コクサッキーB群，エンテロウイルス71，エンテロウイルス68など複数の型に分類される．各遺伝子型や年齢によって異なる症状を引き起こす．夏から秋にかけて流行するウイルスの代表であり，急性上気道炎の最も頻度の高い起因であるライノウイルスもエンテロウイルスに属する．潜伏期間は，3～6日間である．不顕性感染や非特異的な発熱を認めることが多いが，手足口病やヘルパンギーナを引き起こすことがある．

1. 手足口病

手(手掌，手背，指間)，足(足底，足背)，口(口腔粘膜)に小さな水疱性発疹を呈する．他に，上下肢や臀部にも発疹を認めることもある．1～2歳の年少児が罹患することが多いが，年長児や成人にも発症する．発疹は通常疼痛や瘙痒は伴わないが，年長児の足底部にできた発疹は歩行時に痛みを伴うことがある．コクサッキーA16，エンテロウイルスA71が数年おきに流行を繰り返している．

2. ヘルパンギーナ

高熱とともに，咽頭痛を呈する．咽頭粘膜は発赤し，軟口蓋から口蓋弓に1～2mm大の小水疱が多発する．水疱が破れて潰瘍形成を生じると疼

表 1. 小児伝染性単核球症の診断基準

臨床所見：以下のうち 3 項目以上を満たす
1. 発熱
2. 扁桃・咽頭炎
3. 頸部リンパ節腫脹（≧1 cm）
4. 肝腫（4 歳未満：≧1.5 cm）
5. 脾腫（≧触知）

検査所見
1. 末梢血リンパ球≧50％もしくは≧5000/μl
2. 異型リンパ球≧10％あるいは≧1000/μl
3. CD8＋DR＋T リンパ球≧10％あるいは≧1000/μl

血清学的所見：以下のうち 1 項目以上を満たす
1. 急性期 VCA-IgM 抗体陽性，後に陰性化
2. ペア血清で VCA-IgG 抗体が 4 倍以上の上昇
3. 急性期〜早期回復期 EA 抗体が一過性に陽性化
4. VCA-IgG 抗体陽性で後に EBNA が陽性化

（文献 4 より）

表 2. EB ウイルス感染症における特異的抗体反応

感染型	抗体反応			
	VCA-IgG	VCA-IgM	EA-IgG	EBNA
未感染	−	−	−	−
初感染	＋	＋	−/＋	−
既感染	＋	−	−/＋	＋
活性化感染	＋＋	−/＋	＋＋	−/＋/＋＋

（文献 5 より）

痛を伴う．咽頭痛により食事摂取困難となる場合もあり，入院が必要となることもある．2〜4 日程度で解熱し，粘膜疹も遅れて消失する．コクサッキーウイルス A 群によることが多い．

3．診断，治療

ウイルスの証明には，血清抗体法，ウイルス分離法，遺伝子検出法があるが，診断は臨床診断による場合が多いと考えられる．治療は対症療法が中心であり，口腔内潰瘍の症状が強い場合には口腔用軟膏を使用する．疼痛や発熱に対してアセトアミノフェンを使用する場合もある．多くは後遺症なく自然治癒する予後のよい疾患であるが，発熱時に熱性けいれんを伴う場合や，時に無菌性髄膜炎・脳炎をきたす場合があり，特に新生児の髄膜炎，脳炎や心筋炎は重篤化しやすく注意が必要である[3]．

感染経路は主に接触感染である．症状が軽度で安定していれば登園・登校は可能である．しかし，症状が消失した後も 2〜4 週間にわたり便などからウイルスが排泄され，ウイルス量も多量であるため，容易に感染が広がりやすい．標準予防策に加えて接触予防策は必須で，特に流行期の保育園や幼稚園では，手洗いの励行や排せつ物の適切な処理，タオルの共用を避けるなどの対策が重要となる．

伝染性単核球症

EB ウイルスは，ヘルペスウイルスに属するウイルスである．感染は不顕性であることが多いが，一部で初感染が発熱，咽頭痛，頸部リンパ節腫脹，肝機能障害などを主徴とする伝染性単核球症を発症する．発熱は 1〜2 週間持続し，咽頭扁桃から口蓋扁桃にかけて白苔を伴う咽頭炎，副神経領域中心のリンパ節腫脹を認める特徴がある．他に，眼瞼浮腫，肝脾腫，非特異的皮疹，さらには無菌性髄膜炎など中枢神経症状を合併することもある．潜伏期間は 4〜6 週間と長い．EB ウイルス以外にも，サイトメガロウイルスやアデノウイルス，コクサッキーウイルス，風疹，A 型・B 型肝炎ウイルスなど複数のウイルスが起因となる．

1．診断，治療

診断基準を表 1 に示す[4]．EB ウイルスの証明は特異的抗体反応を用いる[5]（表 2）．末梢血ではリンパ球有意の白血球増多や異型リンパ球の増加，LDH やトランスアミナーゼ上昇を認める．

治療は対症療法が中心である．しかし，時に細菌感染を合併することがあり，その場合には皮疹を誘発するペニシリン系の使用は避ける．

2．予 防

EB ウイルス感染は，唾液を介した経口感染が主であり，また咳やくしゃみからの飛沫感染もある．3 歳までに約 70％，思春期までに 90％以上の児が抗体を保有するといわれている．EB ウイルスの標的細胞は主に B 細胞で，特異的免疫成立後は B 細胞に潜伏感染する．伝染性単核球症の全身症状は，ウイルス感染 B 細胞に対する細胞性免疫の活性化により惹起されるため，この免疫応答が未熟な乳幼児期には不顕性感染のことが多いが，年長児になるほど典型的な症状を呈する傾向にある．

インフルエンザ

インフルエンザ感染は，感染力が強い頻度の高

表 3. ノイラミニダーゼ阻害薬の投与量

	ラニナミビル	ザナミビル	オセルタミビル	ペラミビル
小児*	10歳未満の児には1回20 mg, 単回吸入 10歳以上の児では1回40 mg, 単回吸入	1回10 mgを1日2回, 5日間吸入	1回2 mg/kg(最高75 mg)を1日2回, 5日間内服	1回10 mg/kg(最高600 mg)を15分以上かけて単回点滴静注
成人	1回40 mg, 単回吸入	1回10 mgを1日2回, 5日間吸入	1回75 mgを1日2回5日間内服	1回300 mg(最高600 mg)を15分以上かけて単回点滴静注
予防投与	成人および10歳以上の児で1回20 mg, 1日1回, 2日間吸入	1回10 mgを1日1回, 10日間吸入	1回2 mg/kg(最高75 mg)を1日1回, 10日間内服	適応なし

*1歳未満に対するオセルタミビル投与が保険適用の対象となった. この場合, 1回3 mg/kgを1日2回, 5日間内服する

(文献8より)

い感染症の1つである. 毎年冬季を中心に流行がみられる. インフルエンザウイルスにはA, B, Cの3型があり, 流行がみられるのはA, B型である. 潜伏期間は1～3日間である. 38℃以上の高熱, 頭痛, 倦怠感, 関節痛, 筋肉痛などの全身症状と, 咽頭痛, 鼻汁, 咳嗽などの上気道炎症状を呈する. 特に乳幼児や, 呼吸器・循環器・腎臓などに慢性疾患をもつ患者では重篤化しやすい. 小児で最も頻度が高い合併症は, 中耳炎で10～50%に認められる. 中枢神経合併症では, 熱性けいれんが多い. また, 毎年約50～200人のインフルエンザ脳症患者が報告されている[6]. 異常行動・言動については, 抗インフルエンザ薬投与の有無にかかわらず, 10～12%認められると報告されており[7], その恐れがあること, 万が一の事故を防止するため診断され治療が開始された後, 少なくとも2日間保護者などは小児・未成年者が1人にならないよう配慮すること, について注意喚起を行う.

1. 診断

診断基準は, インフルエンザの流行期間中(例年11～4月)に, ① 突然の発症, ② 高熱, ③ 上気道炎症状, ④ 全身倦怠感などの全身症状の4項目すべてを満たすものとされている. また, 咽頭ぬぐい液を用いたインフルエンザ抗原キットが普及している. 判定時間は1～15分程度と迅速であり, A, B型の判別に有用である. ウイルス量の少ない発病初期や検体採取手技によっては, ウイルス抗原を検出できない場合があるため, 陰性結果が必ずしもウイルス感染を否定するものではないことに注意しなければならない.

2. 治療

2～3日間の発熱後, 通常は1週間程度で改善する. 対症療法としての解熱剤には, アセトアミノフェンを使用する. NSAIDsはインフルエンザ脳症の予後悪化に関連すること, またアスピリンはライ症候群との関連が推測されており, 原則禁忌である. 細菌感染の合併による肺炎や気管支炎の重症化が予測される場合には, 抗菌薬の投与を行う場合もある.

インフルエンザ治療薬は, A, B型ともに効果のあるノイラミニダーゼ阻害薬が使用されることがほとんどである. ウイルス合成そのものや, 複製されたウイルスを傷害する作用はもたないため, ウイルス増幅のピーク以前, 発症48時間以内に投与することで効果が期待できる. 剤形は吸入, 内服, 静注があり, 年齢や症状に応じて使用する[8](表3).

1) ラニナミビル

単回吸入で治療が完結する. しかし, 十分に吸入ができていない場合には再発熱をきたすことがあり, 低年齢の患児への使用する際には, 吸入コンプライアンスの判断が必要である[9]. また, 気道への刺激によって喘息発作を誘発する可能性がある. 成分には乳蛋白が含まれており, 牛乳アレルギーの患者には慎重投与が求められる.

2) ザナミビル

B型に対する効果はオセルタミビルよりも高い. ラニナミビル同様, 低年齢の患児には吸入コンプライアンスの判断が求められる. また, 喘息や牛乳アレルギー合併例には注意を要する.

3) オセルタミビル

A型に対する効果はザナミビルより高い. 異常行動が問題となることがあり, 副作用であると明確に認められたわけではないが, 10歳代への投与

は控え，処方する場合にはその可能性に関して説明をする必要がある．

4）ベラミビル

唯一の静注製剤である．入院症例には第一選択薬となることが多い．症状に応じて連日投与も可能である．軽症例では単回投与で治療が完結するとされており，静脈ルート確保が容易な年長児に対しては，外来での使用も有用な場合がある．

3．予 防

感染経路は，飛沫・接触感染である．学校保健安全法に基づき，発症後5日以上経過し，かつ，解熱後2日（幼児は3日）を経過するまでは原則出席停止となる．

インフルエンザワクチンの有効性について，Shinjoh らは，生後6ヶ月〜15歳を対象としたワクチンの効果は，全体で51％と有意であったと報告している．しかし，生後6ヶ月〜11ヶ月の児では有意な効果はなかったとされる[10]．年長児への接種は，ワクチンの有効性，集団免疫効果，費用対効果の観点からも効果が期待できると考えられる[11]．一方で，低年齢の児に対する有効性を示すデータは乏しい．しかし，特に乳児では症状や合併症がより重篤化する可能性があり，予防策が求められている．その対策の1つとして，妊婦へワクチン接種することにより間接的に予防する方法や，同居家族の接種による集団予防効果などが考えられている[9]．

PFAPA 症候群

PFAPA 症候群は，主に幼少期に発症する周期性発熱の1つで，小児の中では最も罹患率の高い周期性熱である．発熱は，3〜5日間 39℃以上の発熱を，3〜8週ごとに繰り返す特徴がある．発熱に随伴して，咽頭炎・扁桃炎，頸部リンパ節炎，口内炎を認めることが多く，他にも頭痛，腹痛，関節痛，皮疹などを伴うことがある．発熱の間欠期には無症状で，10歳頃に後遺症なく自然寛解する特徴をもつ．

発熱時には，好中球有意の白血球増多，CRP 上昇，proinflammatory cytokines の増加を認め，自然免疫による炎症惹起が推測されている[12]．また，血清リンパ球の減少，CXCL10 などの T cell chemoattractant の増加から，リンパ節など末梢組織における type 1 immune response が関与していると考えられている[13]．しかし，詳細な病態に関しては未だ不明な部分が多い．

診断は，Thomas や Padeh により提唱された診断基準が参考となる[14)15]（表4）．診断に有用なバイオマーカーはなく，症状と経過から除外診断によって判断されることも多い．

表 4．PFAPA 症候群の診断基準

Thomas の診断基準

I．5歳までに発症する，周期的に繰り返す発熱
II．上気道炎症状を欠き，次のうち少なくとも1つの炎症所見を有する
1．アフタ性口内炎
2．頸部リンパ悦炎
3．咽頭炎
III．周期性好中球減少症を除外できる
IV．間欠期には全く症状を示さない
V．正常な成長，精神運動発達

（文献 14 より）

Padeh の診断基準

I．毎月の発熱（いかなる年齢においても周期性の発熱がある）
II．滲出性扁桃炎かつ咽頭培養で陰性
III．頸部リンパ節炎
IV．ときにアフタ性口内炎
V．発作間欠期は感染に無症状
VI．ステロイドの単回使用で速やかに改善する

（文献 15 より）

1．治療法

1）抗菌薬

PFAPA 症候群は細菌感染によって起こる感染性の発熱ではないため，抗菌薬は無効である．上気道炎症状を随伴しない特徴と合わせて，感染による反復性扁桃炎との鑑別点ともなる．

2）副腎皮質ステロイド

発熱時の対症療法として，副腎皮質ステロイドの頓用が有効である．プレドニゾロン 0.5〜mg/kg を1〜2回内服する．内服後，数時間から半日で著明な解熱効果が得られることが多い．その後に，随伴症状も消退する．しかし，次の発作を抑制する効果は乏しく，発熱時の頓用を繰り返すことにより，間欠期の短縮が起こり，その結果発熱

発作の回数が増加してしまう症例が多い．このような副腎皮質ステロイド使用による特徴は，診断的な側面を持っているとも考えられる．

3）シメチジン

H_2ブロッカーであるシメチジンは，免疫調整作用を持っており，長期内服を行うことで，症状の軽減が得られる．20〜40 mg/kg/day または 150 mg×1〜2/day を投与する．投与期間に関して厳密に記載された報告はないが，効果が得られるまで少なくとも数ヶ月間を要する場合が多い．有効率は 30〜40％程度といわれている．寛解まで至る症例は多くないが，自然治癒の期待できる年長例や，手術の困難例やハイリスク例などには勧められる治療法と考えられる．

4）口蓋扁桃摘出術

PFAPA 症候群に対する治療法において，最も寛解率の高い治療法であり，80〜90％の有効率が示されている．しかし，低年齢の症例に対しては，手術はハイリスクであり，一部の症例では術後にも発熱発作が継続するため，適応の判断は慎重に行われるべきと考えられる．しかし，手術適応に関する明確な基準はなく，早期の設定が望まれる．

文　献

1) 堀越裕歩：アデノウイルス感染症：1343-1348, 小児科診療．診断と治療社, 2015.
2) 間口四朗, 後藤田裕之：扁桃炎とアデノウイルス迅速検査．日耳鼻感染誌, **27**：181-185, 2009.
   Summary 急性扁桃炎のうちアデノウイルス迅速検査で陽性を示したのは小児群 20％，成人群 16％であり，小児陽性患者は 4 歳以下がほとんどであった．
3) 川崎幸彦：エンテロウイルス感染症：1336-1342, 小児科診療．診断と治療社, 2015.
4) 脇口　宏：難治性 EB ウイルス関連疾患の概要．臨床とウイルス, **34**：117-122, 2006.
5) 岡野素彦：EB ウイルス感染症．小児科診療, **11**：2143-2148, 2005.
6) Wada T, Mirishima T, Okumura A, et al：Differences in clinical manifestations of influenza-assicuated encephalopathy by age. Microbiol Immunol, **53**：83-88, 2009.
7) 横田俊平, 藤田利治, 森　雅亮ほか：インフルエンザに伴う臨床症状の発現状況に関する調査研究．日小会誌, **111**：1545-558, 2007.
8) 佐藤晶論：インフルエンザ治療薬：231-249, 医学と薬学．自然科学社, 2017.
9) 菅谷憲夫, 佐藤晶論, 山口禎夫：小児のインフルエンザ対策　ワクチンと治療（座談会）：137-142, インフルエンザ．メディカルレビュー社, 2016.
10) Shinjoh M, Sugaya N, Yamaguchi Y, et al：Effectiveness of Trivalent Inactivated Influenza Vaccine in Children Estimated by a Test-Negative Case-Control Design Study Based on Influenza Rapid Diagnostic Results. PLoS One, **10**：e0136539, 2015.
    Summary インフルエンザワクチンは A 型とくに A(H1N1)pdm09 に対して有効であり，一方で B 型に対する有効性は劣る．
11) 竹内典子, 相澤悠太, 後藤研誠：乳児へのインフルエンザワクチンの是非．小児科臨床, **70**：382-387, 2017.
12) Kolly L, Busso N, von Scheven-Gate A, et al：Periodic fever, aphthous stomatitis, pharyngitis, cervical adenitis syndrome is linked to dysregulated monocyteIL-β production. J Allergy Clin Immunol, **131**：1635-1643, 2013.
    Summary PFAPA 症候群では単球由来の IL-1β の産生異常が起きていることが推測され，inflammasome に関連する自己炎症疾患であると考えられた．
13) Dytrych P, Krol P, Kotrova M, et al：Polyclonal, newly derived T cells with low expression of inhibitory molecule PD-1 in tonil define the phenotype of lymphocytes in children with Periodic Fever, Aphtous Stomatitis, Pharyngitis and Adenitis(PFAPA) syndrome. Mol Immunol, **65**：139-147, 2015.
    Summary PFAPA 症候群の扁桃組織においてT 細胞活性を示唆する変化を認め，これが病態形成に関わっていると推測された．
14) Thomas KT, Feder HM Jr, Lawton AR, et al：Periodic fever syndrome in children. J Pediatr, **135**：15-21, 1999.
15) Padeh S：Periodic fever syndrome. Pediatr Clin North Am, **52**：577-609, 2005.

のどの病気 Q&A

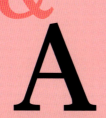
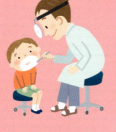
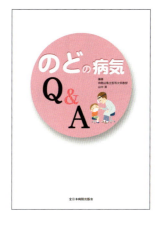

好評書籍

編著
和歌山県立医科大学教授
山中 昇

"今さら聞けない基本的な質問"を含め，のどの病気に関する情報を網羅した1冊!!

定価 6,000 円＋税
オールカラー 208 頁　B5 判
2014 年 5 月発行

日常臨床において極めて頻度の高い"のどの病気"について，診療や看護に携わる耳鼻咽喉科医，小児科医，内科医，看護師の方々にも読んでいただけるような分かりやすいQ&A方式となっています．扁桃（構造，関連疾患，摘出術），中耳炎とアデノイドの関係，いびき・睡眠時無呼吸から，のどのイガイガ感，うがいの効果的なやり方までを，オールカラーの紙面にてわかりやすく解説！！

・・・ CONTENTS ・・・

- Q1 扁桃はどこにありますか？，扁桃の名前の由来は？
- Q2 扁桃腺と扁桃，どちらが正しいのですか？
- Q3 小学校の検診で扁桃肥大と言われたら？
- Q4 アデノイドはどこにありますか？
- Q5 中耳炎とアデノイドは関係があるのですか？
- Q6 子どものいびきの原因は？
- Q7 睡眠時無呼吸症候群とは何ですか？
- Q8 睡眠時無呼吸症候群と扁桃，アデノイドとの関連は？
- Q9 成人の睡眠時無呼吸症候群を外来で治療できますか？
- Q10 のどのイガイガ感の原因は？
- Q11 うがいはどうすれば効果的ですか？
- Q12 急性上気道炎や「かぜ」とは何ですか？
急性咽頭炎，急性扁桃炎，急性喉頭炎の違いは？
- Q13 扁桃炎はウイルス感染なのですか？
- Q14 急性咽頭・扁桃炎を起こす溶連菌とはどのような細菌ですか？
- Q15 咽頭・扁桃炎は子どもの病気ですか？
- Q16 咽頭・扁桃炎は家族内でうつりますか？
- Q17 なぜ咽頭・扁桃炎を繰り返すのですか？
- Q18 咽頭・扁桃炎の治療は？
- Q19 海外での急性咽頭・扁桃炎の治療は？
- Q20 溶連菌性咽頭・扁桃炎の後に腎炎やリウマチ熱はどの程度起こるのですか？
- Q21 急性咽頭・扁桃炎や急性上気道炎の合併症は？
- Q22 どのような患者さんに扁桃摘出術を勧めますか？
- Q23 扁桃は取っても大丈夫なのですか？
- Q24 扁桃摘出術はどのような手術ですか？
- Q25 扁桃摘出術は痛い手術ですか？
- Q26 扁桃摘出術は安全な手術なのですか？
- Q27 扁桃と関連した皮膚や腎臓の病気（扁桃病巣疾患）は何ですか？
- Q28 IgA 腎症は扁桃を取ると良くなるのですか？
- Q29 扁桃を取ると良くなる皮膚病はあるのですか？
- Q30 片方の扁桃がはれていたら？

全日本病院出版会　〒113-0033　東京都文京区本郷 3-16-4
Tel：03-5689-5989　　Fax：03-5689-8030

◆特集・耳鼻咽喉科における新生児・乳幼児・小児への投薬—update—

III. 耳鼻咽喉科疾患に対する薬物療法
12. 急性喉頭炎・急性喉頭蓋炎

大村和弘*

Key words：急性喉頭蓋炎（acute epiglottis），クループ（croup），輪状甲状膜穿刺（cricothyrotomy），緊急気道確保（emergency airway）

Abstract 急性喉頭蓋炎・喉頭炎は上気道狭窄をきたし，直ちに気道確保を必要とする疾患である．

小児に対しては意思疎通を取ることも難しく，啼泣により相対的な低酸素を引き起こす可能性もあることから，問診・身体所見から診断がなされることが多い．画像所見は補助的な利用となるものの，上気道の評価は重要であるため，患児の状態をみて必要性は判断されるべきである．

一般的に保存的治療の可能な小児の疾患は，上気道疾患であっても診断から治療まで小児科が担当する施設が多いのではないかと思う．耳鼻科の医師に依頼がくる症例は，保存的治療に抵抗性・呼吸苦が出現してきたなど，緊急対応に迫られる可能性のある状態であることが経験的に多い．

ここでは，上気道の炎症をきたす疾患で代表的な仮性クループと喉頭蓋炎の初期治療の際のポイントに加えて，実際緊急気道確保を必要とした仮性クループの症例を提示する．

症 例

13歳，男児

昼まで学校に行けたが特に誘因がなく，発熱と呼吸苦が出現．家で我慢していたものの，声も出ず息が苦しくて眠れないため，近医を受診したところ，喉頭蓋炎を疑われ救急搬送となった．

受診時，吸気時に陥没呼吸，呼気時に頸静脈の怒張を認め，吸気時および呼気時に努力様の呼吸だった（図1）．四肢末梢循環には問題がなく，Glasgow昏睡尺度（GCS）はE4V5M6で意識清明，心拍数は100 bpm，呼吸回数は26回/min，体温38.5℃，経皮的末梢酸素飽和度（SpO_2）はリザーバーマスクにて酸素5 l投与下で100%であった．

吸気時および呼気時の努力様呼吸から，声門下狭窄を疑った．酸素投与下にて呼吸可能であり，気道確保の対応を可能な状態にしながら頸部CT

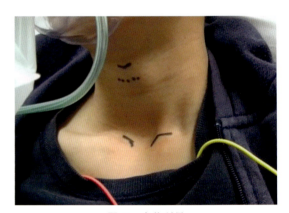

図1．身体所見
吸気時に頸部に陥没呼吸を認める

の撮影を行った．頸部CT矢状断にて，声門下の狭窄を認めた（図2）．

ボスミンネブライザーおよびステロイドの点滴を行うも，呼吸苦の改善がないことから，意識下での気道確保を考え局所麻酔下にてミニトラッ

---

* Omura Kazuhiro，〒313-8555 埼玉県越谷市南越谷2-1-50 獨協医科大学越谷病院耳鼻咽喉科，講師

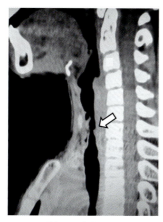

図 2. 頸部 CT
矢状断にて声門下の狭窄を認める(矢印)

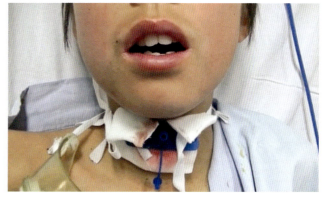

図 3. 局所麻酔下にてミニトラック®を挿入した直後
呼吸苦は改善し,発声も可能

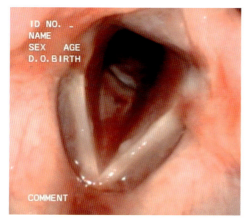

図 4. ミニトラック®抜去直後の喉頭ファイバー所見
声門下粘膜の腫脹も認めない

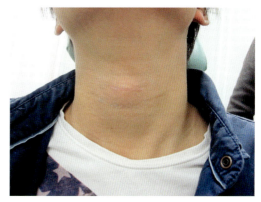

図 5. 術後2週間後の頸部所見
術後の気道狭窄もなく,創部もきれい

ク®を挿入した.挿入後,呼吸苦の自覚症状はなくなり,発語も可能だった(図3).翌日,手術室にて小児外科に気管切開を依頼する予定とした.

気管切開の予定手術前に喉頭ファイバーにて声門下を確認したところ,腫脹が改善していた(図4).そのため,薬剤は継続し,カニューラを抜去することとした.

カニューラ抜去後も経過良好にて,退院.術後2週間目の創部は良好(図5).術後3年経過しているが,気道狭窄を含めた合併症を認めていない.

はじめに

提示した症例のように,小児で急性発症の犬吠様咳嗽・嗄声・吸気時のストライダー・発熱を認めるものをクループという[1].

生後6ヶ月〜3年に多く,パラインフルエンザウイルスにより引き起こされることが多い.症状は,夜に増悪することが多く患児の全身状態によって急激に増悪することもある.しかし,犬吠様咳嗽のような典型的な所見は60%の患児で48時間以内に改善してくるといわれている.

小児の上気道炎症をきたす疾患の鑑別で次に重要なのが急性喉頭蓋炎である[1].インフルエンザ菌B型(Hib)によることが多い声門上部の炎症が特徴の疾患であり(表1),これもクループと同様2〜6歳の小児で好発する.ワクチンにより疾患自体が減少しているといわれているものの,咽頭痛,嚥下障害,発熱で発症し,短時間で呼吸困難を伴う状態となる非常に危険な疾患である.Hibによるものは重症化することが多く,気道確保が必須となる患児が多いとされている[1].永井らは,3例の細菌性喉頭蓋炎の患者のうち2例が緊急気管切開を必要とし,そのうち1例が,急激な窒息のた

表1. クループの患児をみたときの鑑別疾患

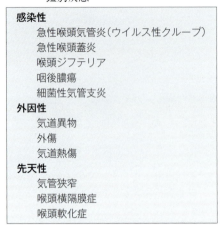

感染性
　急性喉頭気管炎(ウイルス性クループ)
　急性喉頭蓋炎
　喉頭ジフテリア
　咽後膿瘍
　細菌性気管支炎
外因性
　気道異物
　外傷
　気道熱傷
先天性
　気管狭窄
　喉頭横隔膜症
　喉頭軟化症

め救命できなかったと報告している[2]．

症状は類似しているにもかかわらず，診断によって経過や治療方針が違うことは戸惑いを隠せないことと思うが，初期のアプローチに関しては同様なので，ここで述べる．

外来にて上記の3症状がある患児に対する初期のアプローチは，まずは患者を刺激しないよう，待合い室で親と座っているところを遠目で評価することから始まる．

評価方法としては，まずは第一印象を主観的に行うことが多い．

A．外観

筋緊張・周囲への反応・精神安定・視線・会話の5つを評価．呼吸苦が強い時はあまり喋りもせず，呼吸に集中しているような印象を持つ．

B．呼吸状態

呼吸音・姿勢・呼吸努力を評価．特に，喉頭蓋炎だと吸気時に，声門下狭窄だと吸気時と呼気時に努力が出現し，雑音も聞こえる．

姿勢は sniffing position や tripod position などに注意が必要．

C．皮膚への循環

チアノーゼが代表的な所見．この時点でABCに異常があれば直ちに酸素投与を行い，人を呼ぶ．

A, B, Cから上気道の狭窄を疑う場合は，酸素投与のまま，まずネブライザーや内服の治療を先行させつつ，余裕があれば医者と親立会いのもと，X線(喉頭正面・側面二方向)や頸部CTなどで形態的な評価を行う．

基本的に小児の場合は酸素投与をしていても，体重あたりの酸素消費が多いこと，機能的残気量や肺胞容積が少ないことから，すぐに desaturation してしまい，むしろ無理な体位変換や興奮が緊急事態を招くため，マスクも場合によっては親に口から距離を離して持ってもらう程度で良い(図6)．

小児の診察の場合は特に，刺激をしない診察や検査を先に行うのが定石なので，喉頭ファイバーでの喉頭の観察は基本的に行わない．患者の協力も得難いことに加え，鼻腔が狭く出血が咽頭にたれ込む危険性もあり，処置を行うリスクが高くなる．

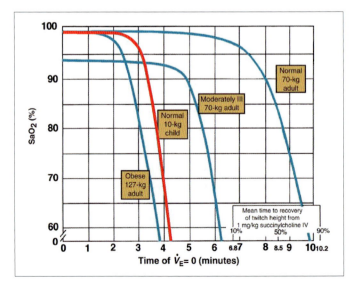

図6.
十分な酸素化ののち換気をなくした状態での酸素飽和度の推移
小児は成人男性のそれと比較し，圧倒的に短時間で desaturation が起こる
(文献10より)

表1に示したような鑑別診断を念頭におきながら画像診断を組み合わせ診断をする[1].

では，診断がついた場合の初期対応に関して述べたい．

細菌性・ウイルス性の原因があるにせよ，初期の治療方法はまず ① ネブライザー，② 点滴加療(抗菌薬・ステロイド)となる．その後に細菌性の場合は抗菌薬を投与することになる．

特に，呼吸苦があり喉頭の浮腫を認める重症の場合は酸素・モニターとは別にネブライザーでアドレナリンの投与を行う(図7)[3].

Bjornsonらによると，アドレナリンの投与の有用性は明らかであり，吸入の際，1,000倍アドレナリンを5mlの吸入とあるが[4]，日本でのアドレナリンの量は添付文書によるとアドレナリン外用液0.1%を通常5～10倍に希釈する．1回の投与量はアドレナリンとして0.3mg以内で2～5分間たって効果が不十分な場合は同量の投与をもう一度行うのを限度とする．続けて用いる必要がある場合は少なくとも4～6時間の間隔をおくこととある．高瀬らは年齢によらず1000倍液0.3mlを生理食塩水2mlで希釈し吸入するという方法をとっており10年間の間に経験したウイルス性クループで気管挿管を要した症例を経験していないとのことである[5].

続いてコルチコステロイドの投与もアドレナリン同様有用である．経口か筋注による投与を行う．ここではデキサメタゾン(デカドロン®)を，経口だと0.6mg/kgほど投与すると記載があるが，日本での投与量としては，デキサメタゾンを0.15～0.3mg/kgの単回投与，デカドロン錠を粉砕してシロップ3～5mlに混ぜて内服するように処方している報告がある[6]．0.3mg/kg/回の経口投与が中等症以上の症例の入院率の低下に有効であったとの報告もある[7].

デキサメタゾンを内服し，アドレナリンの吸入を行ったら，2時間状況を観察して，改善したまま増悪のない場合は帰宅．中等度の呼吸苦が再度出現した場合は入院加療を考慮に入れる(図7).

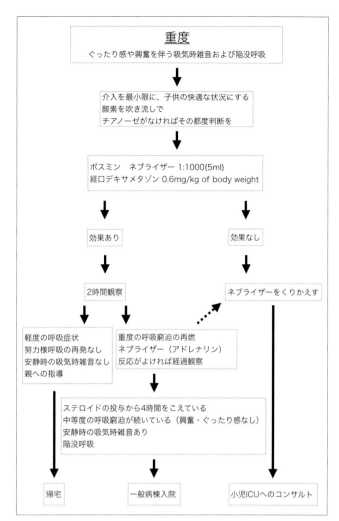

図7. 外来におけるクループ患児に対する治療のアルゴリズム
(文献3より改変)

抗菌薬の投与は，細菌性のものに関しては重要となっており，原因菌がインフルエンザ菌B型(Hib)であること，近年はβラクタマーゼ非産生アンピシリン耐性インフルエンザ(BLNAR)などの耐性株の可能性があるため，第3世代セフェムがファーストラインで使用されることが多い[8].

今回の症例は，上気道の狭窄が強く，薬物加療に対して抵抗性だったため気道確保が必要であった．

小児は，大人に比べ，舌骨が甲状軟骨より相対的に大きく，喉頭の軟骨が柔らかい，輪状甲状膜のターゲットが小さいことから，皮膚からの同定が難しいといわれている．加えて輪状甲状膜の気道部分が小児では一番狭くなる[10].

施設にもよるが，小児の困難気道は経験のある医師が少ないため，時間外の対応の場合は特に，その時に対応可能な救急救命科・麻酔科・耳鼻咽喉科の中で最も習熟した医師が対応するのが望ましい．

今回の症例は，耳鼻科・麻酔科・救急救命科・脳神経外科の医師が集まりその中で一番気道管理に習熟しているのが耳鼻科ということで，外科的気道確保を選択することとなった．その際も局所麻酔のみで対応することとした．

気道確保の方法としては，挿管管理が望ましい一方で，小児の緊急気道確保に習熟している麻酔科医が少ないこと，一度挿管をしてしまうと，鎮静をかけ人工呼吸器管理となること，挿管をしたままでは喉頭蓋の評価が難しく，声門下狭窄の場合はなお治療期間で想像して抜管が必要になり，抜管のタイミングを誤ると再挿管が必要になるという一定のリスクを伴う．

その点，輪状甲状間膜切開を行って気道管理をした本症例は，処置は数分で終わり，術後に鎮静も人工呼吸器管理も必要なく，喉頭蓋・声門下の評価もファイバーにて簡便に行うことができた．そのため，耳鼻咽喉科で技術を習熟した医師が局所麻酔下での処置が可能だと考えられる小児に対しては，輪状甲状間膜切開も気道確保を行う手段として有効な方法であるかもしれない．

まとめ

陥没呼吸を伴う呼吸苦を訴える上気道炎症の患児をみた場合は，気道を守ることを何よりも優先し，ボスミン・デキサメタゾンでの治療を行う．

それでも治療に抵抗性の場合は，気管挿管，場合によっては外科的な気道確保を行うことが必要となる．

アルゴリズムに則り的確な治療を行うことが要求される．

索　引

1) 糟谷周吾：急性喉頭蓋炎．LiSA，**21**(2)：150-155, 2014.
2) 永井世里，木許　泉，吉岡正展ほか：急激な経過をたどった小児の急性喉頭蓋炎の3例．耳喉頭頸，**82**(10)：709-714, 2010.
3) Bjornson CL, Johnson DW：Croup in children. CMAJ, **185**(15)：1317-1323, 2013. doi：10.1503/cmaj.121645.Epub 2013 Aug 12. Review.
   Summary　クループの重症度ごとにアルゴリズムで対応を示してあり，非常にわかりやすい．
4) Bjornson CL, Johnson DW：Croup. Lancet, **371**(9609)：329-339, 2008. doi：10.1016/S0140-6736(08)60170-1.
   Summary　クループの治療におけるステロイドの有用性や量の検討がされている．
5) 高瀬真人：小児科で見られる急性喉頭喘鳴の鑑別診断と治療．小児耳，**28**(3)：180-185, 2007.
6) 鈴木徹臣，三角真由：クループへのステロイドの投与量は？　調剤と情報，**23**(7)：827-829, 2017.
7) 清水直樹，上村克徳，北澤克彦ほか：クループに対するデキサメサゾン経口療法の臨床研究．日児誌，**108**：1134-1137, 2004.
8) 宮津光範：小児の気道 critical airway management. INTENSIVIST, **4**(3)：435-452, 2012.
9) Luten RC, McAlister JD：Approach to the pediatric airway. In：Manual of Emergency Airway Management, 3rd edition, Walls RM, Murphy MF (Eds). Lippincott Wilkins and Williams, Philadelphia, 2008.
10) Walls R, Murphy M：Manual of Emergency Airway Management：222, Lippincot (Wolters Kluwer Health), 2012.
    Summary　Kindle 版を改変，気道緊急に関する聖書．日本語訳も出ている．図6でグラフを使用している．

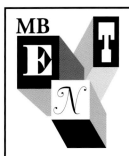

◆特集・耳鼻咽喉科における新生児・乳幼児・小児への投薬―update―

III. 耳鼻咽喉科疾患に対する薬物療法
13. 急性咽頭扁桃炎, 伝染性単核球症, 扁桃周囲膿瘍

木下 典子*

Key words：A 群溶連菌（*Streptococcus pyogenes*），ペニシリン系抗菌薬（penicillin antibacterial drug），アデノウイルス（adeno virus），伝染性単核球症（infectious mononucleosis），EB ウイルス（Epstein-Barr virus）

Abstract 急性咽頭扁桃炎は日常診療においてよく遭遇する疾患である．急性咽頭扁桃炎のほとんどは，ウイルスによるものであり自然軽快する．小児では 5～15％ が細菌感染が関与しているといわれ，原因菌としては A 群 β 型溶血性レンサ球菌（A 群溶連菌）が最も多いためペニシリン系抗菌薬が第一選択薬となる．また鑑別すべき病態としては，川崎病，扁桃周囲膿瘍，咽後膿瘍，伝染性単核球症などがある．これらには，合併症も知られており適切な診断と管理が重要になる．本稿では診療する機会の多い溶連菌性扁桃炎に対する薬物療法，伝染性単核球症に対する管理・治療方法を中心に述べる．

はじめに

扁桃とは咽頭粘膜下のリンパ組織の総称であり，咽頭腔を囲むように輪状に存在してワルダイエル輪とも呼ばれる．外部環境に対峙する咽頭の開口部に配置された扁桃およびアデノイドは，異物に対する初期防御を担う位置にある．そのため，ウイルス，細菌に曝露した際に，局所感染を起こすこともある．病原微生物による口蓋扁桃の急性炎症を急性扁桃炎という．主病変が咽頭にあれば咽頭炎，扁桃にあれば扁桃炎という．扁桃は咽頭の一部であり，明確に区別するのは困難であることが多いため，本稿では急性咽頭扁桃炎とする．

その他に，全身疾患の一所見として扁桃肥大などがみられることもある．扁桃およびアデノイドの免疫学的役割は，液性免疫を誘導して分泌型免疫グロブリンの産生を調整することである．ワルダイエル輪のリンパ組織は 4～10 歳頃が最も免疫学的に活性化しており，思春期以降は低下する．

口蓋扁桃は，3 歳頃より大きくなり始め，6 歳頃に最大になる．その頃に扁桃がまったくみえない場合は，扁桃摘出術後かもしくは免疫不全を疑う[1]．本稿では主に診療する機会の多い溶連菌性咽頭扁桃腺炎に対する薬物療法，伝染性単核球症に対する管理・治療方法を中心に述べる．

急性咽頭扁桃炎

急性咽頭扁桃炎は病原微生物による口蓋扁桃の急性炎症で，ウイルスあるいは細菌感染により発症する．細菌感染症もウイルス感染に続発するものが多いといわれている．起因菌としては，A 群溶連菌が最も重要で，小児では 15～30％，成人では 5～10％ で検出される[2]．

その他にも B，C，D 群連鎖球菌，嫌気性菌などが原因となりうる[3]．ウイルスとしては，アデノウイルス，ヘルペスウイルスがあり，随伴症状として後頚部リンパ節腫脹が目立つ場合は，後述する EB ウイルスによる伝染単核球症を考える．そ

---

* Kinoshita Noriko, 〒157-8535 東京都世田谷区大蔵 2-10-1 国立成育医療研究センター感染症科

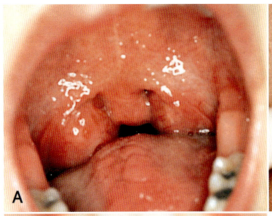
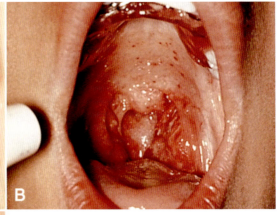
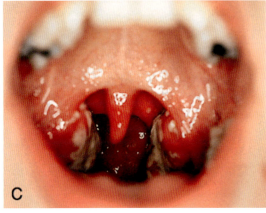

図 1.
A：びまん性扁桃咽頭紅斑．様々な病原菌によりもたらされる非特異的所見
B：急性の扁桃肥大および口蓋の点状出血（Yellon RF, McBride TP, Davis HW：Otolaryngology. In Zitelli BJ, Davis HW, editors：Atlas of pediatric physical diagnosis, ed 4, Philadelphia, 2002, Mosby, p. 852.）
C：滲出性の扁桃炎．A 群連鎖球菌または EB ウイルスによる感染の際によく認める
（Nelson Textbook of Pediatrics 20th より引用）

の他風疹や稀ではあるが，HIV，トキソプラズマ，ジフテリアなども鑑別になる．

1．症状，診療の流れ

症状としては，嚥下時痛，咽頭の乾燥感，嚥下障害，関連痛としての耳痛，頭痛，筋痛，頸部リンパ節腫脹，倦怠感，発熱，悪寒などがある[4]．徴候として，扁桃の発赤肥大（図 1-A），口蓋の点状出血（図 1-B），扁桃および咽頭の滲出物（図 1-C），頸静脈二腹筋リンパ節の腫大と圧痛などがある．

診療においてまずは重症度評価を行う必要がある．気道閉塞をきたしうる急性喉頭蓋炎，深頸部膿瘍といった緊急疾患を除外するべきである．

次いで，細菌性かウイルス性かを判別することが求められる．鼻汁，咳嗽といった感冒を合併する場合はウイルス感染症を示唆する．逆に感冒症状がなく発熱，前頸部リンパ節腫脹，扁桃腺に白苔の付着がある場合は A 群溶連菌を考える．とくに軟口蓋から口蓋垂にかけて点状出血を伴って認められる場合は，A 群溶連菌を示唆するものでもある．A 群溶連菌を臨床的に診断するツールとして Centor の基準，またはそれを年齢で補正した McIsaac 基準[5]がある．これらにより疑い，臨床所見，A 群溶連菌迅速抗原検査，咽頭培養，抗体価などで診断する．

小児の患者で発熱が遷延し，扁桃腺の腫大，白苔の付着がある際には，アデノウイルス扁桃炎を考慮する．周囲に流行があればより疑われる所見である．診断法には一般的にはウイルス抗原検査が行われるが，DNA-PCR の検出，急性期と回復期の血清抗体価，ウイルス培養なども可能であるが一般的には実施されない．

他に，後頸部リンパ節腫脹や，他の全身症状を併発している場合は伝染性単核球症を疑う．再発する場合は嫌気性菌の関与も考慮する．

2．管理方法，薬物療法について

対症療法もしくは病原微生物に対する治療を行う．上記でも述べたように急性咽頭扁桃腺炎の原因の多くはウイルスであるが，治療が必要な主な病原微生物としては A 群溶連菌がある．

1）群溶血菌

通年みられるが，冬と早春に多いともいわれている．潜伏期間は2～5日間程度である．

薬物予防を行う目的は，罹患期間の短縮，膿瘍への進展予防，周囲の拡大予防，合併症予防が挙げられる．罹患期間に関しては，無治療であれば，発症から3～5日で解熱するといわれているが，抗菌薬投与すると1～2日間罹病期間が短縮し[6]，咽頭痛の緩和などの臨床上の回復が得られる．適切な抗菌薬が投与されると24時間以内に感染力は消退し，学校へも登校可能となる．扁桃周囲膿瘍予防にも効果があるといわれており，溶連菌に限れば，number needed to treat；NNT（治療必要数：何人の人に治療すると1人に効果があるか）は，27と報告されている[7]．

A群溶連菌による急性咽頭扁桃炎の合併症としては，急性糸球体腎炎，リウマチ熱がある．薬物療法は，急性糸球体腎炎に対する予防効果は証明されていない[8]が，リウマチ熱を予防する効果は認められている．1950年代の報告では，リウマチ熱の予防に必要な抗菌薬処方数はNNT＝60とされていた[9]が，近年はリウマチ熱の頻度が低く1980年以降の報告だとNNT＝416といわれている[10]．

治療薬としては，ペニシリン系（例：アモキシシリン）10日間の投与が第一選択である[11]．A群溶連菌に関して，ペニシリンに対する耐性菌は確認されていない．現在国内で入手可能な経口ペニシリンは，ペニシリンG内服薬とアモキシシリンである．ペニシリン内服薬の治療期間に関しては，メタ解析が行われており5日間と10日間の比較では，5日間治療は10日間治療に比べて細菌学的治癒率が劣っていた[12]．

一方，セフェム系の抗菌薬を5日間投与する方法もある．これも比較検討がいくつかされている．成人については，5日間のセファロスポリン治療のほうが10日間のペニシリン治療よりも再発は少ないという結果であったが，33処方あたり1例の再発防止効果に留まる．小児については，短期間セファロスポリン治療の優位性は質の高いRCTだけに限定すると認められない．筆者らが世田谷区小児科医会59人（回収率87％）に行った調査でも，溶連菌感染症に対して小児科医の8割はベンジルペニシリン，アミノペニシリンといった経口ペニシリンを処方していた．また政府が公開した「抗微生物薬の手引き書」にも経口ペニシリンを第一選択薬としている[13]．

セファロスポリン系抗菌薬とくに，第3世代セフェム系抗菌薬は，経口吸収率が低いこと，副作用（下痢やピボキシル含有抗菌薬による低カルニチン血症[14]）の点も考慮しなければならない．さらには世界的な薬剤耐性菌対策のことを考え，なるべく狭域なものを使用する原則にしたがえば，アモキシシリンの内服が推奨される．

ペニシリンアレルギーがある場合は諸外国では，マクロライド系抗菌薬が代わりに使用される．しかし，日本ではマクロライド耐性株が多いことを考慮しなければならない．JANISの2015年のデータでは，A群溶連菌に対して約36％はエリスロマイシン耐性，約13％はクラリスロマイシン耐性である[15]．その際は第1世代セファロスポリン（例：セファレキシン）がすすめられる．

【処方例】

アモキシシリン：30～50 mg/kg/day 分2～3，10日間

ペニシリンアレルギーの場合

セファレキシン：40 mg/kg/day 分2，最大500 mg/dose，10日間

クラリスロマイシン：15 mg/kg/day 分2，最大250 mg/day，10日間

2）*Fusobacterium*属

最近の海外の研究では急性咽頭炎の10～20％程度は*Fusobacterium necrophorum*が原因であるという報告[16]もある．無症状の学生の10％からも検出されると報告されているが，PCRや咽頭ぬぐい液の嫌気培養で同定されているため，定着菌との区別は難しい．また*Fusobacterium*属を治療するメリットは不明確なため，治療対象とすべき

か否かは議論が分かれるところである.

3）アデノウイルス

特異的治療はなく,基本的には支持療法である.

扁桃周囲膿瘍

扁桃周囲の感染は,扁桃被膜の上部および外側の領域に蜂巣炎または膿瘍として現れることがある.これらは通常反復性扁桃感染の病歴がある小児にみられ,好気性菌,嫌気性菌の両者を含む混合感染である.

1.症状,診断の流れについて

片側咽頭の痛み,関連耳痛,流涎,開口障害を呈する.前部扁桃柱および口蓋の腫脹により,扁桃は内側下方に偏位し,非対称の扁桃隆起所見によって診断される.しばしば開口障害があるため,目視しにくい[17].耳痛があれば,扁桃周囲膿瘍であるオッズ比が,3.0といわれている[18]ので注意を要する所見である.

扁桃周囲膿瘍の診断は,CTスキャンや超音波検査を行って疑い,針穿刺吸引を用いて確定させる.穿刺液は培養に提出する.

2.管理方法,薬物療法について

治療には外科的排膿と抗菌薬による治療がある.本稿では外科的治療については割愛する.内科的治療は,起因病原体を想定した治療を行う.頻度の高いA群溶連菌,中咽頭の混合性嫌気性菌がよくみられるため,これらを対象にアンピシリン／スルバクタムを選択することが多い.また黄色ブドウ球菌が原因になることもあり,MRSAが検出された場合は抗MRSA薬を用いる.

【処方例】

アンピシリン／スルバクタム：200〜300 mg/kg/day 分4

ペニシリンアレルギーの場合

クリンダマイシン：40 mg/kg/day 分3

3.合併症について

稀ではあるが,膿瘍の破裂が起こり,誤嚥性肺炎をきたすことがある.扁桃周囲膿瘍に対する治療後の再発の危険性は10%であるため,抗菌薬治療や針吸引を用いても,24時間以内に改善しない場合,扁桃周囲膿瘍や扁桃炎の再発がある場合,さらに扁桃周囲膿瘍の合併症がある場合には扁桃摘出術を考慮する.

伝染性単核球症

発熱,咽頭痛,扁桃腫大の鑑別診断として伝染性単核球症は重要である.伝染性単核球症は,疲労,倦怠感,発熱,咽頭痛,全身リンパ節腫脹（症例の90%）,脾腫（症例の50%）,肝腫（症例の10%）などの全身的な訴えを特徴する症候群である.主たる原因はEpstein-Barrウイルス（EBV）だが,サイトメガロウイルス（CMV）でも起こりうる.また頻度は低いがHIVが原因となることもあり,疑われる場合は性行為感染症のリスクの病歴聴取を行う.

1.症状,診断の流れ

耳介後部や後頸部リンパ節の腫脹や脾腫が比較的特異性の高い所見である[19].胸鎖乳突筋よりも後ろのリンパ節が腫れている場合は注意する.白血球のリンパ球分画が35%以上という所見は,伝染性単核球症の診断において感度90%,特異度100%に相当するという報告があり[20],有用な参考所見である.血液検査でトランスアミナーゼの上昇がみられることが多い.診断の確定は,異染性抗体（heterophil antibody）,特異的EBV抗体（図2）の血清学的検査に基づいて行われ,通常IgM-VCA抗体が陽性かつEBNA抗体が陰性であることをもって診断される.さらには,EBウイルスを証明する方法として,PCR検査,培養法もある.

2.管理方法,薬物療法について

特異的な治療法はない.治療の基本は休息と対症療法である.一定の症状改善がみられたら,患者には通常の活動を再開することを許可する.ただし,脾腫を伴うことがあり,腹部の鈍的外傷により脾臓破裂をきたす恐れがある.患者には発症から2〜3週間の間,あるいは脾腫の認められる間は,接触競技への参加や激しい運動を避けるよ

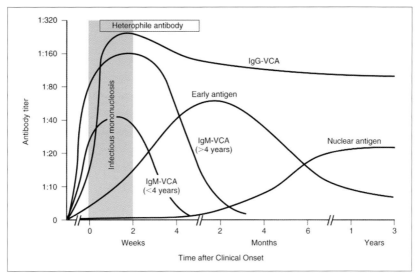

図 2. EBV 初感染とその後の抗体の推移

EBV の初感染では，ヒツジ赤血球に対する凝集素(＝異好抗体：heterophil antibody)が産生され，これを検出する Paul-Bunnell 反応が伝染性単核球症の診断に用いられてきた．しかし，日本人では 50～80％と低い陽性率であり，EBV 特異抗体が検索可能となった現在では臨床的意義は薄れつつある

EBV 特異抗体は大きく分けて VCA(virus capsid antigen)抗体，EA(early antigen)抗体，EBNA(EBV nuclear antigen)抗体の 3 種類がある．VCA および EA は IgG，IgM，IgA 抗体を測定できる．VCA-IgM は通常，初感染急性期に検出される．VCA-IgG は回復期に上昇してくるが，その後陽性が持続する．VCA-IgA は上咽頭癌や慢性活動性 EBV 感染症などの特異な病態の時に検出されることが多い

EA-IgG は伝染性単核球症の急性期の終わりから回復期に EBNA 抗体より早く検出され，数ヶ月の経過で陰性化する．その後再活性化に伴い再び検出されるようになる

EBNA 抗体は感染後数ヶ月経過してから検出されるため，IM の急性期では陰性である．しかし，EA-IgG とは異なり，その後陽性が持続する．EBNA 抗体の上昇は遅く，EA-IgM が陰性化してもなお EBNA 抗体陰性の時期がある場合があるので，注意が必要である

(Jenson HB, Ench Y, Sumaya CV：Epstein-Barr virus. In：Rose NR, de Macario EC, Folds JD, et al, editors. Manual of clinical laboratory immunology. 5th ed. Washington, DC：American Society for Microbiology；1997. p. 634-643. より)

うに指導する．

　伝染性単核球症に関連した重度の扁桃腫脹および気道閉塞の恐れがある患者に対しては，コルチコステロイドの短期間(2 週間未満)投与が有用なことがある．推奨投与法は，プレドニゾン 1 mg/kg/日(60 mg/日を上限とする)あるいはそれと等力価の薬を 7 日間投与し，その後 7 日間で漸減する．ただし，有効性を示す対照試験データはない．また，腫瘍を合併している可能性，ウイルス感染の症例に対して易感染状態になる可能性，未知の有害性などを考慮し，合併症のない伝染性単核症の症例に対しては，副腎皮質ステロイドを使用してはならない[21]．

3．合併症について

　伝染性単核球症の合併症は稀である．最も懸念される合併症は脾臓被膜下出血や脾臓破裂である．この 2 つの合併症は罹患から 7～14 日後の期間に発生することが最も多く，成人患者における発生率は 0.5％未満である．小児患者での発生は不明であるが，成人より低いと思われる．脾臓破裂は外傷(多くは軽度のもの)によって発生することが多く，稀に致死的な経過をたどる．気道閉塞

も重要な合併症である．扁桃や口腔咽頭リンパ組織に重度の腫脹が生じることにより気道閉塞が起こり，喘鳴や呼吸障害といった症状が現れることがある．進行性の気道閉塞は伝染性単核球症の入院理由として最も多く，頻度は症例の5%未満とされる．このような症例の治療にあたっては，ベッドの頭側を高くして，静脈内による水分補給を行い，加湿空気の投与と副腎皮質の全身投与を行うとよい．また神経学的異常をきたすことがある．中でも特殊な症候群として，不思議の国のアリス症候群といわれる大きさや形状，空間的位置関係などに関する知覚のゆがみが現れることもある[17]．

なお，EBV は悪性腫瘍との関連性が認められているウイルスである．伝染性単核球症と診断された症例から，悪性腫瘍や免疫不全症が診断される症例もあり鑑別に挙げておく必要がある．

4．アンピシリン疹

伝染性単核症の患者にアンピシリンまたはアモキシシリン投与後に皮疹が出現することが知られている．1967 年に Lancet に伝染性単核球症にアンピシリンを投与した 18/19 人に皮疹がでたことが報告がされ[22]，添付文書上は禁忌となってる．1972 年にアモキシシリンが発売になった．その後の研究では，アモキシシリンの投与が行われた群は，投与されなかった群と比較して，皮疹の出現の相対危険度は 0.6〜1 倍であったと報告されており，以前の報告より頻度が低い[23]．この血管炎の発疹は，免疫介在性と考えられ，特に治療を行わなくても治癒する．

引用文献

1) Wetmore RF：Tonsils and Adenoidsin ed Kliegman：2023-2026. e2021, Nelson Textbook of Pediatrics. Elsevier, Inc, 2016.
2) Bisno AL：Acute pharyngitis. New Engl J Med, **344**：205-211, 2001.
3) Cherry JD：Pharyngitis. ed Cherry JD, et al：158-165, Feigin and Cherry's Textbook of Pediatric Infectious Diseases 7th. Elsevier, Inc, 2014.
4) Tanz RR：Acute phryngitis. ed Robert M. Kliegman et al：2017-2021, Nelson Textbook of Pediatrics. Elsevier, Inc, 2016.
   Summary Centor スコアを代表として多くの溶連菌による咽頭炎を診断するツールの1つとして報告されている．発熱，咳がない，前頸部リンパ節炎，白苔を伴う扁桃炎の所見をそれぞれ1点とし，年齢を補正し，4点以上であれば55%の可能性で A 群溶連菌感染としている．
5) McIsaac WJ, Goel V, To T, et al：The validity of a sore throat score in family practice. CMAJ, **163**：811-815, 2000.
6) Zwart S, Sachs AP, Ruijs GJ, et al：Penicillin for acute sore throat：randomised double blind trial of seven days versus three days treatment or placebo in adults. BMJ, **320**：150-154, 2000.
7) Cooper RJ, Hoffman JR, Bartlett JG, et al：Principles of appropriate antibiotic use for acute pharyngitis in adults：background. Ann Intern Med, **134**：509-517, 2001.
8) Spinks A, Glasziou PP, Del Mar CB：Antibiotics for sore throat. Cochrane Database Syst Rev, CD000023, doi：10.1002/14651858.CD000023.pub4 2013.
9) Robertson KA, Volmink JA, Mayosi BM：Antibiotics for the primary prevention of acute rheumatic fever：a meta-analysis. BMC cardiovascular disorders 5, 11, doi：10.1186/1471-2261-5-11, 2005.
10) Lennon D, Kerdemelidis M, Arroll B：Meta-analysis of trials of streptococcal throat treatment programs to prevent rheumatic fever. Pediatr Infect Dis J, **28**：e259-264, 2009.
    Summary 米国感染症学会が 2002 年から改訂した溶連菌のガイドラインである．ペニシリン系抗菌薬 10 日間が第一選択薬としている．溶連菌感染症，リウマチ熱の発症頻度が 3 歳以下は稀であるため，検査を行わなくてよいとされている．
11) Shulman ST, Bisno AL, Clegg HW, et al：Clinical practice guideline for the diagnosis and management of group A streptococcal pharyngitis：2012 update by the Infectious Diseases Society of America. Clin Infect Dis：an official publication of the Infectious Diseases Society of America, **55**：e86-102, 2012.
12) Casey JR, Pichichero ME：Metaanalysis of

short course antibiotic treatment for group a streptococcal tonsillopharyngitis. Pediatr Infect Dis J, **24**：909-917, 2005.
13) 厚生労働省健康局結核感染課：「抗微生物薬適正使用の手引き第一版（2017 年 6 月 1 日）」, ＜http://www.mhlw.go.jp/file/06-Seisakujouhou-10900000-Kenkoukyoku/0000166612.pdf＞ 2017.
14) 伊藤　進, 吉川徳茂, 板橋家頭夫ほか：ピボキシル基含有抗菌薬投与による二次性カルニチン欠乏症への注意喚起（解説）. 日小会誌, **116**(4)：804-806, 2012.
15) 院内感染対策サーベイランス検査部,（https://janis.mhlw.go.jp/report/open_report/2016/3/1/ken_Open_Report_201600.pdf）(2016).
16) Batty A, Wren MWD：Prevalence of Fusobacterium necrophorum and other upper respiratory tract pathogens isolated from throat swabs. Br J Biomed Sci, **62**：66-70, 2005.
17) Hal BJ：Epstein-Barr Virus. ed Robert M. Kliegman：2021-2023, Nelson Textbook of Pediatrics. Elsevier, Inc, 2016.
18) Little P, Stuart B, Hobbs FD, et al：Predictors of suppurative complications for acute sore throat in primary care：prospective clinical cohort study. BMJ, **347**：f6867, 2013.
19) Ebell MH：Epstein-Barr virus infectious mononucleosis. Am Fam Physician, **70**：1279-1287, 2004.
20) Wolf DM, Friedrichs I, Toma AG：Lymphocyte-white blood cell count ratio：a quickly available screening tool to differentiate acute purulent tonsillitis from glandular fever. Arc Otolaryngol Head Neck Surg, **133**：61-64, 2007.
Summary　EB ウイルスによる伝染性単核症に伴う上気道閉塞は，1～3.5％に認められるといわれている．ステロイド投与により呼吸障害が改善されるとの報告があるが，本論文では，ステロイド投与は無効であり，気管内挿管，気管切開を行った報告がされている．
21) Glynn FJ, Mackle T, Kinsella J：Upper airway obstruction in infectious mononucleosis. Eur J Emerg Med, **14**：41-42, 2007.
22) Pullen H, Wright N, Murdoch JM：Hypersensitivity reactions to antibacterial drugs in infectious mononucleosis. Lancet, **2**：1176-1178, 1967.
23) Chew C, Goenka A：QUESTION 2：Does amoxicillin exposure increase the risk of rash in children with acute Epstein-Barr virus infection? Arc Dis Child, **101**：500-502, 2016.

みみ・はな・のど
感染症への上手な抗菌薬の使い方
－知りたい、知っておきたい、知っておくべき使い方－

編集　**鈴木賢二**
藤田保健衛生大学医学部名誉教授
医療法人尚徳会ヨナハ総合病院院長

B5判　136頁　定価5,200円＋税　2016年4月発行

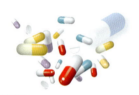

好評書籍

まずは押さえておきたい1冊!!

耳鼻咽喉科領域の主な感染症における抗菌薬の使用法について、使用にあたり考慮すべき点、疾患の概念、診断、治療等を交えながら、各分野のエキスパート達が詳しく解説!

投薬の禁忌・注意・副作用ならびに併用禁忌・注意一覧表付き

目 次

I. これだけは"知りたい"抗菌薬の使い方
1. PK/PDを考慮した使い方
2. 耳鼻咽喉科領域の感染症治療薬と併用薬との薬物相互作用
3. 乳幼児・小児への使い方
4. 高齢者への使い方
5. 妊婦、授乳婦への使い方
6. 肝腎機能を考慮した使い方

II. これだけは"知っておきたい"抗菌薬の使い方
1. 慢性中耳炎
2. 慢性鼻副鼻腔炎
3. 慢性扁桃炎、習慣性扁桃炎
4. 咽喉頭炎
5. 唾液腺炎

III. これだけは"知っておくべき"抗菌薬の使い方
1. 急性中耳炎
2. 急性鼻副鼻腔炎
3. 急性扁桃炎
4. 扁桃周囲炎、扁桃周囲膿瘍
5. 喉頭蓋炎
6. 蜂窩織炎
7. 深頸部膿瘍

索 引

投薬の禁忌・注意・副作用
ならびに併用禁忌・注意一覧

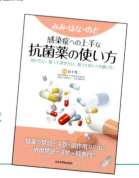

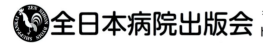

全日本病院出版会　〒113-0033　東京都文京区本郷3-16-4　Tel:03-5689-5989
http://www.zenniti.com　Fax:03-5689-8030

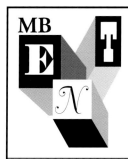

◆特集・耳鼻咽喉科における新生児・乳幼児・小児への投薬—update—

III. 耳鼻咽喉科疾患に対する薬物療法
14. 頸部リンパ節炎，深頸部感染症，咽後膿瘍

大原卓哉*

Key words：小児(child)，頸部リンパ節炎(cervical lymphadenitis)，深頸部膿瘍(deep neck abcess)，歯ブラシ外傷(toothbrush injury)，抗菌薬(antibiotic therapy)

Abstract 小児深頸部膿瘍は診察，検査，治療のすべての過程で患児から協力を得ることが困難な場合が多く，診断・治療に苦慮することもあるが，より安全かつ早期に診断を行い，可能な限り低侵襲に治療を行うことが望まれる．しかし，外科的治療介入のタイミングを誤れば重篤な合併症をきたす可能性もあるため，適切な治療が必要である．膿瘍径＞2〜2.5 cm の場合や重篤な合併症を併発している場合には切開排膿を第一選択とし，外科的介入を行わず抗菌薬による保存的加療を行う場合には 48 時間の抗菌薬点滴投与を行い，改善が得られなければ切開排膿を選択する．小児深頸部膿瘍の起因菌は S. aureus，S. pyogenes が主体であり，それに口腔常在嫌気性菌の混合感染が考えられるため，好気性菌と嫌気性菌の両方に抗菌活性をもち，β-lactamase に耐性のある抗菌薬が推奨される．

はじめに

頸部リンパ節炎，深頸部感染症は耳鼻咽喉科診療においてしばしば遭遇する疾患であるが，小児深頸部膿瘍は成人例に比べ比較的少ない．小児深頸部膿瘍は，免疫能の未熟な乳幼児に多くみられ[1〜4]，一般には適切な治療を行えば予後は良好とされる[1〜3]．しかし，小児では症状が非特異的であり，診察や検査に協力が得られず，診断に苦慮し診断が遅れる場合もある．稀ではあるが重篤化する例もあるため早期の診断と適切な治療が求められる．頸部膿瘍に対する治療は切開排膿，膿汁のドレナージが基本であるが，小児における頸部膿瘍では成人とは病態が異なる点が考えられることや診断，治療において小児特有の留意すべき点があるため，治療の第一選択が切開排膿とならない場合もある．本稿では，主に小児深頸部膿瘍の臨床像や，診断における留意点，抗菌薬治療，外科的治療を中心に述べる．また，注意すべき疾患として歯ブラシ外傷についても述べる．

小児急性頸部リンパ節炎

小児において頸部リンパ節腫脹は，日常診療でしばしばみられる身体所見の 1 つであり，その原因は急性化膿性リンパ節炎や伝染性単核球症などの感染症によるものが多いが，悪性リンパ腫や川崎病，PFAPA 症候群，組織急性壊死性リンパ節炎などの腫瘍や免疫疾患によるものも存在する．特に川崎病による頸部リンパ節腫脹は多く経験される．急性化膿性リンパ節炎の診断治療において，上記疾患を鑑別することは重要である．

急性化膿性リンパ節炎は，咽頭などの先行感染巣からリンパ行性に波及し特に顎下部や上頸部にリンパ節腫脹をきたすことが多い[5]．発熱と局所の発赤，腫脹，疼痛が特徴である．起因菌は *Staphylococcus aureus*(*S. aureus*)や *Streptococcus pyogenes*(*S. pyogenes*)が多く，抗菌薬による治療が第一選択となる(表 1)．*S. pyogenes* に対する第

---

* Ohara Takuya, 〒228-8555 神奈川県相模原市北里 1-15-1 北里大学医学部耳鼻咽喉科・頭頸部外科，助教

表 1. リンパ節炎に対する抗菌薬

	主な原因微生物	治療 第一選択薬	標準 投与期間	
リンパ節炎	S. aureus, S. pypgenes	**経口の場合** CEX 1回 6.25〜12.5 mg/kg, 1日4回 (25〜50 mg/kg/日, 最大 2 g/日)po CCL 1回 6.7〜13.3 mg/kg, 1日3回 (20〜40 mg/kg/日, 最大 1.5 g/日)po **静注の場合** CEZ 1回 25 mg/kg, 6時間毎 (100 mg/kg/日, 最大 5 g/日)iv	7日	CEX, CCL がない場合 CFDN に同等の効果が期待できる

(文献6より引用)

一選択薬はペニシリン系抗菌薬であるが、起因菌同定前には S. aureus の感染も考え、経口投与では CEX, CCL が第一選択薬となる。点滴投与では CEZ を用いる[6]。治療抵抗性の場合には MRSA 感染も考慮すべきである。膿瘍形成をきたした場合には切開排膿を追加する。

小児深頸部膿瘍

1. 疫学

小児における頸部膿瘍は成人に比べ、頻度は低い。男児に多く、3〜4歳以下の幼小児に好発するとされており[1)〜4)]、低年齢児では特に咽後膿瘍の割合が多い。その理由としては、免疫学的な未熟性[7]と、咽頭後リンパ節は5歳以前で発達し、それ以降縮小するという生理的背景が考えられる。

2. 感染経路, 膿瘍部位

感染経路は、先行する上気道感染症からの直接あるいはリンパ行性感染する、もしくは創傷などからの細菌の頸部間隙内への侵入によって炎症が組織間隙に広がり、膿が貯留し深頸部膿瘍を形成すると考えられる。特に乳幼児期にはリンパ系組織の発育が著明となるため、リンパ行性経路の深頸部感染が主体である。

他の臨床像における特徴としては、膿瘍形成の契機となる背景疾患や契機、基礎疾患が成人例と異なる点が挙げられる。小児では先天性脈管奇形である囊胞状リンパ管腫や血管腫、先天性囊胞性疾患である正中頸囊胞、先天性梨状陥凹瘻といった先天性疾患が背景に存在しており、その感染により膿瘍形成を生じていることがある。他に、顎下腺炎や耳下腺炎からの波及、歯ブラシ外傷などに起因するものがある。

膿瘍形成部位は、咽頭後間隙が最も多く、次いで副咽頭間隙、扁桃周囲、顎下間隙に多いとされる。縦隔進展を認めたものも少数だが報告されている[1)2)4)8)]。

咽後膿瘍は低年齢児に多く、扁桃周囲膿瘍、副咽頭間隙膿瘍はより高年齢の小児に多く報告されており、その好発年齢に違いがみられる[8]。前述のように咽頭後リンパ節は年齢とともに退縮していくため、咽後膿瘍は低年齢児に好発すると考えられる。

誘因の1つである下咽頭梨状陥凹瘻は、感染により前頸部膿瘍を形成する場合があるため、前頸部、特に甲状腺内の膿瘍を認めた場合にはその存在を疑う必要がある。

3. 起因菌

小児頸部膿瘍の起因菌は、S. aureus や S. pyogenes が主体であり[4)9)10)]、また Peptostreptococcus 属や Prevotella 属などの嫌気性菌との混合感染もみられる[9)11)]。また、1歳未満の深頸部膿瘍症例では約80%の起因菌が S. aureus であり、S. pyogenes の検出は少なく、1歳以上の症例では S. pyogenes の割合が多くなるという報告もある[4]。小児の気道感染症の多くを占める Hemophilius influenza や Streptococcus pneumonia, Moraxella catarrhalis が検出されることは少ない[11]。

4. 臨床症状

成人と比べ小児深頸部膿瘍の臨床症状は非特異的であることが多い。発熱、不機嫌、頸部腫脹、咽頭痛、頸部痛、流涎、開口障害、嚥下障害などがみられる。進行すると呼吸困難、吸気性喘鳴などを伴い急速に進行し、気道閉塞をきたす恐れがあるため早期に診断を要する。

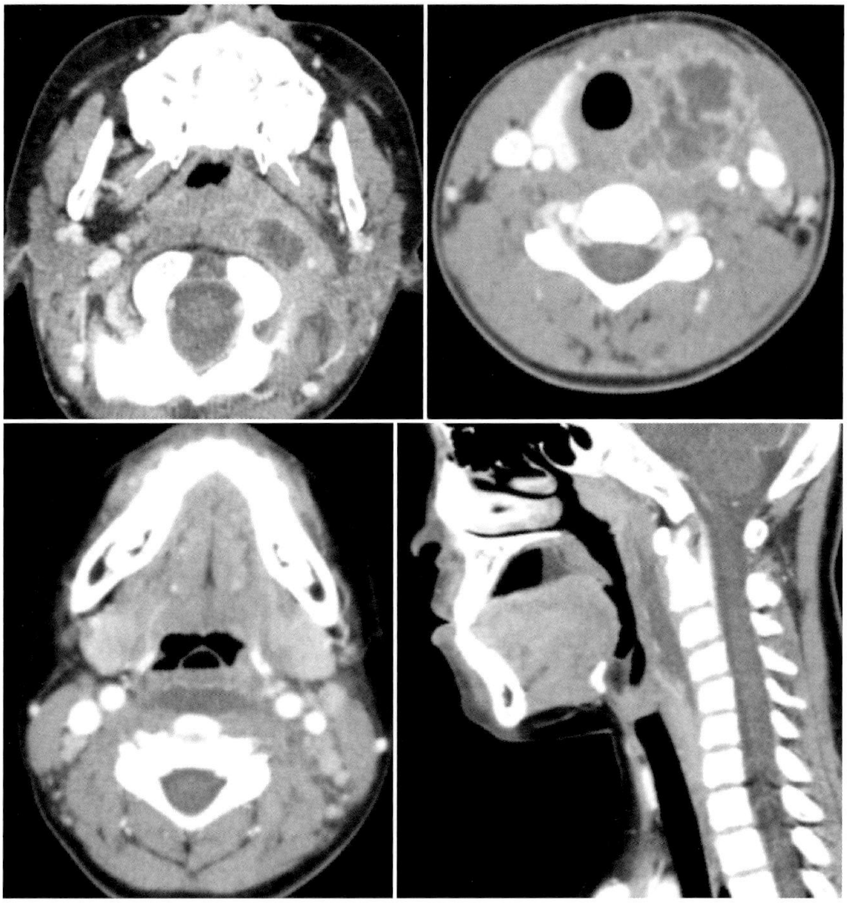

図 1.
造影 CT 所見
川崎病では咽頭後間隙に低吸収域を認めるが，辺縁の造影効果は認めない
　a：咽後膿瘍
　b：下咽頭梨状陥凹瘻
　c：川崎病

特に注意すべき点は，乳幼児では症状が訴えられず，年長児でも訴えが曖昧な場合があり，発熱や不機嫌，頸部腫脹などの他覚的所見のみが主訴となる場合があることである．

5．画像検査

深頸部膿瘍の診断・管理において画像検査は必須である．特に造影 CT は有用であり，頸部膿瘍典型例では低吸収域の辺縁に造影効果を認める．蜂窩織炎の状態や膿瘍形成に至っていないリンパ節炎の評価も可能である．MRI は CT よりも軟部組織の描出に優れているが，検査に時間を要する場合が多く，しばしば検査に鎮静や全身麻酔が必要になるため状況に応じて選択するべきである．超音波検査は非侵襲的で短時間に行え，診断や治療効果の評価に有用である．

咽後膿瘍の診断には造影 CT が有用であるが，時に川崎病における所見と誤りやすいので注意が必要である．咽後膿瘍の典型例では造影 CT にて辺縁に造影効果のある低吸収域を咽頭後間隙に認めるのに対し，川崎病で咽頭後間隙に低吸収域の出現がある場合には辺縁に造影効果がみられないといった違いがある[8]．また川崎病症例では経過観察中に，次第に口唇の紅潮，いちご舌，不定形発疹，四肢末端の紅斑などの変化，眼球結膜の充血といった川崎病に特有の臨床徴候が出現し診断が確定することもあるため，咽後膿瘍の鑑別診断として留意すべきである（図 1）．

6．治　療

1）治療における留意点

小児の場合，安全かつ確実に治療を行うためには鎮静や全身麻酔が必要となることが多い点に留意が必要である．また，本人の負担や保護者の希望への配慮から可能な限り低侵襲での治療が望ましい．

深頸部膿瘍の治療は切開排膿と抗菌薬投与が基本であると考えるが，保存的治療のみで治療しうる症例の報告もあり[12]，切開排膿を行わない低侵襲な治療を選択できる可能性がある．しかし，従

表 2. 切開排膿併用の利点

① 抗菌薬長期使用に伴う薬剤耐性菌出現の可能性を減らす
② 重篤な合併症を併発するリスクを減らす
③ 嫌気性菌の関与が考慮される場合には，好気的環境にする
④ 起因菌の同定と薬剤感受性の評価ができる場合がある
⑤ 治療期間を短縮する

来から第一選択とされている切開排膿については，抗菌薬による保存的治療よりも早期治癒を期待できるとされる[13]．また，切開もしくは穿刺により膿汁の検査ができれば，起因菌を同定し正確な診断，抗菌薬の選択が可能となるため切開排膿は利点が多い治療である(表 2)．

その一方で小児深頸部膿瘍は，成人に比べて重篤な合併症の報告が少なく，保存的治療のみで良好な経過がみられる例も多い．この成人との違いについては膿瘍形成の病態の違いによるものと考えられる．成人では感染巣から直接深頸部間隙内に炎症が波及し，深頸部膿瘍が形成されるのが一般的で，膿瘍は急速に周囲へ波及しやすく重篤な合併症をきたしやすい．歯源性感染が多いことも要因であると考えられる．しかし，小児の場合では，このような合併症は極めて少ない．小児では歯源性感染が少ないことや，深頸部膿瘍と診断される小児深頸部膿瘍症例の多くがリンパ節膿瘍に留まっている状態であり，この状態で治療が開始されるため合併症をきたしにくいと考えられる．

2) 抗菌薬の選択

膿瘍形成に至らないリンパ節炎や軽度の蜂窩織炎は外来での経口抗菌薬投与で経過観察が可能な場合があるが，膿瘍形成を認めた場合には基本的には抗菌薬点滴投与が必要であり入院適応となると考える．

細菌培養および薬剤感受性が判明するまでは経験的に抗菌薬点滴投与を行う．前述のように小児深頸部膿瘍の起因菌は *S. aureus*，*S. pyogenes* が主体であり，それに口腔常在嫌気性菌の混合感染が考えられる．また，口腔常在嫌気性菌，特に *Prevotella* 属には β-lactamase 産生株が多く存在する．そのため選択される抗菌薬には，好気性菌と嫌気性菌の両方に抗菌活性をもち，β-lactamase に耐性のある薬剤が推奨されている．過去の報告でも，β-lactamase 阻害薬配合ペニシリン系抗菌薬や第 3 世代セフェム系抗菌薬，カルバペネム系抗菌薬などに抗嫌気性菌活性に優れた CLDM などを組み合わせて治療されているものが多い[1)9)14]．CLDM への耐性化や起因菌の薬剤感受性を考えると，全身状態が安定している症例では CLDM を併用せず，ABPC/SBT や PIPC/TAZ を単剤で選択することが望ましいと考えられる．

3) 保存的加療での経過観察と外科的治療適応

小児深頸部膿瘍の治療方針は，膿瘍形成部位，病状経過，重篤な合併症の有無(気道狭窄，敗血症，下降性縦隔炎など)，切開排膿アプローチの侵襲性などを検討し，決定することとなる．実際には，経口腔的に比較的安全にアプローチできる咽後膿瘍や扁桃周囲膿瘍では切開排膿が選択されることが多く，アプローチが困難な場合や侵襲が大きくなる可能性がある場合に，切開排膿を選択すべきか難渋する．

過去の報告では，抗菌薬で軽快する場合には 48 時間以内に臨床症状の改善を認める[15]とされ，過去の報告[16)〜19]では，保存的加療を選択した場合には治療開始 48 時間後に再評価を行い，臨床症状の改善や膿瘍径の縮小が認められなければ外科的介入を選択することを推奨している．

また，膿瘍径が 2〜2.5 cm を超える場合[17)18]，気道狭窄や敗血症，縦隔炎などの重度合併症を認める場合[14]には外科的介入を第一選択とすべきとする報告もある．古瀬ら[1]は，小児頸部膿瘍の治療方針について，頸部膿瘍と診断したら切開排膿と抗菌薬の使用を原則とする，保存療法とする場合には詳細な診察を続け抗菌薬治療開始の 2〜3 日後に造影 CT で治療効果を評価する，膿瘍の縮小が認められない場合には速やかに切開排膿を検討する，と述べている(図 2)．

歯ブラシ外傷による咽頭損傷

口腔咽頭外傷の 80％ 以上が 6 歳以下の小児に発生しており，特に独歩が可能となる 1〜2 歳に多いとされる．原因器物は歯ブラシが最多である．

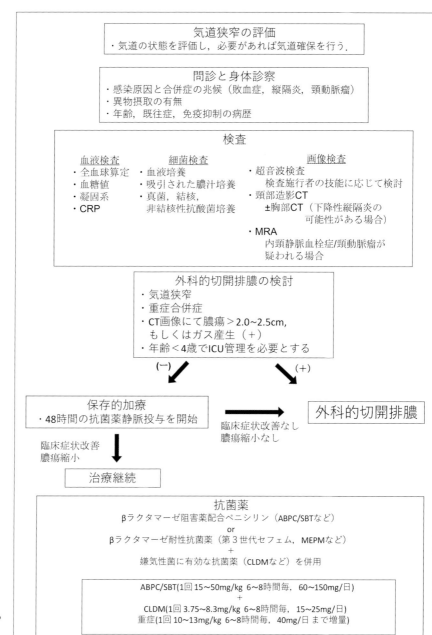

図 2.
小児深頸部膿瘍に対する対応

歯ブラシ外傷の契機は転倒が多く，損傷部位は軟口蓋〜咽頭後壁，頬粘膜，硬口蓋，口腔底の順に多い．しかしながら，歯ブラシが刺入したとしても出血が持続することは少なく，受診時には止血しており損傷部位が明確でない場合がある．過去の報告では歯ブラシによる直接の損傷による頭蓋底損傷や内頸動脈損傷などの重篤な合併症の他，外傷後の感染による深頸部膿瘍や縦隔膿瘍の報告があり，口腔咽頭の視診のみでは重症度が予想できない．また山本ら[20]は，歯ブラシ外傷と歯ブラシ外傷以外の口腔咽頭損傷を比較すると歯ブラシ外傷では歯ブラシ外傷以外と比べ 10 倍以上の膿瘍形成率があると報告しており頸部膿瘍の契機としても注意が必要な疾患である．

治療方針については，歯ブラシが実際に深く刺入したか否かを評価し，頸動脈損傷や気腫・膿瘍形成などの重篤な合併症の有無を確認するために造影 CT を撮影する．CT にて気腫や膿瘍形成が

表 3. 歯周囲膿瘍に対する抗菌薬（参考として）

	主な原因微生物	治療 第一選択薬 第二選択薬	標準 投与期間	
歯周囲膿瘍	Streptococcus 属 嫌気性菌	AMPC 1 回 10～15 mg/kg, 1 日 3 回 (30～45 mg/kg/日, 最大 1000 mg/日)po CDTR-PI 1 回 3 mg/kg, 1 日 3 回 (9 mg/kg/日, 最大 300 mg/日)po FEPM 1 回 5 mg/kg, 1 日 3 回 (15 mg/kg/日, 最大 600 mg/日)po 内服困難 ABPC/SBT 1 回 75 mg/kg, 1 日 3～4 回 (225～300 mg/kg/日, 最大 12 g/日)iv 又は div 重症 MEPM 1 回 40 mg/kg, 1 日 3 回 (120 mg/kg/日, 最大 6 g/日)div	3～7 日	開口障害, 嚥下障害を伴う症例や蜂巣炎は原則的に注射剤を使用

（文献 6 より引用）

認められない場合には慎重な経過観察を行いながら外来もしくは入院での抗菌薬投与を行う．CTで気腫のみを認める場合には入院での抗菌薬点滴投与を選択すべきであると考える．発熱や CRP 高値を認める場合には，その後の膿瘍形成を念頭において加療を行い，治療効果判定の造影 CT で膿瘍形成を認めた場合には切開排膿を第一選択にすべきである．

歯ブラシには歯垢中に存在する微好気性菌である Streptococcus anginosus group (SAG) が付着している．SAG は病原性が高く耳鼻咽喉科領域感染症の膿瘍形成の原因菌であり，嫌気性菌との混合感染が多いとされる[21]．SAG は PCG や CTX, IPM/CS, CLDM などの抗菌薬に良好な感受性を示す[21]が，口腔常在嫌気性菌との混合感染が多いことを考えると，抗菌薬の選択は β-lactamase 阻害薬配合ペニシリン系抗菌薬に CLDM を併用するのがよいと考える．軽症と考え外来での経口抗菌薬を選択する場合には，慎重な経過観察を前提に治療を行う必要がある．また経口抗菌薬の CCL, ABPC, CPDX, CFDN などの感受性はやや劣る[21]との報告もあり，AMPC/CVA や TBPM-PI, TFLX などの使用も検討すべきである (表 3)．

最後に

小児深頸部膿瘍は診察，検査，治療のすべての過程で患児から協力を得ることが困難な場合が多く，診断・治療に苦慮することもある．より安全かつ早期に診断を行い，可能な限り低侵襲に治療を行うことが望まれる．しかし，外科的治療介入のタイミングを誤れば重篤な合併症をきたす可能性もあるため，慎重な経過観察が重要である．

文 献

1) 古瀬寛子, 大塚康司, 長谷川 達ほか：小児頸部膿瘍の臨床的検討. 耳鼻臨床, 104：379-386, 2002.
   Summary 頸部膿瘍の治療方針を切開排膿が原則である．保存的加療では 2～3 日後に造影 CT で評価し縮小しない場合は切開を行うとしている．
2) 文殊正大, 秋定 健, 粟飯原輝人ほか：頸部外切開を要した小児深頸部膿瘍例. 耳鼻臨床, 102：787-791, 2009.
3) 大畑 敦, 菊地 茂, 善浪弘善ほか：深頸部感染症 69 例の臨床的検討. 日耳鼻, 109：587-593, 2006.
4) Coticchia JM, Getnik GS, Yun RD, et al：Age-, site-, and time-specific differences in pediatric deep neck abscess. Arch Otolaryngol Head Neck Surg, 130：201-207, 2004.
5) 杉山喜一, 山野貴史, 坂田俊文ほか：当科における小児頸部リンパ節炎の検討. 口咽科, 27：153-156, 2014.
   Summary 小児頸部リンパ節炎は顎下部に最も多く，ついで上頸部に多く認められたと報告している．
6) 石和田稔彦, 大石智洋, 岡田賢司ほか：感染臓器別・疾患別治療. 砂川慶介ほか（編）：1-65,

小児感染症治療ガイドブック 2015-2016. 診断と治療社, 2015.
7) 森川太洋, 成田憲彦, 徳永貴広ほか：当科における小児深頸部膿瘍の検討. 口咽科, **25**：217-222, 2012.
8) 有本友季子：深頸部膿瘍 小児における留意点. 口咽科, **26**：7-11, 2013.
   Summary 自験例では咽後膿瘍は1歳, 扁桃周囲膿瘍は6歳が好発年齢であったと報告している.
9) 清水博之, 柳瀬健太郎, 津田兼之介ほか：切開排膿術を施行した小児咽頭頸部感染症 17 例の臨床的検討. 小児感染免疫, **20**：141-147, 2008.
10) 及川敬太, 藤田 香, 宮 卓也ほか：当科における乳幼児深頸部膿瘍症例の検討. 小児耳, **30**：61-68, 2009.
11) 清水博之, 佐藤厚夫, 船曳哲典：小児の深頸部感染症. JOHNS, **25**：1653-1656, 2009.
12) Tan PT, Chang LY, Huamg YC, et al：Deep neck infections in children. J Microbiol Immunol Infect, **34**：287-292, 2001.
13) 佃 朋子, 工藤典代：喘鳴・発熱を主訴とした乳児の咽後膿瘍2症例. 小児耳, **20**：42-46, 1999.
14) Lowrence R, Batema N：controversies in tha management of deep neck space infection in children：an evidence-based review. Clinical Otolaryngology, **42**：156-163, 2016.
    Summary 過去文献のレビューより小児深頸部膿瘍の管理について述べており, 外科的介入のない症例では48時間の抗菌薬を開始すべきであると報告している.
15) McClay JE, Murray AD, Booth T：Intravenous antibiotic therapy for deep neck abscesses defined by computed tomography. Arch Otolayngol Head Neck Surg, **129**：1207-1212, 2003.
16) Rustom IK, Sandoe JA, Makura Z：Paediatric neck abscesses：microbiology and management. J Laryngol Orol, **122**：480-484, 2008.
17) Hofmann C, Pierrot S, Contencin P, et al：Retropharyngeal infections in children. Treatment strategies and outcomes. Int J Pediatr Otorhinolaryngol, **75**：1099-1103, 2011.
    Summary 造影CTにて膿瘍径が20 mm以上の症例では, 保存的加療の失敗が有意に多かったと報告している.
18) WongDK, Beown C, Spielmann P, et al：To drain or not to drain-Management of pediatric deep neck abscesses：A case control study. Int J Pediatr Otorhinolaryngol, **76**：1810-1813, 2012.
19) Kirse DJ, Roberson DW：Surgical management of retropharyngeal space infections in children. Laryngoscope, **111**：1413-1422, 2001.
20) 山本 潤, 黒田 徹：歯ブラシによる口腔・咽頭外傷5例の検討. 小児耳, **32**：393-400, 2001.
21) 藤吉達也, 吉田雅文, 牧嶋和見ほか：*Streptococcus milleri* group と耳鼻咽喉・頭頸部感染症. 日耳鼻, **105**：14-21, 2002.

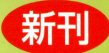 **新刊**

 Web動画付き

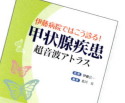

伊藤病院ではこう診る!
甲状腺疾患超音波アトラス

2018年2月発行
B5判 148頁 web動画付き 定価(本体価格 4,800円＋税)

すべての医師、看護師、臨床検査技師のための実践書!

監修 伊藤公一
編集 北川 亘

豊富な写真と動画で様々な甲状腺疾患を網羅!
伊藤病院で行われている超音波検査の実際なども紹介しています。
弊社関連書籍(下記に詳細)のリンクページも掲載しておりますので、是非ご活用ください。

＜一部目次＞

Ⅰ章　総論	Ⅱ章　各論
超音波検査に必要な甲状腺の解剖	正常甲状腺
超音波検査装置・機器の使い方	甲状腺の良性疾患(びまん性疾患)
伊藤病院における超音波検査	甲状腺の良性疾患(結節性疾患)
超音波検査と併用される各種検査	甲状腺の悪性腫瘍
甲状腺超音波検査における用語	稀な腫瘍／その他の疾患／副甲状腺の疾患

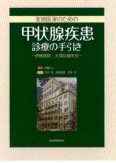

関連書籍

実地医家のための甲状腺疾患診療の手引き—伊藤病院・大須診療所式—

定価6,500円＋税
B5判 216頁

監修 伊藤公一
編集 北川 亘・向笠浩司・渋谷 洋

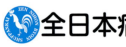 **全日本病院出版会**

〒113-0033 東京都文京区本郷 3-16-4　Tel：03-5689-5989
http://www.zenniti.com　　　　　　　　 Fax：03-5689-8030

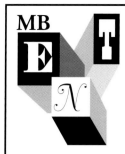

◆特集・耳鼻咽喉科における新生児・乳幼児・小児への投薬—update—

Ⅲ．耳鼻咽喉科疾患に対する薬物療法
15．亜急性甲状腺炎

小森　学*

Key words：急性甲状腺炎(acute thyroiditis)，下咽頭梨状陥凹瘻(pyriform sinus fistula)，直達喉頭鏡検査(laryngoscope)，経口的瘻孔閉鎖術(endoscopic cauterization)，瘻管摘出術(fistulectomy)

Abstract　小児の急性甲状腺炎，亜急性甲状腺炎は遭遇する頻度は比較的低い疾患であるが，炎症性疾患であるため比較的早急な対応が求められる．耳鼻咽喉科医は主に急性甲状腺炎に対する切開排膿術と原因である下咽頭梨状陥凹瘻の診断と摘出術に関わる．特に下咽頭梨状陥凹瘻の診断は疑うことが最も重要であるとされており，下咽頭造影検査で診断がつかない場合の直達喉頭鏡検査についても述べた．本稿では保存的加療，手術までの予防的抗菌薬投与，経口的瘻孔閉鎖術，外切開での瘻管摘出術について概説した．改めて疾患概念と早期に診断するコツ，薬物投与，手術選択などを整理して頂きたい．また症例提示をして実際の診断から治療の流れを示した．

はじめに

小児の急性甲状腺炎のほとんどは下咽頭梨状陥凹瘻が原因である．耳鼻咽喉科医が関わることが多い場面として膿瘍形成をした場合の切開排膿，原因となる下咽頭梨状陥凹瘻の診断と加療であるが，比較的遭遇する頻度の低い疾患の1つでもある．本稿では急性・亜急性甲状腺炎の疾患概念，保存的加療，手術的加療の概要について述べ，改めて疾患の取扱いについて整理して頂きたい．

疾患概念

1．急性甲状腺炎

細菌感染による甲状腺とその周囲組織の化膿性炎症であり，前頸部の限局的な皮膚発赤・腫脹・熱感・疼痛と発熱を認める．ほとんどの症例で甲状腺機能は正常であるが，組織破壊が広がると甲状腺中毒症状(動悸・手指振戦・多汗・体重減少・全身倦怠感など)を伴う．小児期に反復することが多く，下咽頭梨状陥凹瘻が原因であることが多く，その大部分が左側であるとされる．稀に成人発症例を経験する．下咽頭梨状陥凹瘻は下咽頭梨状陥凹から輪状甲状筋を貫通して前方に走行し，甲状腺の近傍あるいは甲状腺内に終わる先天性瘻管である．

2．亜急性甲状腺炎

甲状腺に肉芽腫を形成する非化膿性炎症疾患であり，上気道炎を前駆症状とすることからウイルス感染が最も疑われている．ムンプスや肝炎ウイルス感染，ワクチン接種後，インターフェロン治療後などに生じることが多い．初夏から秋にかけての受診が多い．発熱と有痛性の甲状腺腫を呈し，疼痛は反対側にも移動する．炎症所見は著明に上昇し，濾胞細胞の破壊が起こると甲状腺中毒症状を呈する．

検　査

1．採血一般

炎症所見(白血球・赤沈・CRP)の上昇の他，甲状腺ホルモン(FT3，FT4)，甲状腺刺激ホルモン

---

* Komori Manabu, 〒201-8601　東京都狛江市和泉本町4-11-1　東京慈恵会医科大学附属第三病院耳鼻咽喉科

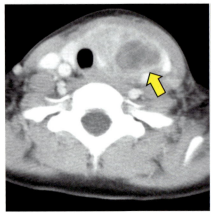
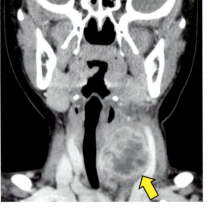

図 1.
急性甲状腺炎の造影 CT 検査所見
左甲状腺外から甲状腺上極にかけての膿瘍腔を認める

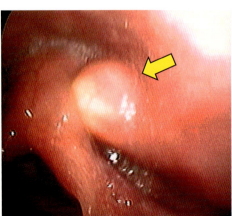
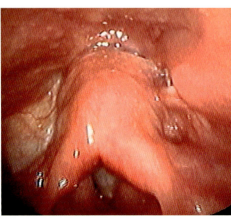

a | b

図 2.
喉頭内視鏡検査での所見
　a：術前．左下咽頭瘻孔部に膿瘍所見を認める
　b：術後．同部位は正常粘膜となった

(TSH)の測定を行う．

2．頸部造影 CT 検査(図 1)

急性甲状腺炎では膿瘍形成の有無とその範囲が確認できる．

3．超音波検査

亜急性甲状腺炎では急性期において圧痛がある部位に一致した低エコー像を認める．

4．喉頭内視鏡検査

小児では非協力的な場合が多いが，必ず施行しておくべき検査である．稀に瘻孔部位に一致した膿瘍所見を認めることがある(図 2)．

5．下咽頭造影検査

下咽頭梨状陥凹瘻は下咽頭造影検査にて瘻管が描出されることで診断確定となる．しかし，急性期には瘻管が描出されないことも多いばかりか，造影剤により炎症所見が増悪する恐れがあるとされる．1 回の検査で瘻管が描出されない場合には間を空けて複数回検査を繰り返す必要がある．

6．直達喉頭鏡検査(図 3)

複数回の下咽頭造影検査でも瘻管が描出されない場合には全身麻酔下での直達喉頭鏡検査を行い，瘻孔を同定する．下咽頭造影検査を 2 回以上施行して瘻管を同定できなかった症例と 2 回以内に同定できた症例の発症から診断までの中央値は 17.5ヶ月と 2ヶ月であったとの報告[1]がある．確定診断が遅れることで炎症を繰り返す恐れがあるため，早期診断が重要である．また，比較的急性期にも施行可能な検査であり，瘻孔同定が可能とされる[2]．

治療方針(保存的加療)

急性・亜急性甲状腺炎どちらも痛みに対しては消炎鎮痛薬などを投与する．病態ごとに以下の対応を行う．

1．急性甲状腺炎

小児の急性甲状腺炎では黄色ブドウ球菌，表皮ブドウ球菌，溶血性レンサ球菌，α レンサ球菌が

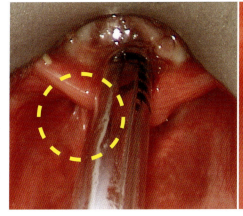
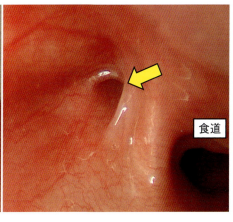

図 3.
喉頭直達鏡での瘻孔所見
 a：喉頭全体図
 b：破線部分拡大．左梨状陥凹に瘻孔を認める

多いとされる．そのため，膿瘍形成があれば適宜穿刺，切開と細菌培養を行い，感受性のある抗菌薬を適宜投与する．通常は入院加療となるため抗菌薬を点滴で投与する．投与期間は 14 日間が標準的であるが，症状と感受性に応じて適宜変更する．消炎後 1ヶ月以上経過した後に原因となる瘻管摘出を試みる．また，消炎後も反復することが多いため，筆者は消炎した後から手術までの間，抗菌薬の予防投与を行い手術に臨んでいる．予防投与する抗菌薬は感受性をみて通常量の半量投与にしているが各施設での感染制御部・感染対策室と相談して頂きたい．

【抗菌薬予防投与の例】
① AMPC 20 mg/kg/day，分 2
② ST 合剤 4〜8 mg/kg/day，分 2

2．亜急性甲状腺炎

軽症例では治療不要とされるが中等症〜重症例に対してはステロイド内服が適応となる．また β 遮断薬が必要な場合もあるため甲状腺中毒症状があるとき，甲状腺自己抗体が陽性，あるいは TSH が感度以下の場合には小児内分泌専門医に相談するべきである．

【ステロイド内服の例】
① プレドニン 1 日 0.5〜1.0 mg/kg（1 日最大 2 mg/kg）を 2〜3 回に分割

治療方針（外科的加療）

経口的な瘻孔閉鎖術と外切開による瘻管摘出術がある．日本国内では一般的ではないが，海外においては合併症回避目的で経口的瘻孔閉鎖術を 8 歳以下における第一選択としている報告[2)〜4)]もある．

1．経口的瘻孔閉鎖術

幼児においては通常の喉頭鏡が挿入できない場合があるため小児用の喉頭鏡（KARL STORZ 社製 LINDHOLM®など）を準備する．瘻孔閉鎖は硝酸銀・トリクロール酢酸などの化学焼灼，炭酸ガスレーザーや電気焼灼などがある．化学焼灼の場合には薬液を綿球などに浸みこませたのちに瘻孔部分に塗布し数十秒待機した後に生理食塩水で中和する．数回この作業を繰り返す．術後は 2〜3 日間の絶飲食とし，下咽頭造影検査を行い瘻孔が閉鎖していることを確認する．本方法は重篤な合併症の報告がなく，さらには再発時にも外切開による瘻管摘出を妨げないとされる．さらには低侵襲であるため外切開に対する保護者の抵抗がある場合なども試みてよい方法ではないかと考える．

2．外切開による瘻管摘出術（図 4）

外切開の前に直達喉頭鏡を用いて瘻孔からピオクタニンなどで瘻管の染色を行う．小児用の経鼻栄養チューブ（ATOM チューブ®）や留置針などを用いて染色を行う．

手術の詳細に関しては成書を参考にして頂きたいが，輪状軟骨の高さで皮膚割線に沿った横切開を行う．甲状軟骨を翻転し，梨状陥凹粘膜の外側を明視下に置いた後に瘻管を結紮処理する．下咽頭側は 2 重結紮として，甲状腺上葉も一部合併切除することが多い．甲状腺上葉の処理のみであれば通常は反回神経の確認は必要ないが，急性期に甲状腺下葉にまで及ぶ炎症所見を認めた場合には

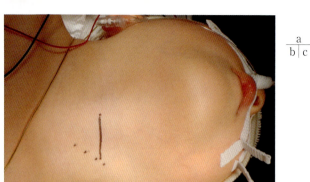
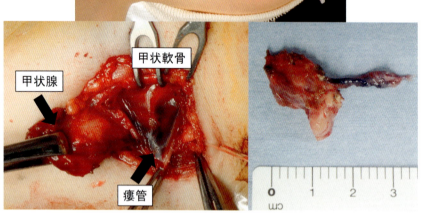

図 4.
外切開による瘻管摘出術
 a：輪状軟骨の高さで皮膚割線に沿った切開線を置く
 b：甲状軟骨を持ち上げ，染色された瘻管を同定
 c：甲状腺上極と一塊に瘻管を摘出した

再発防止の観点から反回神経を確認し，甲状腺半側切除を行う必要がある．術前にその可能性について検討したうえで術前のインフォームドコンセントを行う必要がある．

症例提示

症例：7 歳，男児

【現病歴】受診 2 週間前から上気道炎症状と発熱を繰り返した後，左頸部が腫脹してきたため近医総合病院を受診した．頸部造影 CT でガス産生を伴う頸部膿瘍を認めたため，点滴抗菌薬加療と穿刺排膿を施行された．その後，精査目的に紹介受診となった．複数回の喉頭内視鏡検査，下咽頭造影検査を行うも瘻管が同定されなかったため経過観察となった．初発から 5ヶ月後に再度左頸部腫脹と発熱が出現した．初発時と同部位に膿瘍形成を認めた．下咽頭梨状陥凹瘻を強く疑ったが，複数回の検査で確定診断が得られなかったこと，保護者の希望もあり 1 週間の消炎後に全身麻酔下で直達喉頭鏡での瘻孔同定のための検査を行った．左下咽頭梨状陥凹に一致した瘻孔と膿汁排出を確認したため下咽頭梨状陥凹瘻の確定診断となった．再発時から約 2ヶ月間の抗菌薬予防内服（AMPC 20 mg/kg/day，分 2）を施行した後に外切開による瘻管摘出（甲状腺上極も合併切除）を施行した．術中合併切除した甲状腺には一部膿瘍が残存していた．術後 1 年半で再発なく経過良好である．

【考 察】本症例では初発時より下咽頭梨状陥凹瘻を疑い，複数回検査を行ったが瘻管同定が確認できなかった．頸部膿瘍が再発した際には急性期であったが瘻管同定のため全身麻酔下での検査に踏み切った．そのため発症から約 5ヶ月と比較的早期に確定診断がつき根治的治療が可能となった．本症例では下咽頭造影検査で検出されないほどの瘻孔であり，瘻孔は通常よりも小さく経口的瘻孔閉鎖術は効果が乏しいと推察されたため最初から外切開での摘出術を予定した．本症例のように複数回の検査で瘻管が同定できない際には全身麻酔下での検査を躊躇しないほうがよいと考える．

終わりに

小児の下咽頭梨状陥凹瘻は比較的稀な疾患であ

るため,遭遇し経験する機会が少ない.診断遅延が急性甲状腺炎の再燃をきたしうるため早期の診断と適切な治療方針をたてることが良好な治療成績につながると考える.

参考文献

1) Mou JW, Chan KW, Wong YS, et al : Recurrent deep neck abscess and piriform sinus tract : A 15-year review on the diagnosis and management. J Pediatr Surg, **49** : 1264-1267, 2014.
   Summary 下咽頭梨状陥凹瘻18症例の検討.下咽頭造影検査のみで72.2%が診断可能であったが消炎後に行う必要があることが欠点であると述べている.また確定診断前に再燃をきたした症例は55.6%であった.

2) Keyvan N, Roland G, Harrison GP, et al : Management of congenital fourth branchial arch anomalies : a review and analysis of published cases. J Pediatr Surg, **44** : 1432-1439, 2009.
   Summary 526症例のシステマティックレビュー.診断として下咽頭造影検査と直達喉頭鏡検査の有用性を述べている.また治療ごとの再発率と8歳以下で合併症が増加している点についても言及している.

3) Eunice YC, Andrew FI, Henry O, et al : Endoscopic electrocauterization of pyriform fossa sinus tracts as definitive treatment. Int J Pediatr Otirhinolaryngol, **73** : 1151-1156, 2009.
   Summary 9症例の電気焼灼による経口的瘻孔閉鎖術の検討.78%で治療成功しており,治療の第一選択となりうるとしている.

4) Wonjae C, Sung-Woo C, Hun H, et al : Chemocauterization of the internal opening with trichloroacetic acid as first-line treatment for pyriform sinus fistula. Head Neck, **35** : 431-435, 2013.
   Summary 経口的瘻孔閉鎖術の有用性についての検討.1回のトリクロロ酢酸による治療での成功率は77.3%で,2回の治療での累積成功率は93.2%だった.合併症はなく第一選択となりうる治療であるとしている.

Monthly Book ENTONI No.205

2017年4月増刊号

診断に苦慮した耳鼻咽喉科疾患
―私が経験した症例を中心に―

■ 編修企画　氷見徹夫（札幌医科大学教授）

168頁，定価5,400円+税

各執筆者の経験の中より，エキスパートでさえ診断に苦慮した症例を挙げていただき，問題点・解決策，総合的にどのように考えアプローチしていくかのポイントを掲載！！

☆ CONTENTS ☆

進行性難聴、変動する難聴……宇佐美真一	小児反復性耳下腺腫脹……笹村　佳美
小児心因性難聴……芦谷　道子	鼻中隔穿孔・鞍鼻……岸部　幹
難治性中耳炎……吉田　尚弘	難治性鼻出血……鈴木　元彦
側頭骨錐体部の骨破壊病変……小泉　博美ほか	髄液鼻漏……浅香　大也
鼓膜正常な伝音難聴	鼻粘膜接触点頭痛……三輪　高喜
―高位頸静脈球の静脈壁逸脱により生じた後天性難聴症例―……山本　裕	両側声帯運動障害……齋藤康一郎ほか
中耳腫瘍性病変……藤原　敬三ほか	進行する嚥下困難……兵頭　政光
回転性めまいが持続した末梢性および中枢性めまい症例……肥塚　泉	小児の嚥下障害……森　正博
	小児気管・気管支異物……大原　卓哉
上半規管裂隙症候群……堤　剛	上咽頭癌……千田　邦明ほか
両側顔面神経麻痺……高野　賢一	下咽頭表在癌
難治性口腔咽頭潰瘍……坂東　伸幸ほか	―診断・治療方法の工夫が必要であった例―……渡邉　昭仁
診断・治療が難しい舌痛・咽頭痛……櫻井　一生	声帯運動障害……梅野　博仁ほか
小児の睡眠呼吸障害……井下　綾子ほか	乳幼児の吸気性喘鳴……守本　倫子

全日本病院出版会　〒113-0033　東京都文京区本郷3-16-4　Tel:03-5689-5989
http://www.zenniti.com　Fax:03-5689-8030

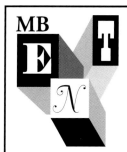

◆特集・耳鼻咽喉科における新生児・乳幼児・小児への投薬—update—
Ⅳ．合併症のある子に対する投薬
1．抗てんかん薬を内服している場合

寺嶋　宙*

Key words：抗てんかん薬（antiepileptic drug），薬物相互作用（drug interaction），カルバペネム系抗生剤（carbapenem antibiotic），マクロライド系抗生剤（macrolide antibiotic），抗ヒスタミン薬（antihistamines）

Abstract 日本で使用される抗てんかん薬は20種類強あるが，耳鼻咽喉科領域で使用される薬剤との相互作用が問題となるのはそのうちの8種類程度である．併用禁忌薬として記憶すべきものは，バルプロ酸を使用している際のカルバペネム系抗生剤であり，バルプロ酸の血中濃度を激減させて発作を誘発する危険がある．併用注意薬の中で使用頻度の高い薬剤にはマクロライド系抗生剤があり，バルプロ酸，カルバマゼピン，スチリペントールの血中濃度を上昇させて副作用を出現させうる．抗ヒスタミン薬は眠気などの副作用と脳内ヒスタミンH_1受容体の占拠率により鎮静性，非鎮静性に分けられる．特に前者はけいれんを誘発する可能性がある．抗てんかん薬内服中の患者では不必要な抗ヒスタミン薬の投与を避け，必要時には脳内ヒスタミンH_1受容体占拠率の低い薬剤を使用する．いずれの場合も対応に迷うときは，遠慮せずに抗てんかん薬の処方医に問い合わせるべきである．

はじめに

　抗てんかん薬を内服しているから，という理由で中耳炎の患者が小児専門病院の耳鼻咽喉科に紹介されると聞いたことがある．抗てんかん薬が敬遠される主な理由として，①処方薬と抗てんかん薬との相互作用，②抗ヒスタミン薬処方の是非，の2点について知識が少ないことが考えられる．

　①について，本邦で使用されている抗てんかん薬は20種類強あり，そう聞くと確かに身構えてしまうが，耳鼻咽喉科領域でよく使われる薬剤との相互作用が問題になるのはこのうちの8種類程度であり，さらに併用禁忌薬剤は1種類だけである．

　②について，抗ヒスタミン薬によるけいれんの誘発に関するエビデンスと使用時の注意を以下に述べる．

　本稿を読んで，抗てんかん薬を内服している患者への苦手意識が少しでも払拭されれば幸いである．

相互作用

　耳鼻咽喉科で使用される薬剤と相互作用を持つ抗てんかん薬を表1にまとめた[1]．このうち併用禁忌なのは，バルプロ酸使用中のカルバペネム系抗生剤である．機序は不明だが，カルバペネム系抗生剤によりバルプロ酸の血中濃度が激減し，それまで抑制されていたけいれんが再発する可能性があるためである．耳鼻咽喉科領域では難治な中耳炎に対してテビペネムピボキシル（オラペネム®）が外来で使用される可能性があるので注意が必要である．

　その他は併用注意の薬剤となる．主な機序は，抗てんかん薬や併用薬剤が，代謝酵素である各種

---

* Terashima Hiroshi, 〒157-8535　東京都世田谷区大蔵2-10-1　国立成育医療研究センター神経内科

表 1．耳鼻咽喉科でよく使われる薬剤と抗てんかん薬との相互作用

本邦で使用される 20 種類強の抗てんかん薬の中で，耳鼻咽喉科でよく使われる薬剤と相互作用を持つものは 8 種類のみである．その中でも禁忌薬剤はバルプロ酸使用時のカルバペネム系抗生物質のみである

薬剤名	商品名	本剤を主に代謝する酵素	本剤により誘導または阻害される酵素，分子	併用禁忌	併用注意：酵素関連① 抗てんかん薬の血中濃度が変化	併用注意：酵素関連② 併用薬剤の血中濃度が変化	併用注意：酵素以外の機序
バルプロ酸	デパケン®, セレニカ®, バレリン®			カルバペネム系抗生剤(オラペネム®など)：本剤の血中濃度が激減，機序不明	エリスロマイシン：CYP を抑制し，抗てんかん薬の血中濃度上昇		
カルバマゼピン	テグレトール®	CYP3A4			マクロライド系抗生物質，シプロフロキサシン：抗てんかん薬の代謝を阻害し血中濃度上昇		メトクロプラミド(プリンペラン®)：歩行障害，運動失調，眼振，複視，下肢反射亢進の出現（機序不明)・アセタゾラミド(ダイアモックス®)の血中濃度が上昇（機序不明)
フェノバルビタール	フェノバール®, ワコビタール®, ルピアール®		CYP3A4 を誘導			ドキシサイクリンの血中濃度半減期が短縮することがある	抗ヒスタミン剤：中枢神経抑制作用が強まる・アセタゾラミド(ダイアモックス®)：くる病，骨軟化症が現れやすい（抗てんかん薬によるビタミン D の不活性化促進)
フェニトイン	アレビアチン®, ヒダントール®	CYP2C9, 一部は CYP2C19	CYP3A, CYP2B6 と P 糖蛋白を誘導			ドキシサイクリンの血中濃度半減期が短縮することがある	シプロフロキサシン(シプロキサン®)：抗てんかん薬の血中濃度が低下することがある（機序不明)・アセタゾラミド(ダイアモックス®)：くる病，骨軟化症が現れやすい（抗てんかん薬によるビタミン D の不活性化促進)
クロバザム	マイスタン®	CYP3A4．抗てんかん作用を持つ代謝物である N-脱メチルクロバザムは CYP2C19 が代謝	CYP2D6 を阻害			デキストロメトロファン(メジコン®)の血中濃度上昇	
ジアゼパム	セルシン®, ホリゾン®, ダイアップ®坐剤						シプロフロキサシン(シプロキサン®)：本剤のクリアランスが 37％減少し，抗てんかん薬の副作用である眠気，注意力・集中力・反射運動能力などの低下が増強
トピラマート	トピナ®	CYP3A4					アセタゾラミド(ダイアモックス®)：炭酸脱水酵素阻害作用が本剤と重複し，腎・尿路結石を形成する恐れ
スチリペントール	ディアコミット®	CYP1A2, CYP2C19, CYP3A4	CYP1A2, CYP3A4, CYP2D6, CYP2C19, CYP2C9 を阻害		マクロライド系抗生物質：抗てんかん薬および併用薬剤の血中濃度上昇の恐れ（両薬剤が CYP3A4 を阻害し合う)	イブプロフェン(ブルフェン®)の血中濃度が上昇する恐れ(CYP2C9 の阻害)・マクロライド系抗生物質：抗てんかん薬および併用薬剤の血中濃度上昇の恐れ（両薬剤が CYP3A4 を阻害し合う)・デキストロメトルファン(メジコン®)の血中濃度が上昇する恐れ(CYP2D6 の阻害)	

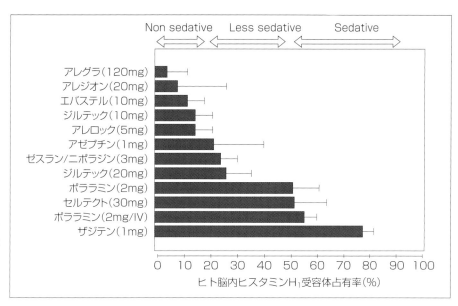

図 1.
各種抗ヒスタミン薬の，脳内ヒスタミン H_1 受容体占拠率（PET により測定）
（文献 2，6 より改変）

cytochrome P450 の誘導や阻害をすることにより，それぞれの薬剤の血中濃度が上昇したり減少したりすることである．中でもマクロライド系の抗生剤を使用する際は，バルプロ酸（デパケン®，セレニカ®，バレリン®），カルバマゼピン（テグレトール®），スチリペントール（ディアコミット®）が使用されていないかどうか注意が必要である．個人的に経験した例では，バルプロ酸とエリスロマイシンを元々内服していた患者で，エリスロマイシンを減量したところ，バルプロ酸の血中濃度が減少し，てんかん発作の頻度が増加したことがあった．このように元々抗てんかん薬と併用している場合は減量にも注意が必要である．

以上を踏まえたうえで，それでも投薬に迷うときは，抗てんかん薬の処方医に対して診療情報提供を依頼する．

抗ヒスタミン薬

ヒスタミンは中枢神経系において覚醒度を上げる作用があり，一方で抗けいれん作用も有する[2]．そのため，中枢神経系のヒスタミン受容体を阻害する薬剤はヒスタミンの持つ抗けいれん作用を低下させ，けいれんを誘発する可能性がある．

有熱時けいれんについては，エビデンスレベルは低いが，抗ヒスタミン薬の使用によりけいれんの持続時間が有意に延長したとする後方視的な報告が複数ある[3)4)]．またマウスの実験では，幼若マウスにおいてのみ抗ヒスタミン薬によるけいれん持続時間の延長を認めたとする報告があり[5]，低年齢ではより注意が必要である可能性がある．

抗ヒスタミン薬は，眠気や認知機能低下といった副作用の有無と脳内ヒスタミン H_1 受容体占拠率（ある抗ヒスタミン薬を使用したときに，脳内ヒスタミン H_1 受容体がどれだけ占拠（阻害）されるかを positron emission tomography（PET）で定量化したもの[2]）により，鎮静性抗ヒスタミン薬と非鎮静性（non-sedative）抗ヒスタミン薬および両者の中間（less-sedative）に分けられる（図 1[2)6)]）．

前述の有熱時けいれんについての報告のうち，木村らは，non-sedative または less-sedative な抗ヒスタミン薬では有熱時けいれん持続時間の有意な延長を認めなかったとしている[4]．熱性けいれん診療ガイドライン 2015 では「熱性けいれんの既往のある小児に対しては発熱性疾患罹患中における鎮静性抗ヒスタミン薬使用は熱性けいれんの持続時間を長くする可能性があり推奨されない（グレード C）」としている[6]．

一方で Cerminara らは，鎮静性が低いとされる第 2 世代の抗ヒスタミン薬であるデスロラタジン（デザレックス®）によってんかん発作が誘発された 4 症例を報告している[7]．

以上から，抗てんかん薬を内服している患者に対しては，抗ヒスタミン薬の不必要な使用を避けるべきであり，どうしても必要な時は図 1 を参考

にして脳内ヒスタミン H₁ 受容体占拠率の低い抗ヒスタミン薬を用いるのが無難であると考える．もちろん，アナフィラキシー時のように，鎮静性抗ヒスタミン薬の経静脈投与のメリットが大きい場合は別である．

参考文献

1) 公益社団法人　日本てんかん協会：抗てんかん薬ポケットブック　改訂第6版. 診断と治療社, 2016.
   Summary　抗てんかん薬の禁忌，副作用，相互作用などがコンパクトにまとめられている．

2) Yanai K, Tashiro M：The physiological and pathophysiological roles of neuronal histamine：an insight from human positron emission tomography studies. Pharmacol Ther, **113**(1)：1-15, 2007.
   Summary　神経伝達物質としてのヒスタミンの働きを，PET による中枢神経系 H₁ 受容体の解析を通じて，review している．各種抗ヒスタミン薬の中枢神経系 H₁ 受容体占拠率のグラフが参考になる．

3) Zolaly MA：Histamine H1 antagonists and clinical characteristics of febrile seizures. Int J Gen Med, **5**：277-281, 2012.
   Summary　抗ヒスタミン薬内服群(84例)で非内服群(166例)に比べて，熱性けいれん持続時間が平均で 4.5 分から 9.0 分に延長した．

4) 木村　丈，渡辺陽和，松岡太郎：鎮静性抗ヒスタミン薬の投与により熱性けいれんのけいれん持続時間は延長する．脳と発達, **46**：45-46, 2014.
   Summary　抗ヒスタミン薬内服群(29例)で非内服群(158例)に比べて，けいれん持続時間の中央値が 2.0 分から 4.5 分に延長した．中枢神経系 H₁ 受容体占拠率が 50％未満の抗ヒスタミン薬では非内服群との差を認めなかった．

5) Yokoyama H, Onodera K, Iinuma K, et al：Proconvulsive effects of histamine H1-antagonists on electrically-induced seizure in developing mice. Psychopharmacology (Berl), **112**(2-3)：199-203, 1993.
   Summary　幼若マウスにおいてのみ，抗ヒスタミン薬使用によりけいれん持続時間が延長した．

6) 一般社団法人日本小児神経学会(監)：熱性けいれん診療ガイドライン 2015. 診断と治療社, 2015.

7) Cerminara C, El-Malhany N, Roberto D, et al：Seizures induced by desloratadine, a second-generation antihistamine：clinical observations. Neuropediatrics, **44**：222-224, 2013.
   Summary　第2世代の抗ヒスタミン薬であるデスロラタジン内服でけいれんが誘発されたてんかん患者4例の報告．

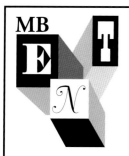

◆特集・耳鼻咽喉科における新生児・乳幼児・小児への投薬—update—

IV. 合併症のある子に対する投薬
2. 原発性免疫不全症や移植後の免疫抑制薬服用中の小児に対する投薬

河合利尚*

Key words: 原発性免疫不全症(primary immunodeficiency), 免疫抑制薬(immunosuppressive drug), 自然免疫(innate immunity), 獲得免疫(acquired immunity), 免疫グロブリン(immunoglobulin)

Abstract 免疫応答は,自然免疫と獲得免疫の2つに大別され,相互に連携し生体防御に働く.原発性免疫不全症や移植後では,影響される免疫担当細胞によって易感染性を示す病原体が異なる.抗体産生能が低下すると,血清IgGが低下し中耳炎や副鼻腔炎などの感染症を繰り返すことがある.免疫グロブリン定期補充療法によって血清IgGトラフを適切に保つことで,感染症を予防することができる.しかし,粘膜免疫に関与するIgAは補充されないので,症状が改善しない場合は,抗生剤治療が検討される.また,T細胞機能が抑制されると,T細胞の細胞障害作用とB細胞の抗体産生能が同時に低下するため,免疫グロブリン補充療法と抗生剤の予防内服が併用される.

ステロイドや一部の免疫抑制薬は,自然免疫と獲得免疫を抑制するため,細菌やウイルス,真菌に対して易感染性をきたす.抗生剤の予防内服とともに,真菌感染のモニタリングを行い,抗真菌薬の適応を判断する.

自然免疫と獲得免疫

病原体の感染に対する生体防御反応は免疫応答と呼ばれ,最初に応答するのが好中球やマクロファージなどの食細胞(貪食能をもつ細胞)であり,自然免疫と呼ばれる.その後,自然免疫と連携して,さらに効果的に感染性微生物を排除する機序を獲得免疫と呼ぶ[1].

自然免疫は数時間で賦活化し最初の砦として病原体の排除に寄与するが,排除しきれない時には,マクロファージを介してリンパ球を活性化し,数日から数週間かけて抗原特異的な獲得免疫応答を誘導する.獲得免疫は脊椎動物にのみ備わっており,リンパ球の精密な特異的抗原認識機能に依存している.

原発性免疫不全症を疑う時

1. 免疫不全症とは

生体防御反応に関連する様々な異常によって,感染症への抵抗力が低下した状態を免疫不全症と呼び,先天的な場合を原発性免疫不全症,移植や免疫抑制薬,化学療法,悪性腫瘍など後天的要因によって起こる場合を続発性免疫不全症と分類する.

2. 原発性免疫不全症の概要

原発性免疫不全症は,好中球や単球/マクロファージなど食細胞に異常をきたす自然免疫の異常症と,T細胞(Tリンパ球)やB細胞(Bリンパ球)などリンパ球系に異常をきたす獲得免疫の異常症に大別される.

* Kawai Toshinao, 〒157-8535 東京都世田谷区大蔵2-10-1 国立成育医療研究センター生体防御系内科部免疫科, 医長

表 1. 原発性免疫不全症における年齢ごとの特徴的な臨床所見

年齢	臨床所見	疾患
生後 6 ヶ月未満	重症 CMV 感染症, ニューモシスチス肺炎, 下痢, 発育不良	重症複合免疫不全症
	臍帯脱落遅延, 歯周炎, 白血球増多	白血球接着異常症
	特異顔貌, 低 Ca 血症, テタニー, 先天性心疾患	DiGeorge 症候群
	好中球減少, 歯肉炎, 再発性アフタ性潰瘍	重症先天性好中球減少症
	BCG リンパ節炎, 膿瘍, 肺炎, 骨髄炎	慢性肉芽腫症
	アトピー様皮疹, 血便	Wiskott-Aldrich 症候群
	皮膚白皮症, 神経学的異常, リンパ節腫脹	Chediac-Higashi 症候群
6 ヶ月～5 歳未満	持続する口腔内カンジダ, 爪カンジダ, 内分泌障害	慢性皮膚粘膜カンジダ症
	反復する気道感染, 慢性下痢, 副鼻腔炎, 中耳炎	X 連鎖無ガンマグロブリン血症
	伝染性単核球症の重症化, 血球貪食症候群	X 連鎖リンパ増殖性症候群
5 歳以上	運動失調, 毛細血管拡張症, 小脳失調, 副鼻腔炎	毛細血管拡張性運動失調症
	ナイセリア髄膜炎	補体欠損症
	副鼻腔炎, 気管支拡張症, 自己免疫疾患, 脾腫	分類不能型免疫不全症

1) 自然免疫の異常

好中球や単球／マクロファージなどの食細胞や, 補体系の異常症では, 主に細菌や真菌に対して易感染性を示す. 食細胞は, 病原体を貪食・殺菌するだけでなく, 病原体を T 細胞へ抗原提示し獲得免疫を活性化する作用をもつ. そのため, 食細胞の異常症には, 自然免疫と獲得免疫の両方に異常をきたす疾患群もある.

また, 補体は病原体の侵入によって活性化し, 炎症細胞の遊走, 病原体のオプソニン化, 破壊作用を担う分子である. 例えば, C3 は補体の活性化経路で中心的な役割を果たす分子であり, C3 欠損症では乳児期から化膿性感染を繰り返す.

乳幼児期からブドウ球菌やグラム陰性桿菌などの細菌に易感染性を示し, 化膿性感染を繰り返す場合に, 自然免疫の異常症が疑われる (表 1).

2) 獲得免疫の異常

T 細胞には, 細胞障害作用と B 細胞を活性化する作用がある. そのため, T 細胞の機能障害 (あるいは欠損) は, T 細胞と B 細胞の両系統の機能異常をきたすため, 重症複合免疫不全症 (severe combined immunodeficiency; SCID) の原因となる. SCID では, T 細胞の細胞障害作用と B 細胞の免疫グロブリン産生能 (抗体産生能) が著しく低下し, 生後数ヶ月以内に日和見感染症を発症する. 生後 6 ヶ月未満の乳児で, 難治性の鵞口瘡や重篤なウイルス感染症, ニューモシスチス肺炎を発症した場合に, SCID が疑われる (表 1).

また, B 細胞の異常症 (無ガンマグロブリン血症, IgG2 欠損症などの抗体産生不全症) では, 母体からの移行抗体が減少する生後 6 ヶ月以降に臨床症状を呈することが多い. この頃から, 肺炎球菌やインフルエンザ桿菌による中耳炎, 副鼻腔炎, 肺炎を繰り返す場合に, 抗体産生不全が疑われる. なお, 血清 IgG の大半は IgG1 であるため, IgG2 欠損症の診断には IgG2 サブクラスを測定しなければならない.

3. 原発性免疫不全症を疑った時の免疫検査

原発性免疫不全症は稀な疾患であるが, 軽症から重症まで幅広い重症度の免疫不全症が含まれる. 中には, 副鼻腔炎を繰り返すことを契機に, 原発性免疫不全症の診断に至るケースもある. 原発性免疫不全症を疑い, 検査を進めることが早期診断につながる. スクリーニング検査として行われる検査を以下に示す.

1) 血算 (分画), 一般生化学
2) 血清 IgG, IgM, IgA, IgE (可能であれば, IgG サブクラス)
3) 既予防接種や既感染症の特異抗体価 (麻疹, 風疹, 水痘, 百日咳, EBV, CMV など)
4) 補体 (C3, C4, CH50)
5) リンパ球幼若化反応 (PHA, ConA)

6）胸部 X 線(胸腺，アデノイドの有無)

この他，免疫科のある専門施設では，フローサイトメトリを用いたリンパ球サブセット解析や好中球機能検査が行われる．

免疫抑制薬による免疫能の低下

免疫抑制薬は，移植後の拒絶反応の抑制，自己免疫疾患(若年性特発性関節炎，皮膚筋炎，全身性エリテマトーデス，シェーグレン症候群など)，腎疾患(ネフローゼ症候群，ループス腎炎など)，血液疾患(再生不良性貧血など)，炎症性腸疾患などに適応をもつ．

自然免疫系と獲得免疫系へ与える影響は，免疫抑制薬によって異なる．原発性免疫不全症と同様に，機能が抑制される免疫細胞によって易感染性を示す病原体が決定する．これらの疾患で使用される主な免疫抑制薬と免疫抑制の概要を以下に示す．

1．代表的な免疫抑制薬の免疫抑制
1）副腎皮質ステロイド(グルココルチコイド)

1940 年代後半に，副腎皮質から分離されたコルチゾンを元に，電解質作用を減らしたグルココルチコイド(以下，ステロイド)が合成された．ステロイドは，細胞質のグルココルチコイド受容体(GR)と結合し，活性型 GR へ変換することで遺伝子発現を調節する．その結果，アラキドン酸カスケードや炎症性サイトカイン合成，好中球誘導作用，マクロファージの活性化，T 細胞の活性化／増殖，化学伝達物質の放出を抑制する．ステロイドの用量によって活性化される GR が増加するため，高用量のステロイド投与中は，自然免疫と獲得免疫の両方の免疫応答が低下する．

2）アルキル化剤(シクロホスファミド)

シクロホスファミドは，肝臓のチトクローム P-450(CYP)2B6 によって活性化し，薬効を示すプロドラッグである．この活性化体であるホスホラミドマスタードは，強いアルキル化作用をもち，DNA のグアニンをアルキル化して核酸の合成を阻害する．本剤によって DNA 合成が強力に阻害されるため，活性化したリンパ球の増殖が抑制され拒絶反応の抑制や抗炎症作用を示す．しかし，同時に，生体防御反応に必要な B 細胞や T 細胞の分化／増殖も阻害されるため，獲得免疫が低下する．また，骨髄抑制を生じることがあり，好中球など食細胞が減少する場合には，自然免疫の低下を伴うこともある．

3）代謝拮抗薬(メトトレキサート，アザチオプリン，ミコフェノール酸モフェチルなど)

メトトレキサートは葉酸の類似体であり，葉酸依存性の代謝経路を阻害する．葉酸は，DNA の合成作用と，RNA やタンパク合成を触媒する作用を示す．メトトレキサートは，これらの作用を阻害するとともに，細胞が細胞周期 S 期に入るのを遅延させる効果がある．このため，リンパ球や食細胞の活性化と増殖を抑制し抗炎症作用を示す．

アザチオプリンは，生体内で 6-メルカプトプリンへ代謝され，チオイノシン酸が産生される．これがイノシン酸と拮抗して，プリンヌクレオチドの生合成を阻害し，DNA や RNA 合成を阻害することで免疫細胞の活性化／増殖を抑制する．主に，リンパ球に作用することから，高用量では獲得免疫の低下をきたす．

ミコフェノール酸モフェチルは，生体内でミコフェノール酸に加水分解され，活性化 T 細胞と活性化 B 細胞におけるプリン塩基の de novo 合成を阻害する．そのため，T 細胞と B 細胞の増殖が選択的に阻害される．一般に，獲得免疫が抑制されるが，白血球減少や汎血球減少をきたすことも報告されている．

4）カルシニューリン阻害薬(シクルスポリン，タクロリムス)

シクロスポリンは，真菌の代謝産物から単離された環状ポリペプチドで，IL-2 や IFNγ，サイトカイン受容体などの産生を選択的に抑制する．特に，NF-AT(nuclear factor of activated T cells)活性化や NF-κB を阻害する．

タクロリムスは，放線菌の代謝産物として発見

されたマクロライド骨格をもつ薬剤で，シクロスポリンと同様にカルシニューリンを阻害してNF-ATの活性化(核内への移行)を阻害する．

これらのカルシニューリン阻害薬は，活性化T細胞の機能や増殖を著明に抑制し拒絶反応の抑制や抗炎症作用を示す．同時に，生体防御反応の観点では，T細胞の機能と増殖が抑制され，B細胞の抗体産生能も低下する．

2．代表的な生物学的製剤による免疫抑制

炎症性疾患や移植後の免疫応答に関する病態機序の研究が進み，病態の中心的役割を果たす分子が明らかになった．生物学的製剤は，標的分子を特異的に阻害することで免疫抑制効果を示す薬剤であるが，関連する特定の免疫能が低下するため，感染症の危険性も指摘されている．

1）B細胞除去(リツキシマブ)

本剤は抗ヒトCD20モノクローナル抗体であり，CD20を発現する成熟B細胞へ結合しB細胞を除去することで，免疫抑制作用を示す．CD20+B細胞は抗体産生細胞であるため，B細胞が除去されている間，抗体産生能が低下し，ウイルスや肺炎球菌，インフルエンザ桿菌などへ易感染性を示す(Blood. 2010；115(19)：3861-3868／Biol Blood Marrow Transplant. 2009；15(7)：795-803.)．

2）抗TNF阻害薬(インフリキシマブ，エタネルセプト，アダリムマブ，ゴリムマブ)

エタネルセプトはTNFα/βを標的とする薬剤で，TNFα/βの中和作用を示す．他の3剤は，TNFαを標的とし，TNFαの中和とTNFα産生細胞を障害する．TNFαは，IL-1やIL-6，IL-8，IFNなど炎症性サイトカインの産生を誘導するとともに，好中球を活性化しエラスターゼの産生を亢進し，細菌やウイルス，真菌に対する感染防御に寄与する．本剤によって，これらの病原体に対して易感染性をきたすことがある．

3）抗IL-6阻害薬(トシリズマブ)

IL-6はB細胞刺激因子であり，B細胞の抗体産生を誘導する．また，Th17ヘルパーT細胞の分化を誘導することも明らかになり，抗IL-6阻害薬による自己免疫疾患の抗炎症メカニズムの詳細が明らかになった．本剤により抗体産生能が低下すると，ウイルスや肺炎球菌，インフルエンザ桿菌などへ易感染性を示す．

4）抗IL-1阻害薬(カナキヌマブ)

IL-1は，リンパ球や単球／マクロファージなどを活性化し，IL-1，IL-6，TNFα，IL-17，IL-8，COX-2など様々な炎症性サイトカインやケモカインの発現が誘導される．抗IL-1阻害薬によって，抗TNF阻害薬や抗IL-6阻害薬によって易感染性を示す病原体の感染リスクが増加する可能性がある．

5）T細胞の活性化阻害(アバタセプト)

本剤は抗原提示細胞に発現するCD80/86からの共刺激シグナルを阻害するため，T細胞の活性化が抑制される．そのため，T細胞から産生されるIL-2やIFNγ，TNFαなどリンパ球の活性化シグナルが低下し，主にウイルスや細胞内感染菌(サルモネラなど)，非定型抗酸菌，結核菌の感染防御が低下する．

免疫不全と免疫グロブリン治療

低ガンマグロブリン血症やIgGサブクラス欠損症は，獲得免疫の異常をきたす抗体産生不全症である．低ガンマグロブリン血症は，原発性免疫不全症だけでなく，移植後や血液疾患，HIV感染症，医原性など続発性の抗体産生不全症でもみられる(表2)．抗体産生不全の臨床症状は，易感染

表2．主な続発性抗体産生不全症

血液疾患
リンパ増殖性疾患
腫瘍性疾患
慢性リンパ性白血病
非ホジキンBリンパ腫
多発性骨髄腫
Good症候群
造血幹細胞移植後
臓器移植後
HIV感染症
医原性
免疫抑制薬
生物学的製剤

表 3. 免疫グロブリン補充療法の投与方法の比較

	静注療法	皮下注療法
投与経路	静注	皮下注
投与	病院／静脈確保	自宅／自己注射（静脈確保不要）
投与頻度	3～4週ごと	1～2週ごと
投与時間	2～6時間	30～90分
大量療法	可能	制限あり
血清 IgG 値	変動	安定
薬物動態	投与後，急激に上昇し徐々に低下	効果減弱なし
	トラフ低値で効果減弱	
対象患者	依存性の高い患者	腎機能障害
	コンプライアンスの低い患者	心不全
コスト	高い	低い

性が主体であり，反復性気道感染症，尿路感染症，化膿性リンパ節炎，膿皮症，髄膜炎，敗血症，遷延性下痢などが多い．また，先天的に B 細胞が欠損する抗体産生不全症である X 連鎖無ガンマグロブリン血症では，中耳炎や副鼻腔炎を繰り返し，しばしば難治性の経過をとる．このことからも，低ガンマグロブリン血症と耳鼻咽喉科領域の感染症が密接に関連することは明らかである．病原体では，細胞融解型ウイルス（エンテロウイルス，アルボウイルス，肝炎ウイルス）や細菌（肺炎球菌，黄色ぶどう球菌，インフルエンザ桿菌，大腸菌，緑膿菌など）に対して易感染性を示す．

原発性および一部の続発性抗体産生不全症に対して，免疫グロブリン定期補充療法が行われる[2]．また，IgG サブクラス欠損症でも，免疫グロブリンを補充することで感染症の頻度が低下することがある．臓器移植後の続発性低ガンマグロブリン血症では，血清 IgG が 400 g/dl 未満で重症感染症を合併するリスクが上昇するといわれる[3]．現在，免疫グロブリン定期補充療法は，血清 IgG のトラフを目安に行われており，血清 IgG トラフが 600 mg/dl 以上で感染症の頻度が低下し，800～1,000 mg/dl 以上で慢性肺疾患の発生リスクが軽減する[4]．ただし，症例によって至適投与量は異なるため，感染症の評価と血清 IgG の測定を行いながら，個別に調節する．

元々，免疫グロブリン製剤は静注製剤のみ市販されていたが，投与後，血清 IgG が上昇した後，1 週間程度で急速に低下することが課題であった．2014 年に，国内で皮下注製剤が発売され，免疫グロブリン定期補充療法として皮下注製剤が普及してきた．免疫グロブリンが皮下注投与されると，皮下組織から胸管を介して末梢循環へ移行すると言われ，血清 IgG は投与 36～72 時間後にピークとなる．そのため，皮下注投与によって血清 IgG の急激な増減がなくなり，血中濃度が安定した[5]（表 3）．

抗生剤の長期予防内服

低ガンマグロブリン血症では，粘膜抗体である IgA の産生が低下していることも多い．免疫グロブリン補充療法では IgG のみ補充されるため，粘膜免疫は改善せず，中耳炎や副鼻腔炎，気道感染症に罹患するリスクは残る．そこで，免疫グロブリン補充療法によって十分な感染予防効果が得られない抗体産生不全（難治性および反復性感染症を合併する症例）において，抗生剤の予防内服が検討される．

マクロライドは，びまん性汎細気管支炎に対して 14 員環マクロライドの少量長期投与によって生存率が改善した報告や，囊胞性線維症患者に対する 15 員環マクロライドの有効性が報告されている[6]．免疫抑制作用や粘液線毛輸送機能障害を改善する作用などが期待されるため，マクロライドは慢性副鼻腔炎の治療薬として有用である．しかし，急性副鼻腔炎の主要な病原菌である肺炎球

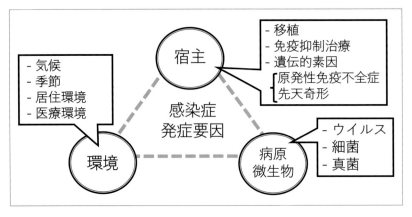

図 1. 感染症のトライアングル

菌やインフルエンザ桿菌の多くは，14員環マクロライドに耐性を示すため，耐性菌の観点から，マクロライドの長期予防内服を避け，病態に応じた薬物療法を選択する．マクロライド系抗生剤は交叉耐性の耐性機構をもつため，1つの抗生剤で耐性が獲得されると，他の抗生剤でも耐性が誘導される．

ST合剤は，原発性免疫不全症において細菌感染症やニューモシスチス肺炎の予防薬として，有用性が報告されている．自然免疫の異常および獲得免疫の異常（主にT細胞機能低下）に対して，ST合剤（バクタ® 0.05～0.1 g/kg/日）の予防内服が有効である．ST合剤は交叉耐性を示す可能性が低いため，原則として，原発性免疫不全症では一生涯継続する．また，自然免疫やT細胞機能が著しく低下する病態では，真菌感染症を合併するため，イトラコナゾール（4～6 mg/kg/日）を予防的に服用することもある．

免疫抑制薬とマクロライドの相互作用

マクロライドは薬物動態の機構に基づいて，チトクローム P 450 3A4（CYP3A4）によって代謝される薬物と相互作用を示す．マクロライドと，シクロスポリンやタクロリムスを併用すると，これらの血中濃度は上昇する．マクロライドはCYP3A4によって酸化代謝されるため，本来，CYP3A4によって代謝されるシクロスポリンとタクロリムスの代謝が阻害され，血中濃度が上昇する．

処方の実際

感染症の発症には，宿主，環境，病原微生物の3つの要因が関与しており，お互いに影響している（図1）．薬物療法とともに，環境整備，病原体への曝露回避が必要となる．

宿主の免疫能によって，易感染性を示す病原微生物が異なるため，適切な検査によって宿主の免疫能を評価し，感染症の予防治療を選択する．獲得免疫の障害では，T細胞の機能低下がある場合には免疫グロブリン定期補充療法＋ST合剤内服（＋抗真菌薬内服（重症例）），T細胞機能低下を伴わない抗体産生不全症では，免疫グロブリン定期補充療法が行われる．ただし，耳鼻咽喉科領域の感染症や腸炎を反復する場合，ST合剤を予防的に併用されることもある．自然免疫の障害では，予防的にST合剤内服（＋抗真菌薬内服（重症例））が行われる．

参考文献

1) Picard C, Al-Herz W, Bousfiha A, et al：Primary Immunodeficiency Diseases：an Update on the Classification from the International Union of Immunological Societies Expert Committee for Primary Immunodeficiency 2015. J Clin Immunol. 2015：**35**(8)：696-726. doi：10.1007/s10875-015-0201-1.
2) Walsh JE, Gurrola JG, 2nd, Graham SM, et al：Immunoglobulin replacement therapy reduces chronic rhinosinusitis in patients with antibody deficiency. Int Forum Allergy Rhinol. 2017：**7**(1)：30-6. doi：10.1002/alr. 21839.

3) Florescu DF, Kalil AC, Qiu F, et al：What is the impact of hypogammaglobulinemia on the rate of infections and survival in solid organ transplantation? A meta-analysis. Am J Transplant. 2013；**13**(10)：2601-10. doi：10.1111/ajt.12401.
4) Sriaroon P, Ballow M：Immunoglobulin Replacement Therapy for Primary Immunodeficiency. Immunol Allergy Clin North Am. 2015；**35**(4)：713-30. doi：10.1016/j.iac.2015.07.006.
5) Compagno N, Malipiero G, Cinetto F, et al：Immunoglobulin replacement therapy in secondary hypogammaglobulinemia. Frontiers in immunology. 2014；**5**：626. doi：10.3389/fimmu.2014.00626.
6) Saiman L, Marshall BC, Mayer-Hamblett N, et al：Azithromycin in patients with cystic fibrosis chronically infected with Pseudomonas aeruginosa：a randomized controlled trial. JAMA：the journal of the American Medical Association. 2003；**290**(13)：1749-56. doi：10.1001/jama.290.13.1749.

新刊書籍

ここからスタート！
眼形成手術の基本手技

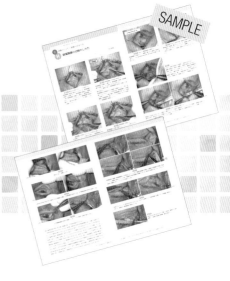

編集　鹿嶋友敬　新前橋かしま眼科形成外科クリニック
　　　　　　　　群馬大学眼科
　　　　　　　　帝京大学眼科
　　　今川幸宏　大阪回生病院眼科
　　　田邉美香　九州大学大学院医学研究院眼科学分野

■ B5判　オールカラー　184頁
■ 定価（本体価格 7,500 円＋税）
■ 2018 年 1 月発行

眼形成手術に必要な器具の使い方、症例に応じた手術デザインをはじめ、麻酔、消毒、ドレーピングを含めた術中手技の実際を、多数の写真やシェーマを用いて気鋭のエキスパートが解説！
これから眼形成手術を学んでいきたい眼科、形成外科、美容外科の先生方にぜひ手に取っていただきたい1冊です。

CONTENTS
1．眼瞼を知る／2．器具の選び方／3．眼瞼の手術デザイン／4．麻酔をマスターする／5．消毒のしかた／6．ドレーピング／7．切開のコツ／8．剥離のしかた・組織の見分け方／9．止血を極める／10．縫合／11．周術期管理／コラム

全日本病院出版会
〒113-0033　東京都文京区本郷 3-16-4　Tel：03-5689-5989
http://www.zenniti.com　Fax：03-5689-8030

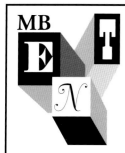

◆特集・耳鼻咽喉科における新生児・乳幼児・小児への投薬—update—
V. 他科と共同でみていく疾患
1. 血管腫

松島可奈[*1]　仲野敦子[*2]

Key words：血管腫（hemangioma），ISSVA 分類（ISSVA classification），プロプラノロール（propranorol），ステロイド（corticosteroid）

Abstract　従来血管腫と総称されていた疾患群は現在 ISSVA 分類によって血管性腫瘍と血管奇形に分類されている．血管性腫瘍では血管内皮の増殖性変化を伴い，形態形成の異常を主態とする血管奇形とは病態や治療方法が全く異なる．血管性腫瘍の中には自然退縮が期待できるものもあるが，病変の局在や大きさによっては積極的な介入が必要となる．治療法としては低侵襲で副作用が少ないプロプラノロール内服治療が第一選択となりつつある．気道もしくはその近傍に存在するもの，巨大な病変，多発奇形を合併したケースなど，急激な全身状態悪化のリスクが想定される場合には専門施設への紹介を検討するべきである．

はじめに

The International Society for the Study of Vascular Anomalies により 1996 年の学術会議で ISSVA 分類が採択された[1]．ISSVA 分類では，従来「血管腫」「母斑」などと総称されていた vascular anomaly の疾患群は血管性腫瘍と血管奇形の2種類に分類されている（表1）．

血管性腫瘍と血管奇形は臨床学的，病理学的に異なるだけでなく治療法が全く異なる点が非常に重要である．血管性腫瘍は主に内皮細胞の過形成によって増大する．その一方，血管奇形は細胞増殖の乏しい内皮を持ち，形態形成の局所的な異常と考えられ，杯形成と脈管形成を制御する経路の機能障害により引き起こされたと考えられている[2]．

比較的幼少時に存在する代表的な血管性腫瘍は乳児血管腫，先天性血管腫，その他の血管腫瘍（kaposiform hemangioendothelioma, tufted angioma）に分類されるが[2]，本稿では中でも特に頻度の高い乳児血管腫について主に述べる．

疫　学

従来苺状血管腫と呼ばれていたが，ISSVA 分類では血管性腫瘍の中の乳児血管腫として分類されるようになった（表1）．乳児血管腫は小児に発生する腫瘍では最も頻度が高いとされる[3]．発生頻度には人種差があり，1歳の白人では 10～12% に存在するが日本人では 0.8% とされ[4]，発症率は 1：3 と女児に多い．単発例は 80%，多発例は 20% ともいわれており[5]，多発例も珍しくない．病態は血管内皮細胞の腫瘍性増殖とアポトーシスによる消退で，生後1年以内に急激に増大し，5～7年の経過で 90% 程度の症例が自然消退する[6]．発生部位は頭頸部 60%，体幹 25%，四肢 15% とされ，頭頸部に多い[7]．

診　断

乳児血管腫は局面型，腫瘤型，皮下型の3種に大別され[2]，皮下型では表面に皮膚病変がないた

[*1] Matsushima Kana, 〒260-8677 千葉市中央区亥鼻 1-8-1　千葉大学医学部附属病院耳鼻咽喉・頭頸部外科
[*2] Nakano Atsuko, 千葉県こども病院耳鼻咽喉科, 診療部長

表 1. 従来の分類と ISSVA 分類の対応

従来の分類	ISSVA 分類
	血管性腫瘍 vascular tumor
苺状血管腫 strawberry hemangioma	乳児血管腫 infantile hemangioma
	血管奇形 vascular malformation
海綿状血管腫 cavernous hemangioma	静脈奇形 venous malformation(VM)
静脈性血管腫 venous hemangioma	
筋肉内血管腫 intramuscular hemangioma	
滑膜血管腫 synovial hemangioma	
動静脈血管腫 arteriovenous hemangioma	動静脈奇形 arteriovenous malformation(AVM)
単純性血管腫 hemangioma simplex	毛細血管奇形 capillary malformation(CM)
毛細血管拡張症 teleangiectasia	
ポートワイン斑 portwine stain	
リンパ管腫 lymphangioma	リンパ管奇形 lymphatic malformation(LM)
cystic hygroma	

(文献 2 より一部改変)

表 2. 血管腫と血管奇形の相違点

	乳児血管腫	血管奇形
発症時期および経過	幼小児期	治療しなければ生涯続く
経過	増殖期・消退期・消失期の 3 期がある	成長に比例して増大／少しずつ増大
男女比	1:3~9	1:1
細胞	・内皮細胞の turnover 亢進 ・肥満細胞数の増加 ・基底膜の肥厚	・内皮細胞の turnover 正常 ・肥満細胞数正常 ・基底膜は薄い
増大の起点	なし(不明)	外傷,ホルモンの変化
病理	・増殖期,消退期,消失期に応じて特徴的 ・GLUT1 陽性	・CM,VM,LM,AVM それぞれの特徴 ・GLUT1 陰性

CM:毛細血管奇形, VM:静脈奇形, LM:リンパ管奇形, AVM:動静脈奇形

め静脈奇形などの腫瘍性病変との鑑別が必要である.MRI 検査では T1 強調像で筋肉と等~低信号,T2 強調像で比較的均一な高信号,flow void 所見がみられることは血管腫に特徴的である.病理学的には(乳児)血管腫では増殖期・消退期を通じて erythrocyte-type glucose transporter 1(GLUT1)免疫染色が陽性となるのに対し,血管奇形では陰性となる(表 2).

治療

乳児血管腫であれば学童期頃までに自然退縮が期待できるために約 90% の症例は経過観察の対象となる.積極的な介入が必要かどうかは,病変の大きさ,局在(特に上気道病変など生命の危険が伴うもの),増大傾向,整容面での著しい問題,などを考慮して検討する.Kasabach-Merritt 症候群を合併し血小板減少症,凝固異常などをきたす場合には早期の治療開始が望ましい.

治療法としてはステロイド,プロプラノロール,インターフェロンによる保存的治療や外科手術,レーザー照射,塞栓術などが挙げられるが,以下にステロイド治療とプロプラノロールによる治療について述べる.

1. プロプラノロール

経口投与が可能であり,低侵襲で副作用が少ないという長所があり近年第一選択の治療法となりつつある.レーザー照射と比較して治療後の瘢痕などもほとんどみられない.図 1 はプロプラノ

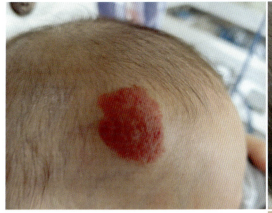
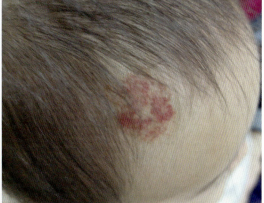
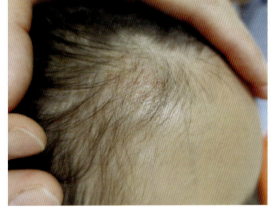

図 1.
頭部乳児血管腫の経口プロプラノロールによる治療経過
 a：初診時
 b：治療開始2ヶ月
 c：初診後2年（治療終了後1年半）

ロールによる治療例である．作用機序の詳細は不明だが，①一酸化窒素の産生を抑制することにより血管収縮を起こす，②線維芽細胞増殖因子や血管内皮増殖因子の発現を抑制する，③内皮細胞のアポトーシスを引き起こす，などの機序が指摘されている．海外でのランダム化比較試験では3 mg/kg/day，6ヶ月間の投与の優位性が報告されている[8]．また日本国内での第Ⅲ相臨床試験においても3 mg/kg/day，24週間投与の有効性と安全性が示され[9] 2016年7月にはヘマンジオル®シロップの製造販売が承認された．喘息や心不全を持つ児は本治療の適応外である．副作用としては低血糖，低血圧，徐脈，高カリウム血症，好中球減少といったものが想定されるが，副作用の報告は少ない．ただし，多発する頭頸部血管腫に脳血管奇形・心血管奇形などを合併するPHACE症候群[10)11)]などの多発奇形症候群のケースでは脳虚血や脳梗塞発症の報告があり[12]，小児科医と連携した治療が望ましい．

2．ステロイド

従来乳児血管腫の標準的な治療として行われており，投与量と投与機関を適切に行えば有用な治療法である．限局した血管腫の場合には局所投与（局所注射）することもあるが，全身投与の場合には2～3 mg/dayのプレドニゾロンの経口投与，または経静脈投与による高用量パルス療法がある．ただし無効例も少なからず存在する[13]．副作用として神経発達の阻害，肥満，骨粗しょう症，副腎不全，緑内障，自己免疫疾患，炎症性疾患などが挙げられる．

専門機関への相談のタイミング

上気道に存在する病変，気道を圧排する可能性のある部位に存在する病変の場合，感染などを契機に気道狭窄が急速に進行する危険性がある．このようなケースでは早期の治療介入を検討する必要があり，経過中に緊急気管挿管や気管切開が必要となる可能性を念頭におき，小児の集中管理が可能な専門機関へ相談したい．また，前述したよ

うな血管腫を伴う奇形症候群が疑われるケースも，専門機関での精査を勧めるのが望ましいと考える．

参考文献

1) ISSVA 分類　URL http://www.issva.org/classification
2) 平成 26-28 年度厚生労働科学研究費補助金難治性疾患等政策研究事業（難治性疾患政策研究事業）「難治性血管腫・血管奇形・リンパ管腫・リンパ管腫症および関連疾患についての調査研究」班：血管腫・血管奇形・リンパ管奇形診療ガイドライン 2017.
URL http://www.marianna-u.ac.jp/va/guideline.html
3) Jacobs AH, Walton RG：The incidence of birthmarks in the neonate. Pediatrics, **58**：218-222, 1976.
4) Hidano A, Nakajima S：Earliest features of the strawberry mark in the newborn. Br J Dermatol, **87**：138-144, 1972.
5) Margileth AM, Museles M：Cutaneous hemangiomas in children. Diagnosis and conservative management. JAMA, **194**：523-526, 1965.
6) Kenkel JM, Burns AJ：Vascular anomalies, lasers, and lymphedema (overview). Select Read Plast Surg, **8**：4-5, 1995.
7) Finn MC, Glowacki J, Mulliken JB：Congenital vascular lesions：clinical application of a new classification. J Pediatr Surg, **18**：894-900, 1983.
8) Léauté-Labrèze C, Hoeger P, Mazereeuw-Hautier J, et al：A randomized, controlled trial of oral propranolol in infantile hemangioma. N Engl J Med, **19**：372(8)：735-746, 2015.
　Summary　乳児血管腫の患児を対象に多施設共同無作為化二重盲検試験を行った結果，プロプラノロールを 6ヶ月間投与するレジメンが有効であることが示された．
9) Kaneko T, Sasaki S, Baba N, et al：Efficacy and safety of oral propranolol for infantile hemangioma inJapan. Pediatr Int, **59**(8)：869-877, 2017.
　Summary　プロプラノロール 3 mg/kg/日を 24 週経口投与し，有効率は 78％であった．重篤な有害事象は確認されず，上記レジメンが有効かつ安全であることが確認された．
10) 寺田明佳：PHACE 症候群．小児診療, **72**：162, 2009.
11) Metry D, Heyer G, Hess C, et al：PHACE Syndrome Research Conference. Consensus Statement on Diagnostic Criteria for PHACE Syndrome. Pediatrics, **124**(5)：1447-1456, 2009.
12) 中田昌利，塩田光隆，田中邦昭ほか：β遮断薬内服で良好に経過した PHACE 症候群．日小会誌, **120**(3)：635-641, 2016.
　Summary　右椎骨動脈低形成を伴う PHACE 症候群の児に対し 1 mg/kg/日の経口プロプラノロール投与を行い，血管腫の縮小を得た．経過中脳虚血発作が出現した．
13) Kuroda T, Kumagai M, Nosaka S, et al：Infantile Hepatic Hemangioma Study Group, Japan. Critical infantile hepatic hemangioma：results of a nationwide survey by the Japanese Infantile Hepatic Hemangioma Study Group. J Pediatr Surg, **46**(12)：2239-2243, 2011.
　Summary　乳児肝血管腫治療についての調査を行ったところ，23.1％の症例はステロイド治療に反応せず，47.4％の症例はステロイド以外の治療方法を要した．

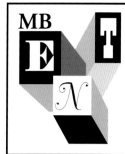

◆特集・耳鼻咽喉科における新生児・乳幼児・小児への投薬—update—

V. 他科と共同でみていく疾患
2. 髄膜炎

南　修司郎*

Key words：侵襲性感染症（invasive infection），ヒブワクチン（Hib vaccine），肺炎球菌ワクチン（pneumococcal vaccine），蝸牛骨化（cochlear ossification），人工内耳（cochlear implant）

Abstract 小児細菌性髄膜炎の診断や治療は小児科が中心となって行われる疾患である．しかしながら，後遺症である感音性難聴の対応や，小児科医との議論のためにも，耳鼻咽喉科医は基本的な知識は up date しておく必要があると考えている．本稿では，小児細菌性髄膜炎の症状・治療について「細菌性髄膜炎診療ガイドライン 2014」に沿って基本的な事項について解説する．また本疾患は，細菌性髄膜炎予防ワクチンの導入により，その動向が大きく変化している．日本では，2008 年にヘモフィルスインフルエンザ菌 b 型（Hib）ワクチン，2010 年に肺炎球菌ワクチンが導入され，その割合が急激に減少しつつある．今後もその動向や指針には注視していく必要がある．最後に耳鼻咽喉科医が積極的に関わる重要な後遺症である感音性難聴の対応について症例を提示し解説する．

小児細菌性髄膜炎の年齢層別起炎菌および治療

細菌性髄膜炎の予後の改善には，早期に診断し，早期から適切な抗菌薬を投与することが重要である．抗菌薬投与前に可能な限り腰椎穿刺を行い，髄液のグラム染色の結果や年齢などから起炎菌を推定し，経験的抗菌薬治療を開始する．起炎菌の分離後は薬剤感受性に応じて狭域の抗菌薬への変更を行う．治療開始後 48 時間以内に，髄液の無菌化が図られないと神経学的後遺症を残すリスクが高くなる[1]．特に，薬剤耐性肺炎球菌が起炎菌と考えられる場合や治療に対する反応が十分でないと判断される場合，新生児などでは，治療開始後 48 時間から 72 時間に再度髄液検査を行う．年齢層別の主要起炎菌と推奨抗菌薬を次に記載する[2]．

1．新生児

1ヶ月未満の時期にみられる細菌性髄膜炎は，出産時における母親からの垂直感染による B 群レンサ球菌（Group B *Streptococcus*；GBS）と大腸菌による例が多くを占める．ABPC（アンピシリン）と第 3 世代セフェム（セフォタキシム）との併用療法が推奨されている．

2．生後 1〜4ヶ月未満

この時期の細菌性髄膜炎起炎菌は，GBS と大腸菌が大半を占めるが，4ヶ月以上の年齢で発症頻度の高いインフルエンザ菌や肺炎球菌による髄膜炎例もみられており，耐性菌を想定して薬剤を選択する必要がある．「パニペネム・ベタミプロンまたはメロペネム」と「セフトリアキソンまたはセフォタキシム」の併用療法が推奨されている．

3．生後 4ヶ月〜16 歳未満

4ヶ月〜5歳時では，免疫学的に最も未熟な時期に相当し，細菌性髄膜炎の発症率が最も高い年齢層である．この時期の起炎菌は，ヘモフィルスインフルエンザ菌 b 型（Hib）・肺炎球菌ワクチンの普及により 2011 年以降その割合が急激に減少しつつあるものの，依然としてインフルエンザ菌と

---

* Minami Shujiro，〒 152-8902　東京都目黒区東が丘 2-5-1　国立病院機構東京医療センター耳鼻咽喉科，医長

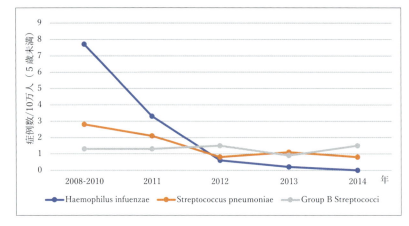

図 1.
起炎菌別小児髄膜炎罹患率
(5歳未満人口10万人当たりの罹患率)

肺炎球菌の検出割合が高い．また分離株の50%以上が薬剤耐性株であることを考慮する必要があり，「パニペネム・ベタミプロンまたはメロペネム」と「セフトリアキソンまたはセフォタキシム」の組み合わせによる併用療法が推奨されている．小児では6歳を過ぎると免疫学的にはほぼ成人に近い状態に近づき，この年齢以降での細菌性髄膜炎は極めて稀となる．

小児細菌性髄膜炎の予防

1．侵襲性インフルエンザ菌感染症と侵襲性肺炎球菌感染症について

インフルエンザ菌はグラム陰性短桿菌で，肺炎球菌はグラム陽性双球菌で，乳幼児の多くはこれらの菌を鼻咽頭に保菌している．インフルエンザ菌は，莢膜株と型別不能株(non-typable H. influenzae；NTHi)に大別され，小児の侵襲性インフルエンザ菌感染症の原因の主体はb型の莢膜を有するH. influenzae type b(Hib)である．ちなみにNTHiは小児の中耳炎の主要な原因菌である．一方，肺炎球菌は，表層の莢膜ポリサッカライドが最も重要な病原性因子であり，その血清型を決定する抗原でもある．現在までに90以上の血清型の存在が知られている[3]．侵襲性感染症は，血液や髄液など，本来無菌的な部位から細菌が分離された場合を指し，一般的に重症例が多い．

2．本邦における細菌性髄膜炎予防ワクチン

日本で使用できる細菌性髄膜炎予防ワクチンは，2008年にヘモフィルスインフルエンザ菌b型(Hib)ワクチン，2010年に4，6B，9V，14，18C，19F，23Fの7血清型を含む7価結合型肺炎球菌ワクチン(PCV7)が導入された．2つのワクチンは2011年から全国的に公費助成制度が導入されたことにより広く普及し，2013年4月からこれらワクチンの小児への定期接種化(公費負担)が開始され，接種率が急速に向上し90%以上に達した[2]．Hibワクチン接種率8割以上の国では，インフルエンザ菌細菌性髄膜炎が80〜95%激減し[4]，PCV7を導入し接種率が高い米国では，2歳以下の肺炎球菌(Streptococcus pneumoniae)髄膜炎が64%減少している[5]．後述するが，血清型置換の問題があり，2013年11月から7価ワクチン(PCV7)がより広い血清型をカバーする13価ワクチン(PCV13)に置き換えられている．

3．細菌性髄膜炎予防ワクチンの効果(図1)

日本の細菌性髄膜炎は，全国調査において年間約1,500人の発生で，小児例が7割を占めると推定されていた[6]．Hibワクチン導入前(2008〜2011年)は，インフルエンザ菌細菌性髄膜炎の5歳未満人口10万人当たりの罹患率が7.71であったが，Hibワクチン導入後の2011年は3.34(導入前からの減少率57%)，公費助成導入後の2012年は0.59(導入前からの減少率92%)，定期接種化後の2013年は0.17(導入前からの減少率98%)となっている[7]．肺炎球菌髄膜炎は，肺炎球菌ワクチン導入前(2008〜2011年)の罹患率は2.81であり，肺炎球菌ワクチン導入直後の2011年は2.09(導入前からの減少率26%)であったが，公費助成導入後の2012年は0.76(導入前からの減少率73%)，定期接種化後の2013年は1.10(導入前か

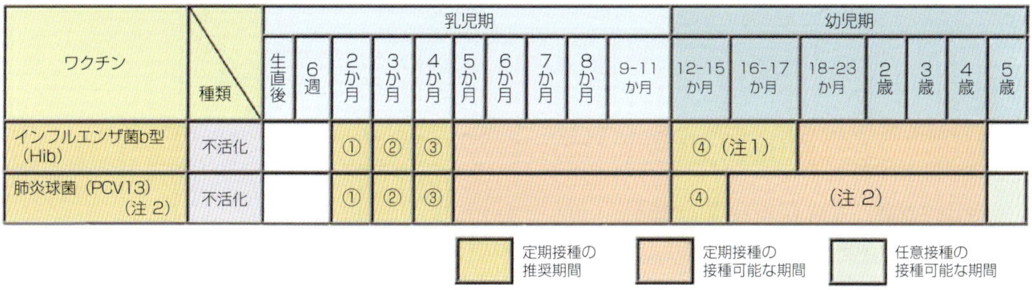

ワクチン	種類	標準的接種年齢と接種期間	日本小児科学会の考え方	注意事項
インフルエンザ菌b型（ヒブ）	不活化	①-②-③はそれぞれ27-56日（4-8週）あける ③-④は7-13か月あける	（注1）④は12か月から接種することで適切な免疫が早期に得られる。1歳をこえたら接種する	定期接種として、①-②-③の間はそれぞれ27日以上あける 7か月-11か月で初回接種：①、②の後は7か月以上あけて③、1歳-4歳で初回接種：①のみ 定期接種として、①-②-③の間は27日以上、③-④の間は7か月以上あける リスクのある患者では、5歳以上でも接種可能
肺炎球菌（PCV13）	不活化	①-②-③はそれぞれ27日（4週）以上あける ③-④は60日（2か月）以上あけて、かつ、1歳から1歳3か月で接種	（注2）定期接種で定められた回数のPCV7接種を終了した6歳未満の児は、最後の接種から8週間以上あけてPCV13の追加接種を1回行う（ただし任意接種）	7か月-11か月で初回接種：①、②の接種後60日以上あけて1歳以降に③ 1歳-23か月で初回接種：①、②を60日以上あける．2歳-4歳で初回接種：①のみ 注2）PCV7の接種が完了していないものは残りの接種をPCV13で実施する

図 2. 肺炎球菌ワクチン(PVCl3)とインフルエンザ菌 b 型(Hib)ワクチンの小児科学会が推奨する予防接種スケジュール

らの減少率 61%)と，ヒブ髄膜炎ほどではないが，ワクチン導入前に比べ，明らかに減少している[7]．肺炎球菌髄膜炎について，罹患率のみならず，その血清型に大きな変化(血清型置換)が起こっている．PCV7 導入前は，PCV7 に含まれる血清型の肺炎球菌(4, 6B, 9V, 14, 18C, 19F, 23F)の割合は 75%を占めたが，2010 年から PCV7 が導入，2013 年 4 月から定期接種となり，接種率の上昇とともに PCV7 serotype の菌は減少してきた．血清型 19 A など非 PCV7 血清型の肺炎球菌の増加が国内外とも指摘されてきたため，2013 年 11 月に PCV7 から PCV13 へ切り替えられた．2014 年は，PCV7 serotype は 2.1%，PCV 13 serotype は 36.5%となり，残る 63.5%は非ワクチン血清型の肺炎球菌となっている[7]．髄膜炎以外にも，この 2 つの細菌による重症感染症である肺炎，菌血症，骨髄炎，関節炎などを予防することも報告されている[8]．

4．細菌性髄膜炎予防接種スケジュール

小児科学会が推奨する予防接種スケジュール(図 2)は，肺炎球菌ワクチン(PVC 13)とインフルエンザ菌 b 型(Hib)ワクチンは生後 2～4ヶ月までに 3～8 週おきに 3 回接種を終え，Hib ワクチンはその 7ヶ月後，肺炎球菌ワクチンは 1～1 歳 3ヶ月時に接種を行う．この時期は種々の予防接種を行う時期であるので，その考え方や注意事項を参照されたい．デメリットとして，接種後の接種部位の発赤，腫脹，疼痛などの局所反応や発熱などの一般的な不活化ワクチンの副反応が挙げられるが，一時的なものである．その他に，接種後の全身性反応が報告されているが，稀であり，特異的な副反応は知られていない[2]．

小児細菌性髄膜炎の症状および後遺症

1．小児の細菌性髄膜炎

症状・徴候は多様である．一般には年齢が低いほど症状が軽微で，かつ典型的な症状や徴候が出現しにくい．Radetsky によると，小児の細菌性髄膜炎は，診断に至るまでの経過として，① 診断までに数日間，発熱，不活発，易刺激性，嘔吐などの非特異的症状が先行するタイプ，② 発症後急速に症状が悪化し電撃的な経過をとるタイプ，③ 1 日程度で髄膜炎の特異的症状が出現するタイプの 3 つに分かれ，① のタイプが最も多いとされている[9]．つまり細菌性髄膜炎の三徴である発熱，項部硬直，意識障害がすべて揃うことは少なく，発熱と「何となく元気がない」「ぐったりしている」「飲みがわるい」などの非特異的症状を示す場合が多い．脳圧の亢進や周囲への炎症の波及に伴い，大泉門膨隆，易刺激性，痙攣，せん妄，意識障害，無呼吸，脳神経麻痺，局所神経症状などを呈するようになる．世界的に先進諸国ではおおむね致死

率が5%，長期的有病率（神経学的後遺症）が15%とされる[10]．後遺症としてしばしば認められるものとして感音性難聴，てんかん発作，水頭症，知的障害がある[11]．

2．細菌性髄膜炎後遺症の感音性難聴

蝸牛管の炎症により蝸牛骨化が，髄膜炎発症2週間後より始まり，数年〜数十年間も進行し続けることがある．乳幼児では，臨床的に難聴の診断が困難であり，退院前にスクリーニングとして聴性脳幹反応を行うことが望ましい．難聴の程度に応じて，まずは補聴器装用を指導する．補聴器で効果がない場合には人工内耳埋め込み手術の適応を考慮する．蝸牛骨化は蝸牛水管が鼓室階に入る正円窓から1〜2mmの基底回転から始まる．Steenersonらが蝸牛骨化の程度を，ステージⅠ（正円窓部のみ），ステージⅡ（基底回転の下方部分180°まで），ステージⅢ（基底回転180°以上）の3つに分類した[12]．ステージⅠは正円窓骨化部を削開またはピックでほじ取れば，鼓室階腔が見つかり標準電極をすべて挿入できる．ステージⅡは正円窓から前方へ"drill-through"する．Drill-throughで内腔が現れれば，標準電極を全電極挿入できる．正円窓から前方へ8mmを超えると，内頸動脈損傷の危険が高まるため，その場合はステージⅢとする．ステージⅢでは，1988年にGantzらが報告したように蝸牛をdrill-outしコンプレスト電極を留置し，留置した電極を骨パテや筋膜で十分に固定する[13]．一般的にステージⅢでは人工内耳装用効果は低いとされている[14]．インフルエンザ菌b型（Hib）ワクチンと結合型肺炎球菌ワクチン（PCV）の普及により，細菌性髄膜炎後遺症の感音性難聴の件数は，激減したように感じている．ワクチン普及前に発症した細菌性髄膜炎後の感音性難聴の2症例を提示しながら，次の3つの特徴を強調したい．

① 蝸牛骨化を伴う．
② 難聴および蝸牛骨化が数年かけて進行することがある．
③ ステージⅢの蝸牛骨化は人工内耳手術も難しく，装用効果も低いことがあるため，ステージⅡまでの段階で人工内耳手術を行うのが望ましい．

1）症例1：2歳11ヶ月，女児．右ステージⅢ，左ステージⅡの蝸牛骨化

生後8ヶ月時に肺炎球菌による髄膜炎発症．2週間後のABRにて右スケールアウト，左90dBで閾値を認め，1ヶ月後のASSRでは右スケールアウト，左70dB程度の閾値であり，CORでも70dB程度で反応があった．3ヶ月後のMRIでは右ステージⅢ，左ステージⅠの蝸牛骨化を認めた．補聴器装用および療育を開始し，装用効果を認めていた．その後，徐々に左難聴が進行し（図3-a），CT・MRIでも蝸牛骨化が進行したため（図3-b）人工内耳埋め込み手術を行った．正円窓から前方へdrill-throughを行い明らかな鼓室階腔を認め，MED-EL PULSAR標準電極を全電極挿入できた．人工内耳装用効果は良好であり，現在通常小学校に就学している．

2）症例2：4歳1ヶ月，男児．両側ステージⅢの蝸牛骨化

1歳時に肺炎球菌による髄膜炎を罹患した．髄膜炎から回復したが，1ヶ月後にABR施行したところ無反応であった．高度難聴で補聴器装用と療育を開始されたが，補聴器装用効果は不十分であった．MRIにて両側蝸牛の描出が悪く，両側ステージⅢの蝸牛骨化と考えられた．髄膜炎半年後に右人工内耳埋め込み手術（Nucleus freedom CI24RECA）を行ったが，蝸牛骨化のため電極は12個のみ挿入となった．人工内耳装用後，音に反応し始めたが，蝸牛骨化がさらに進み電極が徐々に押し出され（図4-a），言語発達は不良であった．2年半後に左人工内耳埋め込み手術を行った．Canal wall upでdrill-outを行い，MED-EL PULSARコンプレスト電極を留置し骨パテ，筋膜，フィブリン糊にて十分にパックした．人工内耳装用効果も認め（図4-b），現在ろう学校小学部で教育を受けている．

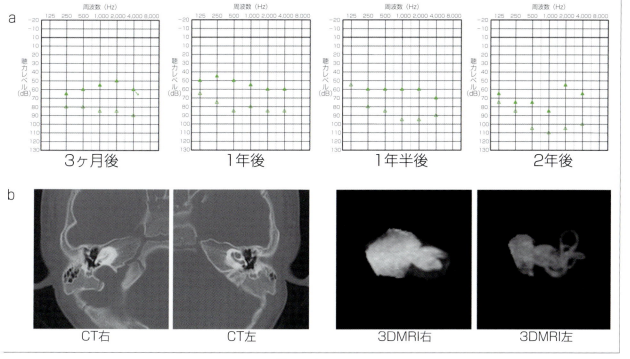

図 3. 症例 1
a：髄膜炎後 COR 経過
b：髄膜炎 2 年後 CT・MRI

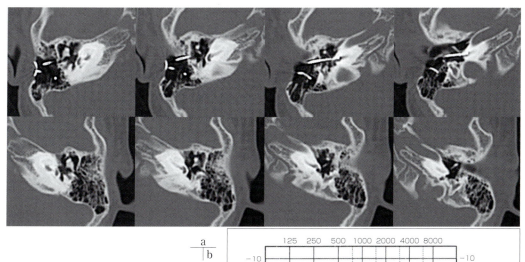

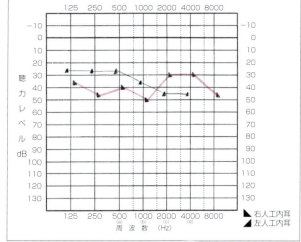

図 4.
症例 2
　a：側頭骨 CT．両側ステージⅢの蝸牛骨化．
　　右人工内耳電極が蝸牛骨化進行により徐々に
　　蝸牛外へ押し出されている
　b：人工内耳装用閾値

文 献

1) Tunkel AR, Hartman BJ, Kaplan SL, et al : Practice guidelines for the management of bacterial meningitis. Clin Infect Dis, **39**(9) : 1267-1284, 2004.
2) 日本神経学会・日本神経治療学会・日本神経感染症学会(監)：細菌性髄膜炎診療ガイドライン 2014．南江堂, 2015.
3) 森川昭廣：肺炎球菌ワクチンについて―小児―．呼吸, **34**(11) : 1063-1069, 2015.
4) Schuchat A, Robinson K, Wenger JD, et al : Bacterial meningitis in the United States in 1995. Active Surveillance Team. N Engl J Med, **337**(14) : 970-976, 1997.
5) Hsu HE, Shutt KA, Moore MR, et al : Effect of pneumococcal conjugate vaccine on pneumococcal meningitis. N Engl J Med, **360**(3) : 244-256, 2009.
   Summary　肺炎球菌性髄膜炎の発症率は，PCV7 導入以来低下しているが，非 PCV7 血清型による髄膜炎の増加が懸念される．
6) Kamei S, Takasu T : Nationwide survey of the annual prevalence of viral and other neurological infections in Japanese inpatients. Intern Med, **39**(11) : 894-900, 2000.
7) 岡田賢司, 菅　秀, 庵原俊昭ほか：小児の細菌性髄膜炎に対するワクチンの効果．日化療誌, **64**(4) : 652-655, 2016.
8) 中野貴司：「他領域からのトピックス」他科から学ぶ実地医療　ワクチンの現況と将来展望．日耳鼻会誌, **120**(3) : 171-179, 2017.
9) Radetsky M : Duration of symptoms and outcome in bacterial meningitis : an analysis of causation and the implications of a delay in diagnosis. Pediatr Infect Dis J, **11**(9) : 694-698 ; discussion 698-701, 1992.
10) Saez-Llorens X, McCracken GH Jr : Bacterial meningitis in children. Lancet, **361**(9375) : 2139-2148, 2003.
11) Baraff LJ, Lee SI, Schriger DL : Outcomes of bacterial meningitis in children : a meta-analysis. Pediat Infect Dis J, **12**(5) : 389-394, 1993.
12) Steenerson RL, Gary LB : Multichannel cochlear implantation in children with cochlear ossification. Am J Otol, **20**(4) : 442-444, 1999.
13) Gantz BJ, McCabe BF, Tyler RS : Use of multichannel cochlear implants in obstructed and obliterated cochleas. Otolaryngol Head Neck Surg, **98**(1) : 72-81, 1988.
14) Zaghis A, Todini L, Capaccio P, et al : Ossified versus patent cochlea : objective and subjective results of partial drill-out of the basal turn. J Otolaryngol, **32**(3) : 160-167, 2003.

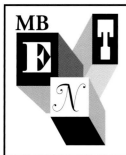

◆特集・耳鼻咽喉科における新生児・乳幼児・小児への投薬—update—

V. 他科と共同でみていく疾患
3. 先天性サイトメガロウイルス感染

安達のどか[*1] 菅沼栄介[*2]

Key words：サイトメガロウイルス(cytomegalovirus)，感音難聴(sensorineural hearing loss)，精神運動発達遅延(neuromotor developmental delay)，ガンシクロビル／バルガンシクロビル(ganciclovir/valganciclovir)，新生児スクリーニング(newborn screening)

Abstract 先天性サイトメガロウイルス感染症(以下，先天性 CMV 感染症)は，母子感染する TORCH 症候群の1つであり出生した児に感音難聴や精神運動発達遅延といった重篤な後遺症を残すことが知られている．妊娠可能な年齢層の抗体保有率の低下を背景に近年発症リスクが高まり，先天性 CMV 感染症は，約 200～300 出生に1人発症するといわれ，これはダウン症候群(1,000 出生に1人)や新生児マススクリーニングの対象疾患であるクレチン症(3,000 出生に1人)を凌ぐ頻度である．しかしながら本疾患に対する確立されたスクリーニング法がなくワクチンが未開発であることや，妊婦に対する啓発が十分になされていないなど解決すべき問題点が多い．本稿では最近 update された様々な臨床データに加え，我々が取り組んできた尿スクリーニング法の試みや治療症例について紹介する．

はじめに

ヒトサイトメガロウイルス(CMV)は，ヘルペスウイルス属の中でも最大で，直径は 200 nm．162 個のカプソメアからなる正二十面体のカプシドの内部に 64 nm のコアがあり，ここに 240 kB の2本鎖 DNA ウイルスゲノムを含んでいる．多くは不顕性感染であり健常児が重篤化することはほとんどないが，免疫不全(先天性免疫不全症，造血幹細胞移植)児においては高リスク群とされ，肺炎，肝炎，網脈絡膜炎，腸炎などの多彩な症状を呈し致死的となることもある．

近年，本邦における妊婦の CMV 抗体保有率の低下に伴い，妊娠初期に初感染することで胎児に重篤な神経学的後遺症を合併する先天性 CMV 感染症が大きな問題となっている．本稿では，先天性 CMV 感染症の疫学，臨床症状，診断，治療に加えて，当院で経験した症例，さらには我々の取り組んできた新生児尿スクリーニングの研究成果について述べる．

先天性サイトメガロウイルス感染症とは？

先天性サイトメガロウイルス感染症(以下，先天性 CMV 感染症)は，妊娠中の母親が感染した CMV が，児へ感染することで発症する母子感染症で TORCH 症候群(サイトメガロウイルス，トキソプラズマ，風疹ウイルス，単純ヘルペスウイルス，その他)の1つである．感音難聴をはじめ，多彩な神経学的後遺症(脳性麻痺，てんかん，精神運動発達遅延など)を合併することが知られている．小児の感音難聴の原因として欧米では 25％，本邦では 10 数％が先天性 CMV 感染症であると報告されている[1)2)]．発症頻度に関しては本邦における妊娠可能な年齢層における CMV 抗体保有率の低下(約 70％)を背景に，妊婦の初感染に伴う胎児への感染リスクが高まっている．我々は埼玉県

[*1] Adachi Nodoka，〒339-8551 埼玉県岩槻市馬込 2100 埼玉県立小児医療センター耳鼻咽喉科，医長
[*2] Suganuma Eisuke，同センター感染免疫科，医長

表 1. 症候性先天性 CMV 感染症でみられる臨床症状

神経学的徴候
小頭症, 感音難聴, 頭蓋内石灰化, 脳回形成異常, 哺乳力低下, 筋緊張低下, けいれん, 精神発達遅延, 脳性麻痺

非神経学的徴候
出血斑, blueberry muffin rash, 血小板低下, 網脈絡膜炎, 肝機能障害, 黄疸, 肝脾腫, 子宮内発育遅延, 貧血

内の産婦人科 2 病院で 2008 年 12 月〜2015 年 5 月に出生した新生児 23,368 人を対象に尿スクリーニングを行い, 60 人 (0.257%) が CMV-DNA が陽性で先天性 CMV 感染症であったと報告した[3]. 他の報告 (Koyano ら 0.31, 岩谷ら 0.5%) と施設間での若干の差違はあるものの, ほぼ同等の発症頻度であった[4)5]. 出生する新生児の約 200〜300 人に 1 人, すなわち年間約 4,000 人の先天性 CMV 児が出生していると推定される. これはダウン症候群 (出生 1,000 人に 1 人) や新生児マススクリーニング対象疾患であるクレチン症 (出生 3,000 人に 1 人) を凌ぐ発症頻度であるにもかかわらず, 現状では universal screening やワクチンによる予防法はなく, さらには妊婦への本感染症の発症リスクに関する周知がほとんどなされていないといった問題点を抱えている.

どのような症状の時に先天性 CMV 感染症を疑うか？

大部分は出生時には無症状であるが (無症候性先天性 CMV 感染症), 残りの約 20% は症候性である. 症候性先天性 CMV 感染症の新生児に出現しやすい臨床症状を表 1 に示す. しかし, これらの症状は他の先天性感染 (TORCH 症候群) と類似している. このような症状がなくても以下のいずれかの条件を満たしたときには先天性 CMV 感染症の可能性を疑う必要がある.

1. 聴覚スクリーニングで異常を指摘された新生児

感音難聴は, 先天性 CMV 感染症において頻度が高く神経学的予後に大きな影響を与える後遺症の 1 つであり 1/3〜1/2 の症例で合併するとの報告もある[6)7]. 先天性 CMV 感染症の 75% は新生児聴覚スクリーニングでの異常を契機に診断されるが[8], 出生時に難聴がなくても 10〜15% は遅発的に進行する[6]ため, 本スクリーニングでは見逃される症例も少なからず存在する. さらに幼児期以降に難聴の診断を受けた 10〜20% が, 先天性 CMV 感染症による難聴であるとされ[6], 年長児あっても鑑別の 1 つとして本疾患を念頭におくべきである.

症候性 CMV に合併する難聴の多くは, 両側性 (71%) で重症度が高く (最終的な難聴耳の 78% が severe か profound) かつ進行しうる. 一方で無症候性 CMV に伴う難聴の特徴は片側性が多く (57%), 小児期から思春期にかけて変動または進行することがあることから数回の評価だけでなく長期にわたる定期的な聴力検査が重要である.

2. 先天性 CMV 感染症に特徴的な頭部画像所見を呈する新生児

大脳萎縮, 脳室拡大, 頭蓋内石灰化, 白質異常 (white matter abnormality), 髄鞘化遅延, 脳回形成異常など

3. 胎児エコーでの異常所見

子宮内発育遅延, 小頭症や画像評価による異常所見 (頭蓋内石灰化, 脳室拡大, migration abnormalities など), 肝脾腫または肝石灰化, 胎児水腫, 腹水貯留

4. 妊娠中に先天性 CMV 感染を疑われる母親から出生した児

妊娠中の母体がいずれかの条件を満たすとき

・セロコンバージョン (抗体陽転化：抗 CMV-IgG 抗体陰性から陽性になること)

・推定的 CMV 初感染 (CMV-IgG, IgM 共に陽性)

・伝染性単核球症様の症状

5. 原発性免疫不全症が疑われる新生児

T 細胞機能不全を呈する重症複合免疫不全 (SCID)

先天性 CMV 感染症の診断は？

妊婦の感染の診断法として,「母子感染の予防と診療に関する研究班」[9]で示されているスクリーニング方法を推奨されたい (図 1). 妊娠初期に IgG 測定を行い陰性者に対しては妊娠中の初

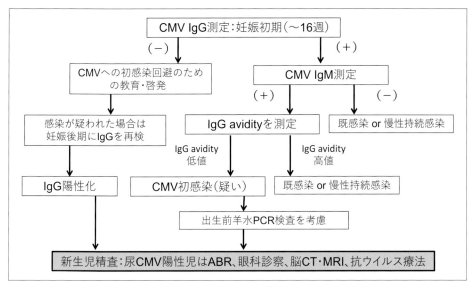

図 1. サイトメガロウイルスの妊婦スクリーニング法
（文献 9 より引用一部改変）

感染回避のための教育・啓発を行う．IgG 抗体陽性者に対しては IgM 測定により初感染妊婦を絞り込む．IgM 抗体が陽性であった場合でも，再感染や陽転化した後の長期間陽性例である可能性もあるため単独では初感染の診断には至らない．そこで IgM 陽性妊婦に対して同意を得たうえで，IgG avidity 測定を行う．Avidity とは抗原と抗体の結合力の総和のことで，感染初期において抗原との低親和性の抗体がまず産生され，感染の経過に従って高親和性の抗体が産生される．すなわち IgG avidity が低値（≦35～45％）であれば初感染がより強く疑われるため，出生した児の精査・診断と感染児のフォローアップや治療を行う．一方，妊娠初期に IgG が陰性であっても経過中に IgG を再測定し陽性化した場合も同様に新生児の精査を進めていく．

生後 3 週以内に採取した新生児の尿または唾液中の CMV-DNA を検出することで診断する．唾液の採取は容易であるが，十分なサンプル量が採取できないことや母乳中に排出される CMV のコンタミネーションの可能性もあるという理由から，尿検体のほうがより優れている．また後述のように治療が必要な場合，1 ヶ月以内の開始が望ましいことから早期に診断することが重要である．自験例を含め様々な検体を用いたスクリーニング法の有用性が報告されており，安価で正確な CMV ゲノム検査法の普及が望まれる．

生後 3 週以降の児は，出生後採取し保存された乾燥濾紙血（ガスリー検査用）を利用し同様に CMV-DNA の検出を行う．しかし問題点としてウイルス量が少ない軽症例では偽陰性がありえる点が挙げられる．さらに乾燥臍帯の保存期間は限られており（日本マススクリーニング学会の提唱では 2 年以上とされているが）年長児の診断として使用することは困難である．また日本では慣例的に自宅で保管する乾燥臍帯を検体としての診断も可能である．偽陰性の問題は乾燥濾紙血と同様である．

唾液または尿を用いた，① ウイルス分離，② shell vial assay，③ polymerase chain reaction (PCR) assay のいずれかで CMV-DNA が検出された場合に診断をする．

どのように治療するか？ 適応は？

先天性 CMV 感染症の感音難聴に対する抗ウイルス療法の有用性は 2003 年に Kimberlin らによって初めて報告された[10]．中枢神経障害を伴った症候性 CMV 感染症の新生児に対してガンシクロビル（GCV）静注療法を 6 週間行った 25 人中 21 人（84％）で 6 ヶ月後に正常聴力の維持または難聴の改善を認めたが，対照群では 59％のみであった（$P=0.06$）．さらに GCV による難聴抑制効果は

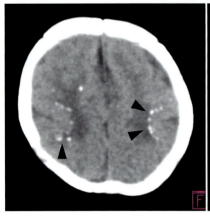
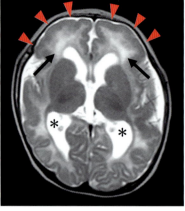

図 2.
頭部 CT(a)と頭部 MRI(b)画像
 a：頭部単純 CT. 頭蓋内石灰化(▲)
 b：頭部 MRI・T2 強調画像. 大脳白質の広範囲な高信号(↑), 脳室拡大(＊), 脳回形成異常(▲)

1年後においても効果が持続した. 近年, 症候性 CMV 感染症の新生児に対してバルガンシクロビル(VGCV)の経口投与を6週間または6ヶ月間行い2歳時の評価において, 6ヶ月群のほうがより難聴を改善し, 精神発達が優れていることが示された[11]. これらの研究結果を参考に6ヶ月間の投与を基本として当院では独自のプロトコルで治療を行っている. ① GCV 6 mg/kg div q12h×6週間, ② VGCV 16 mg/kg per os q12h へ切り替え, 合わせて6ヶ月間, ② 単独を計6ヶ月間. また副作用に対する配慮が必要で, 特に投与中の副作用として骨髄抑制(好中球減少, 血小板低下)は最も頻度が高く, 腎機能障害, 肝機能障害なども報告されている. さらにマウス実験において精子形成不全や遺伝毒性・発癌性などの報告がある.

抗ウイルス療法は症候性先天性 CMV 感染症児で, ① 生後30日以内, ② 体重が 1,200 g 以上, ③ 修正在胎週数が32週以上を原則とする案が提案されている[12]. しかし, 「症候性」の定義があいまいである点や「脳の画像異常」についても明確な基準がないことから, ①〜③ の限りではないとされる. また治療開始時点で生後30日との記載はあるが主治医の判断や家族との話し合いでこの時期を過ぎても適応可能となっている. さらに開始薬剤(GCV か VGCV)に関しても一定のコンセンサスは得られておらず, 主治医と家族との話し合いの中で個々の症例ごとの判断となる. 当院では, 重症度にもよるが, まずは GCV 点滴による治療(入院加療)を推奨し6週間の治療を目指す. ただし末梢静脈路の確保が困難となった時点で, 内服(経口 VGCV)に切り替え計6ヶ月の治療期間を完結するという方針で行っている.

治療効果は, 血中 CMV-DNA の定量的 PCR によるモニタリングを行う. 治療中, 可及的速やかに血中のウイルスが消失することが治療目標ではあるが, 治療後に血中や尿中のウイルスが再出現する症例をしばしば経験する. 一方, 尿中 CMV-DNA は再出現後に長期間検出され, 一般的には3年ほど, 6〜7年続く長期の症例もみられる. 当院で経験した症候性 CMV 感染症児において抗ウイルス療法が有効であった症例を紹介する.

症例：3ヶ月, 男児

母親は妊娠経過に異常はなかった. 在胎37週6日, 出生体重 2,732 g にて経腟分娩で出生. AABR(Automated ABR)による新生児聴覚スクリーニングで異常を指摘され, 前医耳鼻科で施行された聴性脳幹反応(ABR)で右無反応, 左 50 dB と両側難聴を指摘された. 生後2ヶ月頃から頻回な嘔吐, 体重増加不良など非特異的症状を認め精査加療目的で紹介入院となった. 来院時に小頭症(−2.4 SD), 左側優位の筋緊張亢進, 頭部 CT で頭蓋内石灰化, 頭部 MRI で大脳白質の広範囲な高信号域と両側前頭葉を中心とした脳回形成異常を認めた(図2). 保存乾燥臍帯と乾燥濾紙血を用いた PCR で CMV-DNA がいずれも陽性であり先天性 CMV と診断した. ご家族の承諾を得たうえで月齢3より GCV 静注を開始し6週間継続したのち, VGCV 経口内服に切り換え計6ヶ月間継続した. ABR による治療前後の聴力の比較で, 右側は無反応のままであったが, 左側は 50 dB から 30 dB へと改善を認めた. 1歳8ヶ月時の ABR でも左側聴力は 30 dB を維持できている.

本症例は治療開始が生後3ヶ月であったにもかかわらず治療前後において左耳の難聴改善を認めた．元々良耳において聴力改善があったことは児の言語・精神発達が期待できるという点でも有効であったといえる．しかし，新生児以降に治療が開始された場合の有効性や安全性に関するエビデンスはなく症例ごとの慎重な判断が必要である．今後，GCV や VGCV が先天性 CMV 感染症に対する保険適用化薬剤となることを目指したさらなる症例の蓄積が必要不可欠である．

　治療に関して今後の検討すべき課題として，まず挙げられるのは抗ウイルス療法の治療期間である．現時点では6ヶ月間の治療プロトコールにより難聴予後や短期的な神経発達予後の改善効果が証明はされているが，長期的な神経学的予後までは検証がなされていない．さらに解決には時間を要するが，長期的なデメリット(妊孕能や発がんリスク)の可能性も解決すべき懸案事項の1つである．2番目として，GCV や VGCV の至適血中濃度が不明である点である．特に短期的な副作用である骨髄抑制(好中球減少・血小板低下)は，頻度が高く治療の中断や薬剤の減量を余儀なくされる症例も経験する．抗ウイルス療法の治療効果を最大限に上げ，かつ副作用を回避するための至適血中濃度の模索と薬物血中濃度モニタリング(TDM)で安全で有効な治療を目指すことも検討課題と考える．

神経学的予後は予測できるか？

　近年，予後因子に関する多くの報告がなされている．まず神経発達の予後不良因子として，新生児期の小頭症，網脈絡膜炎，頭部 CT での異常所見(特に頭蓋内石灰化)などが挙げられる．また新生児期の出血斑や子宮内発育遅延[7]や出生早期の血中ウイルス量が高い症例[13]は難聴を合併しやすいと報告されている．さらに長期の検討として，稲葉らは，難聴を有する先天性 CMV 感染症9例の頭部 MRI で白質病変の容量が大きいほど知能指数(IQ)は低値であったと報告している[14]．これらの検討を重ねていくことで言語発達やリハビリテーションの早期介入を可能にし，また抗ウイルス療法による治療適応を決めるうえでも重要な参考所見となる．

どのようにフォローしていくか？

　一般的なフォローアップ法は決まっていないが，我々の方法は原則的に以下のとおりである．症候性で治療症例は，① 治療前と治療開始6週，② 治療終了後6週，③ その後は3ヶ月後と2歳までは3ヶ月毎，④ 2～4歳までは6ヶ月毎，⑤ 5歳，6歳は1年毎に，ABR または，患者の状態によりスクリーニング用耳音響放射(OAE)，患者の年齢によっては条件詮索反応聴力検査(COR)でフォローする．

　スクリーニングで CMV が抽出されたが，治療しなかった先天性 CMV 感染症児は6歳で終了としている．

　なお，耳鼻科受診時には中耳炎などの異常所見がないかの確認を注意深く行うことは重要である．

新生児尿スクリーニングの研究成果について

　我々は，2008年12月～2015年5月までに埼玉県内の2つの産婦人科で出生した新生児23,368人を対象に生後5日以内に採取した尿を検体としたスクリーニングを行い，60例(0.257％)を先天性 CMV 感染症児と診断した[3]．この報告の中で注目すべきは，出生児に先天性 CMV 感染症を疑うような症候性であったのは，小頭症を呈した1例のみであった．出生時より難聴を呈した4例(新生児聴覚スクリーニングで refer)を除いて，その他の症例は先天性 CMV 感染症の特徴的な症候は全く認めず新生児期に診断することはほぼ不可能であった．しかしながら先天性 CMV 感染症と診断され生後4ヶ月以内に頭部 MRI を施行しえた50症例のうち36例(72％)は何らかの中枢神経の異常画像所見(ほとんどが white matter abnormality：以下，WMA)を呈していた．WMA 以外に合

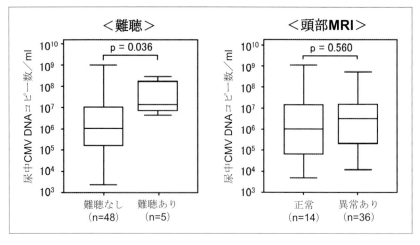

図 3.
尿中 CMV-DNA コピー数と難聴・頭部 MRI との相関
（文献 3 より引用一部改変）

併した異常所見は，脳室拡大，脳室周囲嚢胞，脳回形成異常，白質の volume 減少であった．次に尿ウイルス量との関連性の検討では，難聴を合併した症例では難聴合併のない症例と比較して高い尿中ウイルス量を呈していた．しかし生後 4 ヶ月以内に施行された初回の MRI 異常所見の有無によるウイルス量の差はなかった(図3)．これらの結果から，尿中ウイルスの定量 PCR は難聴の予測因子として有用である可能性が示唆された．

今後の課題と取り組み

1．啓　発

CMV は感染した児の唾液や尿に排泄されることから，妊婦の主な感染源は妊娠中に接する我が子を含む乳児・幼児であるが，それ以外にも多数の子どもと接する機会の多い保育士などはリスクが高い．接触が起きたとしても手洗いやアルコール消毒が有効である．また乾燥に弱い特徴もあることから布団類などは天日干しも有効である．このような対策をとることで感染のリスクを 1/5〜1/10 まで減らすことができるとされる．これらの啓発活動を妊婦や妊娠を考えている女性に対して積極的に行っていくことが感染予防の第一歩である．

2．診　断

先天性 CMV 感染症の診断に不可欠な PCR 検査は現時点では保険適用外である．将来的にスクリーニング法の導入を目指すことを鑑みるとより安価に施行できる PCR 法などの CMV ゲノム検査法の開発が望まれる．

3．抗ウイルス療法

長期的な副作用に関する安全性は確立されていない現状ではあるが，難聴や神経学的予後を改善する唯一の治療法であることから GCV と VGCV の保険適用化が望まれる．

本疾患に遭遇する機会の多い，耳鼻咽喉科医や小児科医，産科医だけでなく内科医への周知も重要な点であると考える．

謝　辞：本稿を執筆するにあたり，長きにわたり当テーマについての研究，治療などにおいて現在もご指導頂いている，大石勉先生（秋津療育園，前埼玉県立小児医療センター副院長兼感染免疫科部長）および，坂田英明先生（川越耳科学クリニック院長，前埼玉県立小児医療センター耳鼻咽喉科副部長）には多くのご教授を頂戴しましたことに深く感謝申し上げます．

尚，利益相反に該当する事項なし．

参考文献

1) Morton CC, Nance WE：Newborn hearing screening-a silent revolution. N Engl J Med, **354**：2151-2164, 2006.
2) Tagawa M, Tanaka H, Moriuchi M, et al：Retrospective diagnosis of congenital cytomegalovirus infection at a school for the deaf by using preserved dried umbilical cord. J Pediatr, **155**：749-751, 2009.
3) Yamaguchi A, Oh-Ishi T, Arai T, et al：Screening for seemingly healthy newborns with congenital cytomegalovirus infection by quantitative real-time polymerase chain reaction using newborn urine：an observational study. BMJ Open 2017；7：e013810.

Summary 中枢神経障害や感音難聴を伴う

CMV 児は，それらを伴わない児と比べて尿ウイルス量が多いことがわかった．またスクリーニング法として期待される．

4) Koyano S, Inoue N, Oka A, et al : Screening for congenital cytomegalovirus infection using newborn urine samples collected on filter paper : feasibility and outcomes from a multicenter study. BMJ Open 2011 ; 1 : e000118.
5) 岩谷壮太, 森岡一郎：先天性サイトメガロウイルス感染症. 小児科臨床, **68**：2542-2546, 2015.
6) Goderis J, De Leenheer E, Smets K, et al : Hearing loss and congenital CMV infection : a systematic review. Pediatrics, **134**：972-982, 2014.
7) Rivera LB, Boppana SB, Fowler KB, et al : Predictors of hearing loss in children with symptomatic congenital cytomegalovirus infection. Pediatrics, **110**：762-767, 2002.
8) Stehel EK, Shoup AG, Owen KE, et al : Newborn screening and detection of congenital cytomegalovirus infection. Pediatrics, **121**：970-975, 2008.
9) 国立研究開発法人日本医療研究開発機構（AMED） 成育疾患克服等総合研究事業「母子感染の予防と診療に関する研究」班：サイトメガロウイルス抗体スクリーニング.
10) Kimberlin DW, Lin CY, Sánchez PJ, et al : Effect of ganciclovir therapy on hearing in symptomatic congenital cytomegalovirus disease involving the central nervous system : a randomized, controlled trial. J Pediatr, **143**：16-25, 2003.
    Summary 中枢神経障害を合併する症候性 CMV 児に対して新生児期からガンシクロビル治療を行うと聴力悪化の進行が有意に抑制された.
11) Kimberlin DW, Jester PM, Sánchez PJ, et al : Valganciclovir for systematic congenital cytomegalovirus disease. N Engl J Med, **372**：933-943, 2015.
12) 森内浩幸：先天性 CMV 感染治療プロトコール. 小児感染免疫, **22**(4)：385-389, 2010.
13) Forner G, Abate D, Mengoli C, et al : High Cytomegalovirus（CMV）DNAemia Predicts CMV Sequelae in Asymptomatic Congenitally Infected Newborns Born to Women With Primary Infection During Pregnancy. J Infect Dis, **212**：67-71, 2015.
14) Inaba Y, Motobayashi M, Nishioka M, et al : Correlation Between White Matter Lesions and Intelligence Quotient in Patients With Congenital cytomegalovirus Infection. Pediatr Neurol, **55**：52-57, 2016.

会 告

日本頭頸部癌学会主催　第9回教育セミナーのご案内

日本頭頸部癌学会
教育委員会委員長　三浦　弘規

　日本頭頸部癌学会主催第9回教育セミナーを下記の要領で開催いたしますのでご案内申し上げます．

　会場は「新宿NSビル」です．第42回日本頭頸部癌学会会場からは徒歩で5分ほどの別会場となります．第9回セミナーの各論は1)上顎と2)下咽頭と致しました．本セミナー受講者には日本がん治療認定医機構の学術単位(3単位)，また日本口腔外科学会専門医制度の資格更新のための研修単位(5単位)が与えられますので，多数のご参加をお待ちしております．日本耳鼻咽喉科学会専門医の方は学術集会参加票をお持ちください．0.5単位が取得できます．また日本頭頸部外科学会主催頭頸部がん専門医申請資格の学術活動として認められます．

　諸事情によりセミナーDVD販売は今回も行いません．セミナー当日には翌日からの第42回日本頭頸部癌学会の受付等は行っておりません．

記

1．日　時：2018年6月13日(水) 12：30〜17：30(予定)

2．会　場：新宿NSビル　スカイカンファレンス30階西　ホールA＋B
　　　　　〒163-0813
　　　　　東京都新宿区西新宿2丁目4番1号
　　　　　03-3342-3755　　URL：http://www.shinjuku-ns.co.jp/

3．内　容：テーマ1．頭頸部癌総論　　テーマ2．上顎　　テーマ3．下咽頭

4．受講料：5,000円　「第9回教育セミナー」と明記の上，下記口座にお振り込みください．
　　　　　郵便振替口座　00190-2-420734　　一般社団法人　日本頭頸部癌学会

5．応募方法：原則当日受付は行いません．席に余裕がある場合には受講のみは可能としますが，いかなる理由であっても当日受付での受講修了証の発行は致しませんのでご注意ください．

・必要事項(氏名・フリガナ，本学会員の有無，所属住所・電話番号，所属先，e-mailアドレス)をご記入のうえ，
　〒135-0033　東京都江東区深川2-4-11　一ツ橋印刷(株)学会事務センター内，
　日本頭頸部癌学会セミナー担当宛にお送りください．
　TEL：03-5620-1953　FAX：03-5620-1960

・参加費の振り込みが確認され次第，参加受付証を郵送いたします．

・申し込み締め切りは平成30年6月1日(金)(必着)です．先着順に受付いたします．

・参加資格：特に規定はありません(ただし，一般の方は対象としておりません)．医師以外のメディカルスタッフの方も歓迎いたします．医学生，初期研修医，医師以外のメディカルスタッフの方は，参加費は無料ですがその場合，指導教授(医)または本学会員の証明が必要です．本学会HP内の案内に書式を掲載する予定です．

・定員：400名　なおHPからの事前登録はいたしません．

会 告

第 80 回耳鼻咽喉科臨床学会総会・学術講演会

会　期：2018 年 6 月 29 日(金)～30 日(土)
会　場：パシフィコ横浜　会議センター
　　　　〒220-0012　神奈川県横浜市西区みなとみらい 1-1-1　TEL：045-221-2155
会　長：肥塚　泉(聖マリアンナ医科大学耳鼻咽喉科学教室教授)
テーマ：To the bright future
予定プログラム：
 1．特別講演「医者が小説を書くということ～医療と文学が交差する未来～」
　　　講師：海堂　尊 氏(医師・作家)
 2．招請講演　講師：Måns Magnusson(Department of Otolaryngology, Lund University Hospital, Sweden)
 3．シンポジウム「メニエール病の最前線」
 4．パネルディスカッション「女性医師のキャリアプランの立て方・キャリア形成の考え方
　　―女性医師が活躍するためには―(男女共同参画企画)」,「耳鼻咽喉科診療 up to date」
 5．臨床セミナー「好酸球性副鼻腔炎の診断と治療(仮)」,「頸部郭清術(仮)」
 6．専門医共通講習「感染症対策に関する最近の話題」
 7．耳鼻咽喉科領域講習
 8．教育セミナー×6 演題
 9．一般演題(ポスター，動画による口演)
10．共催セミナー(ランチョンセミナー，ハンズオンセミナー)
事務局：聖マリアンナ医科大学 耳鼻咽喉科学教室　〒216-8511　神奈川県川崎市宮前区菅生 2-16-1
　　　　TEL：044-977-8111(内線 3262)／FAX：044-976-8748／E-mail：porl80@marianna-u.ac.jp
運営事務局：株式会社学会サービス　〒150-0032　東京都渋谷区鶯谷町 7-3-101
　　　　TEL：03-3496-6950／FAX：03-3496-2150／E-mail：porl80@gakkai.co.jp

第 10 回 耳鼻咽喉科心身医学研究会

会　期：2018 年 10 月 13 日(土)
会　場：慶應義塾大学病院(予定)
　　　　〒166-8582　東京都新宿区信濃町 35　TEL：03-5363-3826
会　長：堀井　新(新潟大学大学院医歯学総合研究科耳鼻咽喉科・頭頸部外科学分野教授)
プログラム：一般演題未定，指定演題未定，教育講演未定，特別講演未定
事務局：慶應義塾大学医学部耳鼻咽喉科
連絡先：goto@memaika.com

FAXによる注文・住所変更届け

改定：2015年1月

　毎度ご購読いただきましてありがとうございます．

　読者の皆様方に小社の本をより確実にお届けさせていただくために，FAXでのご注文・住所変更届けを受けつけております．この機会に是非ご利用ください．

◇ご利用方法

　FAX専用注文書・住所変更届けは，そのまま切り離してFAX用紙としてご利用ください．また，注文の場合手続き終了後，ご購入商品と郵便振替用紙を同封してお送りいたします．**代金が5,000円をこえる場合，代金引換便とさせて頂きます．**その他，申し込み・変更届けの方法は電話，郵便はがきも同様です．

◇代金引換について

　本の代金が5,000円をこえる場合，代金引換とさせて頂きます．配達員が商品をお届けした際に，現金またはクレジットカード・デビットカードにて代金を配達員にお支払い下さい(本の代金＋消費税＋送料)．(※年間定期購読と同時に5,000円をこえるご注文を頂いた場合は代金引換とはなりません．郵便振替用紙を同封して発送いたします．代金後払いという形になります．送料は定期購読を含むご注文の場合は頂きません)

◇年間定期購読のお申し込みについて

　年間定期購読は，1年分を前金で頂いておりますため，代金引換とはなりません．郵便振替用紙を本と同封または別送いたします．送料無料，また何月号からでもお申込み頂けます．

　毎年末，次年度定期購読のご案内をお送りいたしますので，定期購読更新のお手間が非常に少なく済みます．

◇住所変更届けについて

　年間購読をお申し込みされております方は，その期間中お届け先が変更します際，必ずご連絡下さいますようよろしくお願い致します．

◇取消，変更について

　取消，変更につきましては，お早めにFAX，お電話でお知らせ下さい．

　返品は，原則として受けつけておりませんが，返品の場合の郵送料はお客様負担とさせていただきます．その際は必ず小社へご連絡ください．

◇ご送本について

　ご送本につきましては，ご注文がありましてから約1週間前後とみていただきたいと思います．お急ぎの方は，ご注文の際にその旨をご記入ください．至急送らせていただきます．2〜3日でお手元に届くように手配いたします．

◇個人情報の利用目的

　お客様から収集させていただいた個人情報，ご注文情報は本サービスを提供する目的(本の発送，ご注文内容の確認，問い合わせに対しての回答等)以外には利用することはございません．

　その他，ご不明な点は小社までご連絡ください．

株式会社　全日本病院出版会　〒113-0033 東京都文京区本郷3-16-4-7F
電話 03(5689)5989　FAX 03(5689)8030　郵便振替口座 00160-9-58753

年　月　日

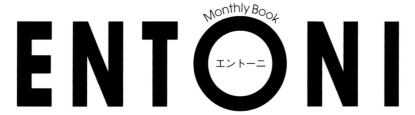

FAX 専用注文書

「Monthly Book ENTONI」誌のご注文の際は，このFAX専用注文書もご利用頂けます．また電話でのお申し込みも受け付けております．毎月確実に入手したい方には年間購読申し込みをお勧めいたします．また各号1冊からの注文もできますので，お気軽にお問い合わせください．

バックナンバー合計
5,000円以上のご注文
は代金引換発送

―お問い合わせ先―
㈱全日本病院出版会 営業部
電話 03(5689)5989　　FAX 03(5689)8030

□年間定期購読申し込み　No.　　　から

□バックナンバー申し込み

No. - 冊	No. - 冊	No. - 冊	No. - 冊
No. - 冊	No. - 冊	No. - 冊	No. - 冊
No. - 冊	No. - 冊	No. - 冊	No. - 冊
No. - 冊	No. - 冊	No. - 冊	No. - 冊

□他誌ご注文

　　　　　　　　　冊　　　　　　　　　　　冊

お名前　フリガナ　　　　　　　　　　㊞　　診療科

ご送付先　〒　-
　　□自宅　□お勤め先

電話番号　　　　　　　　　　　　　□自宅
　　　　　　　　　　　　　　　　　□お勤め先

FAX 03-5689-8030 全日本病院出版会行

年　月　日

住 所 変 更 届 け

お名前	フリガナ		
お客様番号	☐☐☐☐☐☐☐☐	毎回お送りしています封筒のお名前の右上に印字されております8ケタの番号をご記入下さい。	
新お届け先	〒　　　　都道府県		
新電話番号	（　　　）		
変更日付	年　月　日より	月号より	
旧お届け先	〒		

※ 年間購読を注文されております雑誌・書籍名に✓を付けて下さい。

☐ Monthly Book Orthopaedics （月刊誌）
☐ Monthly Book Derma. （月刊誌）
☐ 整形外科最小侵襲手術ジャーナル （季刊誌）
☐ Monthly Book Medical Rehabilitation （月刊誌）
☐ Monthly Book ENTONI （月刊誌）
☐ PEPARS （月刊誌）
☐ Monthly Book OCULISTA （月刊誌）

FAX 03-5689-8030
全日本病院出版会行

Monthly Book ENTONI バックナンバー

2018. 4. 現在

No.144　編集企画／神田幸彦
補聴器に関するQ&A―診療所における対応―
　増刊号　5,400円+税

No.152　編集企画／市村恵一
耳鼻咽喉科における乳幼児Q&A　増大号　4,800円+税

No.157　編集企画／大森孝一
見落としやすい耳鼻咽喉科疾患　増刊号　5,400円+税

No.166　編集企画／宇佐美真一
耳鼻咽喉科医が見落としてはいけない中枢疾患
　増刊号　5,400円+税

No.172　編集企画／吉崎智一
知っておきたい甲状腺診療―検査から専門治療まで―
　増大号　4,800円+税

No.176　編集企画／石川和夫
多様化する高齢者のめまい

No.177　編集企画／飯野ゆき子
耳鼻咽喉科投薬のコツ―全身疾患との関係―

No.178　編集企画／友田幸一・八木正夫
口腔粘膜疾患―特徴と治療の要点―

No.179　編集企画／村上信五
診断・治療に必要な耳鼻咽喉科臨床検査
　―活用のpointとpitfall―　増刊号　5,400円+税

No.180　編集企画／藤枝重治
これからのアレルギー性鼻炎対策

No.181　編集企画／東野哲也
人工内耳の知識update

No.182　編集企画／平川勝洋
One airway, one disease―複眼的治療戦略―

No.183　編集企画／伊藤彰紀
突発性難聴update

No.184　編集企画／甲能直幸
上気道疾患とCOPD(慢性閉塞性肺疾患)

No.185　編集企画／渡辺行雄
耳鼻咽喉科漢方処方ベストマッチ
　増大号　4,800円+税

No.186　編集企画／原　晃
耳鳴のすべて

No.187　編集企画／古屋信彦
耳鼻咽喉科在宅医療ABC

No.188　編集企画／植田広海
聴覚異常感をどう診る・どう治す

No.189　編集企画／北原　糺
めまい・ふらつきの診かた・治しかた

No.190　編集企画／大島猛史
耳鼻咽喉科における高齢者への投薬

No.191　編集企画／宮崎総一郎
睡眠時無呼吸症候群におけるCPAPの正しい使い方

No.192　編集企画／髙橋晴雄
耳鼻咽喉科スキルアップ32―私のポイント―
　増刊号　5,400円+税

No.193　編集企画／岡本美孝
アレルギー性鼻炎と舌下免疫療法

No.194　編集企画／原渕保明
女性医師が語る！治療法を変えるべきタイミング
　―私の経験・方針―

No.195　編集企画／岸本誠司
下咽頭癌・咽頭癌治療はここまできた

No.196　編集企画／久　育男
知っておきたい！高齢者の摂食嚥下障害
　―基本・管理・診療―　増大号　4,800円+税

No.197　編集企画／清水猛史
喘息と耳鼻咽喉科疾患

No.198　編集企画／中川尚志
顔面神経麻痺の治療アプローチ

No.199　編集企画／三輪高喜
難治性口内炎―早期治療のコツ―

No.200　編集企画／武田憲昭
めまい頻用薬の選び方・上手な使い方

No.201　編集企画／小林俊光
耳管の検査と処置―治療効果を上げるコツ―

No.202　編集企画／倉富勇一郎
頭頸部癌の早期発見のポイント―コツとpitfall―

No.203　編集企画／栢森良二
顔面神経麻痺のリハビリテーションによる機能回復

No.204　編集企画／大久保公裕
小児のアレルギー性疾患update

No.205　編集企画／氷見徹夫
診断に苦慮した耳鼻咽喉科疾患
　―私が経験した症例を中心に―　増刊号　5,400円+税

No.206　編集企画／伊藤真人
親がナットク！こどものみみ・はな・のど外来

No.207　編集企画／鈴鹿有子
女性の診かた―年齢・病態に応じた治療戦略―

No.208　編集企画／欠畑誠治
中耳・内耳疾患を見逃さない！

No.209　編集企画／竹内裕美
好酸球性副鼻腔炎の効果的な治療法―私の治療戦略―

No.210　編集企画／黒野祐一
もう迷わない耳鼻咽喉科疾患に対する向精神薬の使い方
　増大号　4,800円+税

No.211　編集企画／佐藤宏昭
老人性難聴への効果的アプローチ

No.212　編集企画／小島博己
かぜ症状の診療戦略

No.213　編集企画／小川　郁
心因性疾患診療の最新スキル

No.214　編集企画／堀井　新
"めまい"診断の落とし穴―落ちないための心得―

No.215　編集企画／太田伸男
口腔・舌病変をみる―初期病変も見逃さないポイント―

No.216　編集企画／鴻　信義
実践！内視鏡下鼻内副鼻腔手術―コツと注意点―

No.217　編集企画／吉田尚弘
わかりやすいANCA関連血管炎性中耳炎(OMAAV)
　―早期診断と治療―

通常号⇒2,500円+税
※No.175以前発行のバックナンバー，各目次等の詳しい内容はHP(www.zenniti.com)をご覧下さい．

次号予告

ネブライザー療法
―治療効果を高めるコツ―

No. 219（2018 年 5 月号）

編集企画／日本医科大学武蔵小杉病院教授　松根彰志

耳鼻咽喉科ネブライザー療法概論	大越　俊夫ほか
副鼻腔炎とネブライザー療法	兵　　行義
喉頭疾患とネブライザー療法	倉上　和也ほか
携帯型吸入デバイスの特性からみる吸入指導	田村　　弦
ネブライザー機器の使用法と留意点	大木　幹文
ネブライザー療法に用いる薬剤の特性と適切な取り扱い	吉山　友二
ネブライザー療法の効果判定の時期は？	鈴木　賢二
ネブライザー機器の取り扱いと院内感染	渡邊　　毅ほか
「急性鼻副鼻腔炎に対するネブライザー療法の手引き」について	黒野　祐一

編集主幹：本庄　　巖　京都大学名誉教授	No. 218　編集企画：
市川　銀一郎　順天堂大学名誉教授	守本倫子　国立成育医療研究センター医長
小林　俊光　仙塩利府病院 耳科手術センター長	

Monthly Book ENTONI No. 218
2018 年 4 月 20 日発行
定価は表紙に表示してあります．
Printed in Japan

発行者　末　定　広　光
発行所　株式会社　全日本病院出版会
〒113-0033　東京都文京区本郷 3 丁目 16 番 4 号 7 階
電話 (03) 5689-5989　Fax (03) 5689-8030
郵便振替口座 00160-9-58753

© ZEN・NIHONBYOIN・SHUPPANKAI, 2018

印刷・製本　三報社印刷株式会社　電話 (03) 3637-0005
広告取扱店　㈱日本医学広告社　電話 (03) 5226-2791

- 本誌に掲載する著作物の複製権・翻訳権・上映権・譲渡権・公衆送信権（送信可能化権を含む）は株式会社全日本病院出版会が保有します．
- JCOPY ＜(社)出版者著作権管理機構 委託出版物＞
本誌の無断複写は著作権法上での例外を除き禁じられています．複写される場合は，そのつど事前に，(社)出版者著作権管理機構（電話 03-3513-6969，FAX 03-3513-6979，e-mail: info@jcopy.or.jp）の許諾を得てください．
本誌をスキャン，デジタルデータ化することは複製に当たり，著作権法上の例外を除き違法です．代行業者等の第三者に依頼して同行為をすることも認められておりません．